Ocular Surface Reconstruction

眼 表 重 建

眼表疾病临床系列

总主编 孙旭光

"眼表疾病临床系列"是一套由我国著名眼表疾病专家编写，人民卫生出版社出版，面向基层眼科医生的实用性系列专著。系列秉承临床实用的宗旨，具有图文并茂、易懂好学、装帧"复古"的特点，对各类眼表疾病的基础知识(发病机制、流行病学、实验室检查等)和临床应用(症状、体征、诊断、治疗、典型病例等)进行具体阐释。其中单病种系列是国内首次以眼科亚专业学科作为系列方向推出的丛书，突出"专而精"的风格，一本小书写透一种眼表常见病，读者可从中借鉴作者之经验用于临床；图解及眼科检查系列以文字简明扼要，图片(视频)丰富精美为特色，用图解析，易于理解与掌握。

"眼表疾病临床系列"适合各级医疗机构的眼科医生、眼科研究生，尤其能为基层医生、年轻医生提供规范化指导。

单病种系列

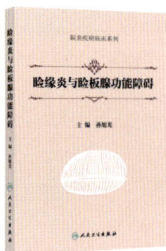

《睑缘炎与睑板腺功能障碍》
ISBN 978-7-117-21599-2
主编 孙旭光
定价 80.00 元
出版时间 2015-03

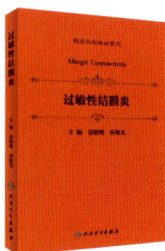

《过敏性结膜炎》
ISBN 978-7-117-25454-0
主编 晏晓明 孙旭光
定价 99.00 元
出版时间 2018-02

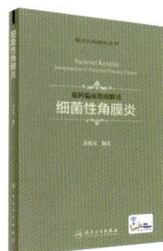

《眼科临床指南解读 细菌性角膜炎》
ISBN 978-7-117-24578-4
主编 孙旭光
定价 88.00 元
出版时间 2017-07

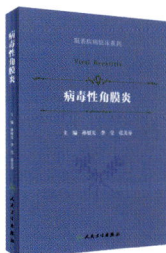

《病毒性角膜炎》
ISBN 978-7-117-29990-9
主编 孙旭光 李莹 张美芬
定价 108.00 元
出版时间 2020-06

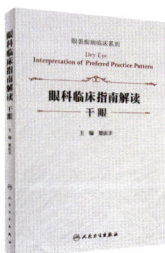

《眼科临床指南解读 干眼》
ISBN 978-7-117-32556-1
主编 梁庆丰
定价 78.00 元
出版时间 2022-05

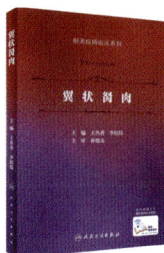

《翼状胬肉》
ISBN 978-7-117-30581-5
主编 王丛香 李绍伟
定价 99.00 元
出版时间 2020-11

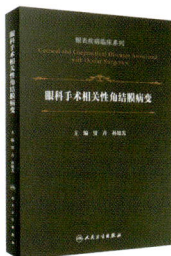

《眼科手术相关性角结膜病变》
ISBN 978-7-117-33120-3
主编　贾卉　孙旭光
定价　108.00元
出版时间　2022-08

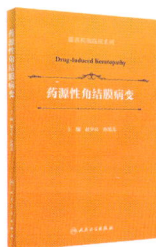

《药源性角结膜病变》
ISBN 978-7-117-33164-7
主编　赵少贞　孙旭光
定价　78.00元
出版时间　2022-09

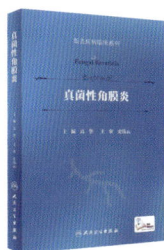

《真菌性角膜炎》
ISBN 978-7-117-34880-5
主编　高华
定价　118.00元
出版时间　2023-06

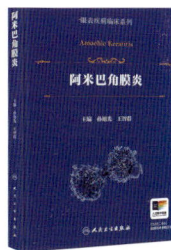

《阿米巴角膜炎》
ISBN 978-7-117-37829-1
主编　孙旭光　王智群
定价　108.00元
出版时间　2025-05

图解及眼科检查

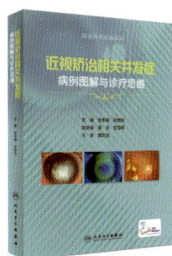

《近视矫治相关并发症病例图解与诊疗思维》
ISBN 978-7-117-26910-0
主编　张丰菊　孙旭光
定价　78.00元
出版时间　2018-07

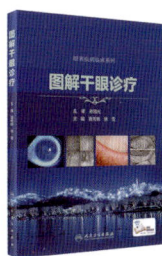

《图解干眼诊疗》
ISBN 978-7-117-30349-1
主编　晋秀明　徐雯
定价　128.00元
出版时间　2020-10

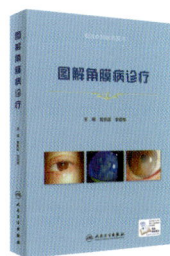

《图解角膜病诊疗》
ISBN 978-7-117-29785-1
主编　曾庆延　李绍伟
定价　238.00元
出版时间　2020-05

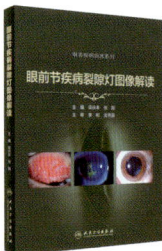

《眼前节疾病裂隙灯图像解读》
ISBN 978-7-117-33062-6
主编 梁庆丰 张阳
定价 152.00 元
出版时间 2022-07

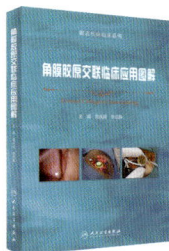

《角膜胶原交联临床应用图解》
ISBN 978-7-117-34656-6
主编 曾庆延 李绍伟
定价 198.00 元
出版时间 2023-04

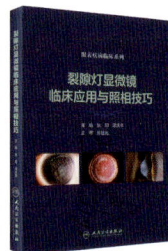

《裂隙灯显微镜临床应用与照相技巧》
ISBN 978-7-117-36109-5
主编 张阳 梁庆丰
定价 198.00 元
出版时间 2024-08

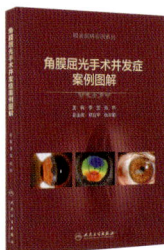

《角膜屈光手术并发症案例图解》
ISBN 978-7-117-35269-7
主编 李莹 高华
定价 158.00 元
出版时间 2023-11

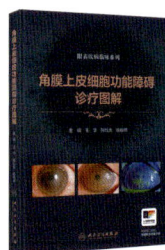

《角膜上皮细胞功能障碍诊疗图解》
ISBN 978-7-117-37171-1
主编 王华 孙旭光 陈佑祺
定价 138.00 元
出版时间 2024-11

眼表疾病临床系列

Ocular Surface Reconstruction

眼　表　重　建

主　编　傅　瑶

副主编　邵春益　李　瑾

编　委　（按姓氏汉语拼音排序）

阿婷曦　蔡雨宸　陈俊曌　陈良波

丁　侠　方　菲　傅　瑶　龚丹妮

李　瑾　陆　阳　邵春益　王　炜

吴　越　吴念轩　严　丹　严　俨

严晨曦　姚钦科　余　菲　张嘉莹

张思奕　张伟杰　赵展琳　周天一

人民卫生出版社

·北　京·

图书在版编目（CIP）数据

眼表重建 / 傅瑶主编 . -- 北京 ：人民卫生出版社，
2025. 5 . --（眼表疾病临床系列）. -- ISBN 978-7-117-
37904-5

Ⅰ. R772

中国国家版本馆 CIP 数据核字第 2025NX0693 号

人卫智网	www.ipmph.com	医学教育、学术、考试、健康，
		购书智慧智能综合服务平台
人卫官网	www.pmph.com	人卫官方资讯发布平台

眼表疾病临床系列

眼 表 重 建

Yanbiaojibing Linchuang Xilie
Yanbiao Chongjian

主　　编：傅　瑶
出版发行：人民卫生出版社（中继线 010-59780011）
地　　址：北京市朝阳区潘家园南里 19 号
邮　　编：100021
E - mail：pmph @ pmph.com
购书热线：010-59787592　010-59787584　010-65264830
印　　刷：人卫印务（北京）有限公司
经　　销：新华书店
开　　本：710×1000　1/16　印张：17.5
字　　数：333 千字
版　　次：2025 年 5 月第 1 版
印　　次：2025 年 6 月第 1 次印刷
标准书号：ISBN 978-7-117-37904-5
定　　价：135.00 元
打击盗版举报电话：010-59787491　E-mail：WQ @ pmph.com
质量问题联系电话：010-59787234　E-mail：zhiliang @ pmph.com
数字融合服务电话：4001118166　E-mail：zengzhi @ pmph.com

主编简介

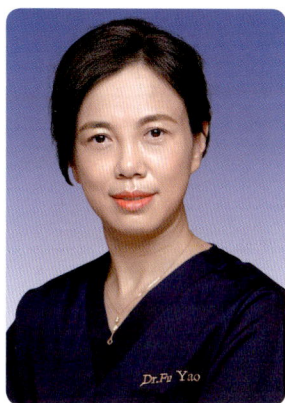

　　傅　瑶,教授、主任医师、博士研究生导师,现任上海交通大学医学院附属第九人民医院眼科主任,教研室主任。担任中华医学会眼科学分会委员、角膜病学组委员,上海市医学会眼科专科分会副主任委员、角膜病学组组长。从事眼科临床、教学及科研工作20余年,尤其致力于眼表疾病和角膜病的临床及基础研究。发表专业论文百余篇,其中SCI收录60余篇,主持国家自然科学基金项目共7项,授权国家发明专利5项,以第一完成人获上海医学科技奖三等奖。入选上海市优秀学术带头人、上海市浦江人才计划,荣获"国之名医·优秀风范""上海市巾帼建功标兵"等荣誉称号。

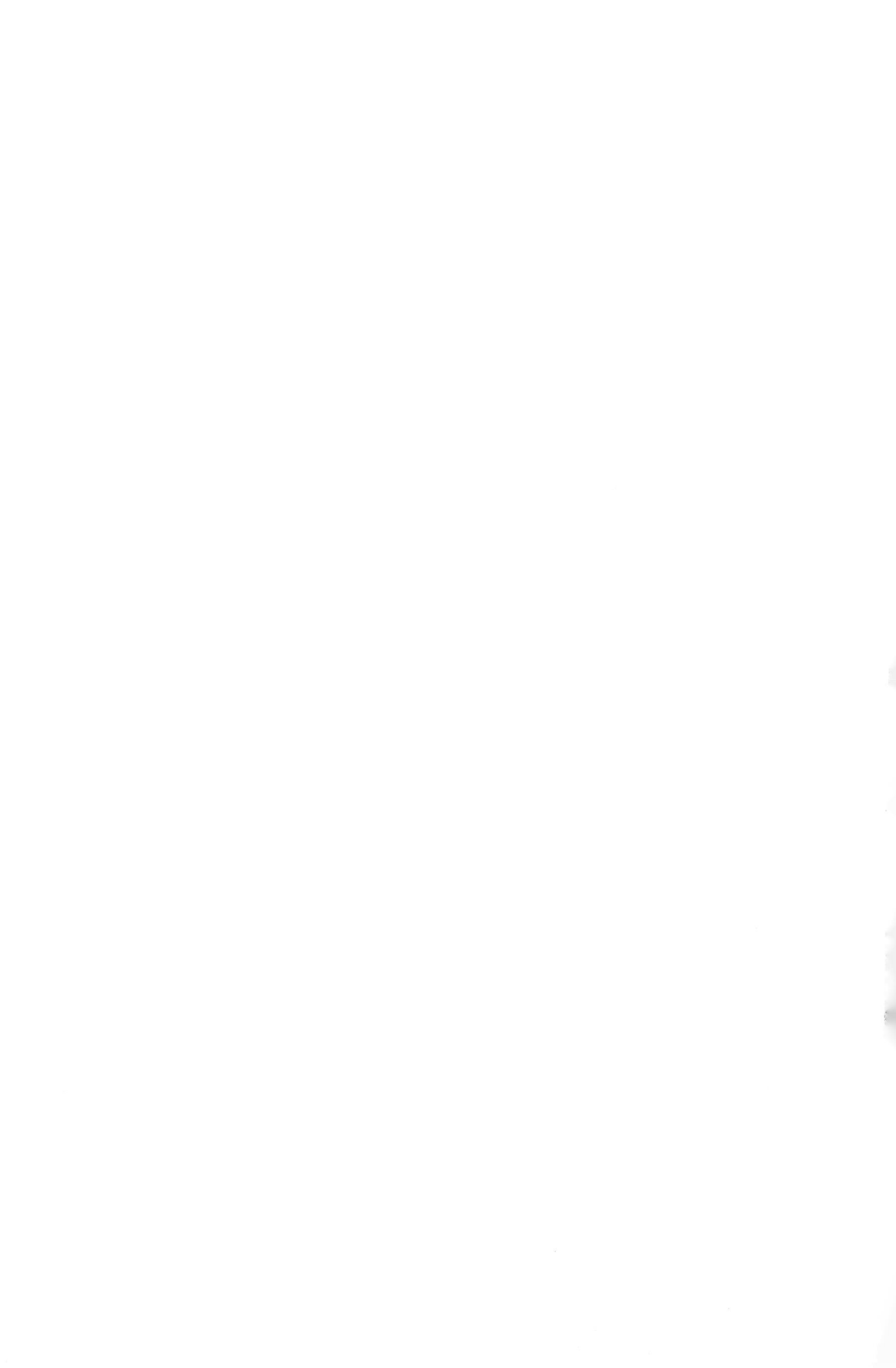

序　一

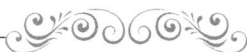

眼健康是国民健康的重要组成部分,防盲治盲,为人民群众提供覆盖全生命周期的眼健康服务,是我们医务人员的职责所在。我国角膜病依然是致盲的第二大眼病,角膜病专业医生相对匮乏,角膜盲的防治依旧任重而道远。因此,我们亟待加强角膜病专业队伍建设,在手术技术和科研上进行创新,推动我国角膜病专业的快速发展。

记得傅瑶教授2008年来青岛眼科医院研修时,才刚刚成为角膜病专业的主治医师,从角膜病诊疗,到角膜移植手术,她一步一步认真学习,进步非常快。学成回单位后,她在导师范先群教授的支持下,不懈努力,另辟蹊径,将眼整形技术和角膜移植技术完美融合进眼表重建手术中,帮助患者恢复视力的同时,也改善了外观。如今傅瑶教授已是中华医学会眼科学分会角膜病学组委员,我很高兴看到她在角膜病及眼表疾病专业上独树一帜,出版国内第一部眼表重建方面的专著。她把自己在眼表重建领域的临床经验和研究成果凝集在书中,向全国交流推广,将有助于推动我国角膜病及眼表疾病专业的发展。

《眼表重建》这本书涵盖面广,针对性强,真正突出了"难治性"眼表疾病的诊疗。其中包括了临床常见的眼表烧伤、Stevens-Johnson 综合征、眼瘢痕性类天疱疮、先天性隐眼畸形、Goldenhar 综合征、眼表肿瘤等,这些疾病治疗都非常棘手。傅瑶教授从解剖结构到手术方法,到案例分析,详细讲解,图文并茂,并配有视频示教,便于读者理解和应用。全书秉持学科交叉理念,在手术中体现了锐意进取和创新的精神。

　　衷心期望《眼表重建》能提高眼科医务工作者对眼表疾病和角膜病的认识，提高眼表重建手术技术，推动国内外专业发展，为更多的患者造福，为建设健康中国做出重要贡献。

中国工程院院士

山东第一医科大学终身教授

山东第一医科大学附属青岛眼科医院院长

2025 年 4 月

序　二

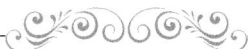

　　眼睛是心灵的窗户,而眼表是守护眼睛的第一道防线。眼表角膜病是常见致盲性眼病,尤其是严重的眼表疾病,不但可致盲,还会毁损容貌,因此,提高眼表角膜病治疗水平刻不容缓。眼表角膜病治疗离不开眼表重建,其难点在于:第一,眼表涉及多结构,包括眼睑、结膜、角膜、泪膜和神经等,因此重建手术复杂,步骤多,耗时长,需要医生有足够的耐心和细心。第二,眼表组织缺损修补的供体缺乏,尤其当双眼受累时,缺乏自身来源的组织。目前睑板和结膜都没有理想的替代物,角膜供体也面临严重匮乏的状态。如何在条件有限的情况下,把眼表结构和功能重建起来,是对医生心理和技术的双重考验。第三,眼表重建涉及眼表角膜亚专业和眼整形亚专业技术,如何把这两个亚专业融合,把技术发挥得淋漓尽致,需要医生的感悟和心灵手巧。

　　傅瑶教授是我的第一个研究生,目前担任上海交通大学医学院附属第九人民医院眼科主任,她从硕士研究生阶段就开始致力于眼表角膜病的临床和基础研究。我很高兴看到,历经风雨20余载,傅瑶教授克服重重困难,把眼表重建技术和眼整形技术相结合,专攻难治性眼表疾病,并将亚专业团队建设起来,逐渐做出了具有上海交通大学医学院附属第九人民医院眼科特色的品牌,在全国产生了一定的影响力。

　　《眼表重建》是我国第一部聚焦眼表重建技术的著作,内容详实,技术先进。这本书凝聚了傅瑶教授团队的智慧和经验积累,展示了其团队的创新成果,同时结合最新的前沿技术进展,内容深入浅出,加上图文并茂和手术视频示教,读者极易理解和掌握。相信《眼表重建》会为广大眼科医生提供参考和指导,也会提高广大眼科医生尤其是青年医生眼表重建手术技术水平,同时期望本书能引领眼表重建专业的发展,我极力推荐本书向全国推广,让更多的专业医生受益。

中国工程院院士

上海交通大学医学院院长

2025 年 4 月

前　言

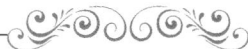

眼表疾病并非表面看起来那么简单，严重眼表疾病不仅可毁损外观，还可导致视力下降，甚至失明，治疗非常棘手。而这类患者通常是中青年和儿童，给患者及家庭造成了严重的心理和经济负担。眼表重建是治疗严重眼表疾病、防止失明的重要措施，其涉及手术技术较广，包括眼睑重建术、微环境重建术、眼表移植术和角膜神经移植术等。通过这些综合性措施恢复眼表的正常解剖结构和功能，才有可能使得患者复明性角膜移植手术的成功率大为提高。笔者团队致力于眼表重建相关专业 20 余年，一直在探索最优的手术方案。依托范先群院士创建的上海交通大学医学院附属第九人民医院眼科大平台，建立了自己的特色亚专业。有幸得到孙旭光教授邀请，编写"眼表疾病临床系列"之《眼表重建》一书，鞭策自己将临床经验总结汇集于书中，与广大眼科医生分享共勉。目前为止，这是我国第一本聚焦眼表重建手术技术的专业书籍，凝聚了我们多年来在眼表疾病诊治和眼表重建技术上辛勤耕耘的成果。

本书分三篇，二十二章，图片 300 余张，手术视频 10 个。第一篇基础篇，阐述眼表概念和眼表重建原则，对眼睑、结膜、角膜缘与角膜上皮、泪膜与泪膜稳态及眼表微环境的解剖生理和功能进行了详细叙述，便于增强读者对手术设计的理解，是学习眼表重建手术的理论基础。第二篇详细介绍了眼表重建手术技术，包括羊膜移植、结膜移植、口腔黏膜移植和结膜囊成形术、硬腭黏膜移植、角膜缘移植、角膜知觉重建和眼睑重建等，结合图文和视频，解析手术方法，并总结手术要点，为避免读者走弯路，笔者在每个术式后面，展示了典型病例，让读者有更全面和更直观的理解。同时在第二篇里，笔者团队还介绍了眼表重建的前沿技术——组织工程角膜上皮重建和组织工程结膜重建，并对未来进行了展望，抛砖引玉，希望为读者提供新的研究方向。第三篇临床应用篇，聚焦常见和难治性眼表疾病，逐个详述临床表现和治疗方案，多种眼表重建手术技术灵活应用于各个疾病，并通过典型案例，让读者对疾病的治疗过程有更清晰的认识。疾病涵盖睑球粘连、翼状胬肉、眼表化学伤和热烧伤、Stevens-Johnson 综合征/中毒性表皮坏死松解症、黏膜类天疱疮、隐眼畸形、Goldenhar 综合征和眼表肿瘤等。本书具有鲜明的特点：多学科多专业交叉融合，例如口腔黏膜移植、硬腭黏膜移植技术，刚开始需要口腔外科医生指导获取植片，后来我们自己熟练掌握了这些技术，灵活运用并不断改进和创新，获得了更多的经验，并把这些经验技术在书中事无巨细地介绍给读者。此外，结膜囊成形术、眼睑重建术、角膜神经移植术等涉及眼整形专业，这也是上海交通大学医学院附属第九人民医院眼科的优势专业，眼整形技术在眼表重建中发挥了极其重要的作用，其中精髓也一并在书中体现。本书独具匠心，从基础理论出发，以临床应用为目的，实用性很强，希望可以作为眼科医生的参考用书，也能够以此帮助更多医生，造福更多患者。

在本书即将出版之际，我要衷心感谢孙旭光教授的支持和帮助，从本书规划启动到编写过程中悉心的鼓励，再到最后审校和出版，都凝结着孙教授无私的奉献和辛勤的汗水。我也要特别感谢谢立信院士引领我加入角膜病专业，从角膜病诊疗到角膜移植手术，从理论到实践都给予我耐心的教导和帮助。

最后我要致谢我的导师范先群院士，范老师不仅带领我进入这个专业，更是在临床和科研工作上给予了我最大的指导、帮助和支持，鼓励我要勇于挑战、精益求精，这才有了今天的《眼表重建》一书。在本书撰写过程中，我的团队成员和研究生都付出了辛勤的劳动，在此表示感谢。还要感谢我的家人默默的支持和陪伴。诚挚感谢所有指导、关心和帮助我的老师、同事和朋友。感谢每一位我治疗过的患者。衷心感谢人民卫生出版社的各位编辑对本书的悉心修改和加工整理。

由于编者水平有限，书中如有不当之处，恳请各位同道和读者谅解和指正！

傅　瑶

2025 年 4 月

目　录

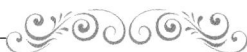

第一篇　基　础　篇

第二篇　眼表重建技术

第三篇　临床应用篇

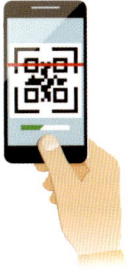

扫二维码免费观看视频

1. 首次观看需要激活，方法如下：①刮开封面带有涂层的二维码，用手机微信"扫一扫"，按界面提示输入手机号及验证码登录，或点击"微信用户一键登录"；②登录后点击"立即领取"，再点击"查看"即可观看网络增值服务。

2. 激活后再次观看的方法有两种：①手机微信扫描左侧二维码；②关注"人卫助手"微信公众号，选择"知识服务"，进入"我的图书"，即可查看已激活的网络增值服务。

视频目录

第一篇 基 础 篇

❦❦❦❦❦❦❦

第一章 眼表和眼表重建

一、眼表及眼表微环境

眼表,字面意思是指人类眼睛的表面,解剖学含义指起始于上下睑缘灰线之间眼球表面的全部黏膜上皮,包括角膜上皮和结膜上皮。然而,目前认为眼表是一个完整的组织体系,即眼表功能单位,具体指包含一整套在解剖学及生理功能等方面交织在一起的结构,包括角膜和结膜上皮、主副泪腺、睑板腺、表层泪膜、底层的结缔组织基质、Moll 腺、Zeis 腺、眼睑以及泪道系统。眼表微环境指的是除了角膜、结膜、睑板腺、泪腺和神经网络之外的其他也参与调节眼表稳态的物质,包括免疫细胞、基质细胞、激素以及微生物等,这些都是眼表微环境的组成成分[1](图 1-1)。

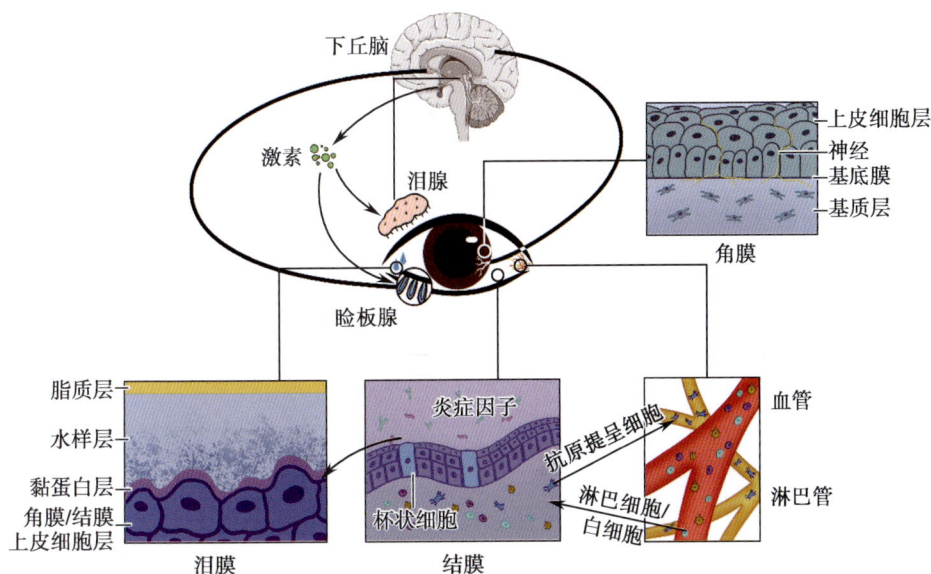

图 1-1 眼表及眼表微环境示意图

眼表体系中的各种组织通过其连续的上皮结构、神经网络、内分泌物质、血管和免疫系统在功能上相互联系,首先对眼表表面发挥保护作用并维持角膜平滑的光学界面。其次,眼表的各种上皮细胞都来源于表皮外胚层,构成了连续性的完整上皮层,这些上皮细胞之间通过紧密缝隙连接与各种细胞因子实现通信功能。再次,眼表上皮的所有区域都可以产生有屈光作用的泪膜,即角膜和结膜上皮分泌亲水性黏蛋白,使泪膜底层稳定地贴附于眼球表面;主副泪腺分泌水分及一些保护性蛋白;睑板腺分泌泪膜上层的脂质,防止泪液蒸发。鼻泪管上皮层可吸收泪液,之后通过其海绵状血管系统调节泪液的流动状态,有助于维持正常的泪液量,使泪液的分泌和排出达到相对平衡[2]。

由于眼表系统直接与外界接触,很多致病因素如外伤、炎症、化学伤、免疫因子等会导致干眼、角膜上皮结膜化、角膜新生血管等一系列病理变化,从而影响患者的视功能。正常眼表功能的维持有赖于以下因素。

(一)眼睑和神经反射在眼表稳态中的作用

眼睑有保护眼球的物理屏障作用。当出现外界刺激时,眼睑发生主动性(保护性)的闭睑反射,其传入弧为视神经或听神经,传出弧为面神经,闭睑反射可以保护结膜和角膜上皮。此外,眼睑可以通过非随意性的瞬目活动使泪膜均匀地覆盖在眼球表面,并对泪液的流量和蒸发速度进行调节,有助于维持眼表泪膜的稳定性。正常人瞬目频率为每5~10秒一次,传入弧是三叉神经眼支,传出弧为面神经。眼睑的保护性反射功能很重要,一旦受损,会使眼表上皮直接暴露于外界有害因素,导致泪液蒸发过度及泪液流体动力学障碍,诱发干眼,甚至引起暴露性角膜溃疡、角膜穿孔等严重后果。因此,眼表重建和角膜移植术前如果患者存在眼睑缺损、眼睑闭合不全、倒睫或睑缘角化等异常者须先行眼睑重建。

角膜作为全身神经支配最密集和最敏感的组织,在眼表的神经反射中起到重要作用。角膜对刺激的敏感度是皮肤的300~600倍,除具有感知功能外,角膜神经还可以介导反射性泪液分泌、眨眼、释放营养因子等作用。角膜感觉神经起源于三叉神经节的眼支,通过鼻睫神经和睫状神经分支,最终形成神经末梢穿行于角膜组织,平行分布于角膜前表面,主要位于角膜上皮细胞层和Bowman膜之间。由于每一个神经轴突可接收局部大面积刺激信号,且这些刺激信号相互之间有重叠区域,因此角膜对刺激的准确定位能力较差。角膜可以感知多种刺激,包括热、机械和化学刺激等,产生眼睛干涩、疼痛、异物感等症状。此外,通过角膜表面和泪腺之间精密的相互配合,角膜神经可以介导泪液分泌和眨眼反射,维持眼表的湿润和平滑状态,减少干眼和视觉扭曲症状,保护眼表组织。角膜神经还可以释放多种神经营养因子、神经肽、生长因子等,对于促进角膜上皮细胞的增殖、维持上皮的完整性、促进上皮损伤后的修复非常重要[3-4]。

角膜感觉神经的损伤会引起神经营养性角膜病变,导致角膜感知觉降低、泪膜的不稳定以及持续性角膜上皮缺损、角膜溃疡或穿孔等。此外,其他疾病如单纯疱疹病毒性角膜炎、角结膜干燥症、圆锥角膜、青光眼及全身疾病如糖尿病等也涉及角膜敏感性的降低。

(二) 正常而稳定的泪膜是眼表健康的基础

正常情况下,泪液为等渗性的弱碱性透明液体,其中水分占 98.2%,其他成分大部分为无机盐和蛋白质,包括溶菌酶、免疫球蛋白(immunoglobulin,Ig)A、补体系统、β 溶素和乳铁蛋白等。

泪膜是通过眼睑瞬目运动而将泪液均匀涂布在眼表形成的 7~10μm 厚的超薄层,不仅是眼表系统与外界直接接触的结构,也是光线进入眼内的第一个屈光结构。因此,保持泪膜的稳定是获得清晰视觉和维持眼表健康的基础。泪膜由外至内可分为脂质层、水样层和黏蛋白层。脂质层由睑板腺、Zeis 腺所分泌,位于眼表最外层,睑裂开放时其厚度约为 0.1μm,可以减少泪液的过度蒸发,保证闭睑时的水密状态。睑板腺分泌脂质主要受胆碱能神经的支配,此外,性激素对其也发挥一定的调节作用。睑板腺功能障碍会导致泪膜不稳定。水液层主要由主、副泪腺所分泌,此外,角膜、结膜和鼻黏膜上皮也可以分泌水样成分。泪液的水样层厚度约 7μm,富含盐类和蛋白质。泪液黏蛋白层是泪膜关键的组成成分,整个眼表系统的上皮细胞都可以产生黏蛋白,其中起主要分泌作用的是结膜杯状细胞。目前确认在眼表存在的黏蛋白有 7 种,其中 5 种分子量较大,称为成胶型黏蛋白,包括 MUC5AC、MUC1、MUC4、MUC16 和 MUC2,黏蛋白分泌后通过眼睑运动运送到上皮细胞表面,起到清洁表面微粒物质的作用。另外 2 种分子量较小的黏蛋白为 MUC7 和 MUC9,其中,MUC7 有抗微生物活性。

泪膜的功能主要有:①湿润及保护眼表上皮;②填补眼表组织上皮间的不规则界面,保证屈光面的光滑;③通过机械冲刷作用清除有害物质,并利用泪液中内含的抗菌成分抑制微生物生长;④为眼表组织上皮细胞提供氧气和营养物质;⑤通过泪液中内含的大量蛋白质和细胞因子调节上皮细胞的多种细胞功能。

(三) 眼表上皮及干细胞是眼表微环境的重要组成部分

眼表主要有 2 种上皮,即角膜上皮和结膜上皮,分别来源于角膜缘干细胞(limbal stem cells,LSCs)和结膜上皮干细胞。角膜上皮有 5~7 层细胞,结膜上皮有 3~5 层细胞。角膜上皮表层包括复层上皮、Bowman 膜和浅部基质层,与结膜相连续。角膜缘干细胞作为物理性屏障将透明的角膜与不透明的结膜进行分隔。

角膜上皮的表层细胞不断脱落,因此处于不断自我更新的过程中,这一动态平衡过程被定义为"XYZ理论"。该理论认为角膜上皮丢失(Z)后,基底细胞可以进行分裂(X),同时角膜周边上皮也可以向丢失的部位移行(Y),进而促进损伤的修复。角膜缘干细胞存在于周边上皮的基底细胞层中,主要位于角膜缘的Vogt栅栏区域,附近有丰富的血管,滋养角膜缘干细胞,后者不断增殖、分化和迁移(图1-2)。在病理情况下,如果发生角膜缘干细胞丢失或微环境受到破坏,角膜上皮则出现持续缺损,结膜上皮细胞及新生血管向角膜方向长入,这些长入的细胞并不具有角膜上皮的表型和功能,因此造成角膜失去透明性,临床上称作角膜上皮结膜化。

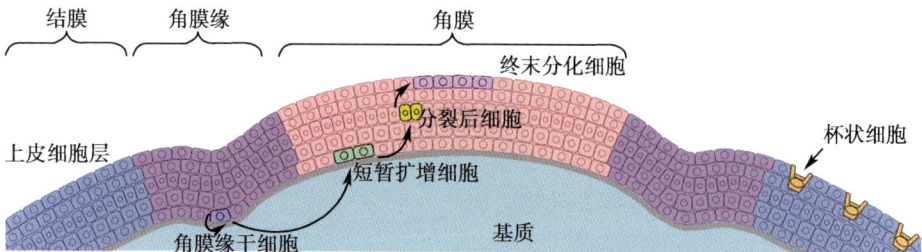

图1-2 角膜缘干细胞的解剖示意图

结膜上皮干细胞的位置目前仍有争议,研究认为其可能存在的区域有:穹隆处、角膜缘处、球结膜处、睑结膜处以及眼睑边缘的皮肤黏膜移行处。与透明而结构致密的角膜组织不同的是,结膜组织不透明且组织疏松,有利于维持结膜囊的宽松状态,有助于眼球的运动和眼睑的活动。当结膜由于炎症或外伤出现瘢痕时,正常的穹隆部结构被破坏,导致结膜囊狭窄、瘢痕性睑内翻、倒睫、睑球粘连等,进一步发展会产生继发性角膜损伤或瘢痕,影响视力。

二、眼表疾病

(一) 眼表疾病的范畴

眼表疾病(ocular surface disease,OSD)指的是一系列损害角结膜眼表正常结构与功能的疾病。由于眼表是一个整体概念,因此在功能上须将眼表疾病与泪液疾病综合考量,称为眼表泪液疾病(ocular surface & tear disease),包括浅表角膜病、结膜病,以及外眼疾病、影响泪膜的泪腺及泪道疾病。引起眼表疾病的病因非常广泛,先天异常者包括先天性无虹膜和隐眼畸形等,后天性病因包括手术源性(屈光手术并发症等)、外伤(化学伤、热烧伤、辐射伤)、炎症(睑缘炎、角膜炎、结膜炎等)、免疫因素〔如Sjögren综合征、Stevens-Johnson综合征(Stevens-Johnson syndrom,SJS)等〕、物理损伤(角膜接触镜佩戴)、眼表肿瘤、暴露性角膜病变、长期使用含有防腐剂(如苯扎氯铵)的滴眼液等。临床上,任何引起眼表损害的疾病最终结局都是角膜缘干细胞功能障碍,这是眼表疾病致盲的主要原因。

眼表疾病有很多共同的临床表现,最常见的是干眼,其他临床表现有角膜上皮结膜化、角膜表面或深层新生血管形成、角膜上皮糜烂、持续性角膜溃疡、眼表面干燥、假性翼状胬肉形成等[5]。

(二)眼表功能衰竭的病理分型及转归

根据对眼表上皮细胞的表型分析结果,眼表功能衰竭可划分为两类主要的病理分型,具体表现及转归如下。

第一类称作"眼表鳞状上皮化生",表现为病理性的非角化上皮向角化上皮化生。此外,鳞状上皮化生发生在结膜且常伴有杯状细胞丢失。这一类疾病病因明确,常有角膜缘干细胞受损的病史,包括化学伤、Stevens-Johnson 综合征、眼瘢痕性类天疱疮(ocular cicatricial pemphigoid,OCP)等。主要诱因有泪膜稳定性下降和角结膜炎症,同时它导致的结膜杯状细胞丢失又加重了泪膜的不稳定,比如睑板区结膜发生上皮下的纤维化,导致穹隆部缩短。

第二类称作"角膜上皮结膜化",表现为结膜上皮侵入角膜,替代正常的角膜上皮,角膜上皮发生结膜化的部位还会出现杯状细胞,一般用印迹细胞学检查即可证实。这一类病因可能是组织损伤或基质微环境改变(发育性、激素性、血管性及炎症性)导致的角膜缘干细胞缺乏(limbal stem cell deficiency,LSCD),常见于神经营养不良性角膜炎、边缘性角膜炎、翼状胬肉等。

三、眼表重建的原则

眼表重建已经成为严重眼表疾病治疗的一个标准程序,这一概念的提出首先是用于 Stevens-Johnson 综合征、眼瘢痕性类天疱疮、化学烧伤或热烧伤等难治性眼表疾病的治疗。狭义的眼表重建仅是恢复眼表上皮的正常表型和稳定性,但由于眼表这一功能单位涉及不可分割的五个因素,即眼睑的解剖和生理功能正常,稳定而正常的泪膜,正常表型的结膜上皮和角膜上皮,两种上皮的干细胞的解剖及功能正常,相关的神经支配及反射功能正常,因此,广义的眼表重建包括以下方面:眼睑的解剖和功能重建;泪液分泌或泪膜稳定性的恢复;眼表的上皮或干细胞的解剖和功能重建;相关神经支配的恢复。眼表重建拟通过这些综合性措施恢复眼表的正常解剖结构和微环境稳态,从而降低复明性角膜移植手术的近期和远期并发症,提高眼表重建的成功率[6](图 1-3)。

在对眼表疾病的患者进行治疗前,首先要仔细评估眼表损伤程度,最重要的评估要素包括:角膜缘干细胞的损伤程度、结膜疾病的病情严重程度、眼表炎症的来源及反应的轻重等。其他影响病情的因素还有泪膜和眼睑情况、眼表上皮角化程度,以及单眼或双眼发病、患者的年龄和健康状况等。在选择眼表重建的术式时需要综合考虑这些因素并进行严密的评估[7]。

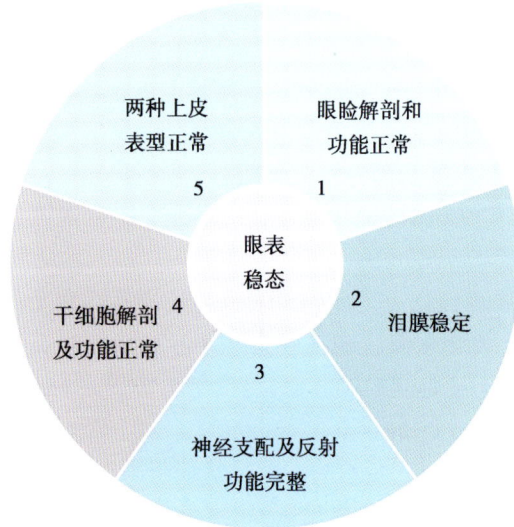

图 1-3 眼表稳态示意图

进行眼表重建手术时须遵从以下基本原则:改善干眼症状,恢复大致正常且稳定泪膜,以便为后期的角、结膜重建做好准备;尽可能地保留健康的眼表上皮,特别是眼表干细胞来源部位的组织,避免医源性损伤;彻底切除坏死或炎症反应强烈的病变组织,为上皮细胞提供健康的生长环境。眼表重建以恢复良好的基底膜和微环境,保留足够数量的健康角膜缘干细胞和结膜上皮干细胞,并重建形成正常的泪膜,在一定意义上是治疗严重眼表疾患、防止失明的唯一措施。

四、眼表重建手术分类

眼表重建这一概念首先由 Thoft 在 1977 年提出[8]。近年来,难治性或复杂性眼表疾病的治疗效果在很大程度上获益于眼表重建术取得的新进展。眼表疾病的治疗曾经仅依赖于复明性穿透或板层角膜移植、人工泪液的使用和睑缘缝合术等,但之后出现了角膜缘干细胞移植、羊膜移植、体外培养的口腔黏膜或角膜缘干细胞移植等手术方式[9]。依据眼表重建的目标不同,我们将眼表重建术分为以下几类:眼睑重建术(表 1-1)、微环境重建术(表 1-2)、眼表移植术(表 1-3)和眼表神经重建术(表 1-4)。

眼睑是眼表防御系统的第一道防线。眼睑重建手术的目的是维持眼睑正常的解剖位置和运动功能或恢复眼睑的完整性,手术方式主要包括睑内翻矫正术、睑外翻矫正术、睑缘重建术和眼睑修复术[10-13]。

表 1-1　眼睑重建术手术方式分类

眼睑重建术分类	适应证
睑内翻矫正术	睑内翻导致角膜上皮缺损,甚至发生角膜溃疡
睑外翻矫正术	影响外观、导致泪液蒸发过度
睑缘重建术	睑缘角化、瘢痕和倒睫、睫毛乱生
眼睑修复术	眼睑缺损

表 1-2　微环境重建术的分类

微环境重建术分类	适应证
结膜瓣遮盖术	角膜上皮长期不愈合、有角膜穿孔可能或其他治疗方法无效
泪点封闭术 / 栓塞术	泪液分泌不足、长期中重度干眼、人工泪液不能缓解症状
睑缘缝合 / 融合术	暴露性角膜病变、角膜上皮长期不愈合
羊膜移植术	早期眼表酸碱烧伤、热烧伤等引起的角膜缘缺血、球结膜坏死、持续性角膜上皮缺损、角膜基质混浊、部分睑球粘连和浅层角膜溃疡等

表 1-3　眼表移植术分类

眼表移植术分类	供体	移植物
结膜移植术		
自体结膜移植术（CAU）	对侧眼	结膜
异体尸体结膜移植术（c-CAL）	尸体	结膜
异体活体结膜移植术（Ir-CAL）	活体亲属	结膜
生物工程自体结膜移植术（EVCU）	受体眼	结膜
生物工程异体尸体结膜移植术（EVc-CAL）	尸体	结膜
生物工程异体活体结膜移植术（EVIr-CAL）	活体亲属	结膜
角膜缘移植术		
自体结膜角膜缘移植术（CLAU）	对侧眼	角膜缘 / 结膜
异体尸体结膜角膜缘移植术（c-CLAL）	尸体	角膜缘 / 结膜
异体活体结膜角膜缘移植术（Ir-CLAL）	活体亲属	角膜缘 / 结膜
生物工程自体角膜缘移植术（EVLAU）	受体眼	角膜缘 / 结膜
生物工程异体尸体角膜缘移植术（EVc-LAL）	尸体	角膜缘 / 结膜
生物工程异体活体角膜缘移植术（EVIr-LAL）	活体亲属	角膜缘 / 结膜

续表

眼表移植术分类	供体	移植物
其他黏膜移植术		
自体口腔黏膜移植术（OMAU）	受体	口腔黏膜
生物工程口腔黏膜移植术（EVOMAU）	受体	口腔黏膜
自体鼻黏膜移植术（NMAU）	受体	鼻黏膜
自体小肠黏膜移植术（IMAU）	受体	小肠黏膜
自体腹腔黏膜移植术（PMAU）	受体	腹腔黏膜

表 1-4　眼表神经重建术 / 角膜神经移植术

眼表神经重建术类型	手术切口	供体神经来源
直接法		
	冠状切口	对侧眶上神经或滑车上神经
	半冠状切口	同侧眶上神经或滑车上神经
	内镜入路	同侧或对侧眶上神经或滑车上神经
	眼睑整形切口	同侧眶上神经或滑车上神经
	下穹隆部结膜切口	同侧眶下神经
间接法		
	跨颅骨入路	枕大神经作为供体，通过自体移植腓肠神经，连接到近端眼神经
	重睑切口	眶上神经或滑车上神经作为供体，自体移植腓肠神经
	重睑切口	眶上神经或滑车上神经作为供体，自体移植耳大神经
	下穹隆部结膜切口	耳大神经作为供体，自体移植腓肠神经
	重睑切口	眶上神经或滑车上神经作为供体，脱细胞异体神经移植
	下穹隆部结膜切口	同侧眶下神经作为供体，脱细胞异体神经移植

　　微环境重建术一般是指维持眼表泪膜的稳定性、减轻炎症反应的术式，包括结膜瓣遮盖术、泪点栓塞、睑缘缝合 / 融合术、羊膜移植术等。1995 年，Kim 和 Tseng 教授在兔角膜缘干细胞缺乏模型上进行了羊膜移植，证明了这种手术方法可以促进角膜上皮的重建，抑制周边结膜及血管组织长入[14]。羊膜可提供上皮化的基底膜，以修复眼表缺损的创面，同时兼具抗炎和抗血管新生作用。因

此,羊膜移植术后来广泛用于早期酸碱化学伤、热烧伤等导致的持续性角膜上皮缺损、角膜基质水肿混浊、浅层角膜溃疡、角膜缘干细胞缺乏、部分睑球粘连、大面积或复发性翼状胬肉等的治疗[15-18]。

眼表移植术主要是对眼表上皮进行重建,包括角膜上皮、结膜上皮、角膜缘干细胞、结膜上皮干细胞等。临床上广泛应用的术式包括结膜移植、角膜缘移植(包括体外培养的角膜缘干细胞移植),以及其他黏膜移植[19-25]。

Thoft团队在1977年首次将自体结膜移植用于单侧眼表化学伤的治疗。手术方式是先去除瘢痕化的角膜组织,取对侧眼角膜缘附近的结膜组织进行覆盖切除的角膜。术后3例患者的角膜上皮缺损愈合,视力提高,2例患者出现了角膜新生血管。这证明结膜移植术可以在一定程度上重建眼表[8]。这种术式后来主要用于翼状胬肉切除术后,以防止翼状胬肉的复发、角结膜干燥等,也可进行结膜囊成形。随后,Thoft教授在1984年进一步提出了角膜上皮移植术,通过移植捐献的供体角膜来修复长期持续或反复的角膜上皮缺损[26-27]。

随着角膜缘干细胞这一概念的提出[28],临床医生逐渐意识到,对于合并角膜缘干细胞缺乏的严重眼表疾病,单纯角膜移植术效果往往较差,需要首先进行角膜缘干细胞移植术,重建角膜缘干细胞及微环境稳态。1989年,Kenyon和Tseng教授团队首次将自体角膜缘干细胞移植术用于单侧角膜缘干细胞缺乏患者的治疗,发现含有角膜缘上皮的移植片可以促进缺损区域的角膜上皮重建[29]。双侧角膜缘干细胞缺乏的患者可以采用亲属来源的异体活体角膜缘干细胞移植术或尸体角膜缘干细胞移植术。由于角膜缘的部位富含血管网,因此同种异体角膜缘移植术后应采用免疫抑制疗法,从而降低移植后的植片排斥率。目前,角膜缘干细胞移植可以用来治疗眼部化学伤、热烧伤等导致的角膜缘缺损、Stevens-Johnson综合征、大面积或复发性翼状胬肉等[30]。

由于角膜缘干细胞移植通常需要1/6~1/4象限的健康角膜组织,因此大面积角膜缘干细胞缺乏的治疗仍然受限。随着组织工程技术的进展,目前体外培养来源的角膜缘上皮移植术(cultivated limbal epithelial transplantation,CLET)已用于眼表重建,这种方法可以为角膜上皮的重建提供足够数量的种子细胞,克服组织来源受到限制带来的困难。最早报道的关于自体培养的角膜缘干细胞移植术研究中,种子细胞的体外培养采用小鼠的3T3细胞系作为滋养细胞,并利用软性角膜接触镜或凡士林纱布作为移植载体,用于单侧眼表缺损的修复重建[31]。随后,研究者们对角膜缘干细胞的体外培养技术以及移植的载体进行了各种尝试和优化,包括无血清培养技术的开发以及使用羊膜、纤维蛋白胶、温度培养皿等作为载体的研究[32-33],证实体外培养的自体角膜缘干细胞移植后的10年移植成功率可达到75%[34]。临床研究证实,体外培养的异体角膜缘干细胞移植可以明显缓解眼表疾病急性期患者的眼表炎症反应,促进慢性期或稳定期患者的上皮重建和视觉恢复[35]。目前,体外培养的角膜缘干细胞的临床应用仍有待解决的问题,如缺乏大规模的随机双盲、多中心临床研究,细胞培养体系的优化、新的移植载体的选择、移植前种子细胞的质量评估、移植后干细胞的命运和转归等。随着研究的不断深入,体外培养的角膜缘干细胞移植必将有广泛的应用前景。

眼表神经重建术目前主要是指恢复角膜知觉的手术,即角膜神经重建术,这一概念由 Terzis 在 2009 年首次提出,通过将供体神经改程到神经麻痹的角膜组织中,从而改善角膜的知觉,主要用来治疗神经营养性角膜炎[36]。依据神经移植的手术方式不同可以大致分为直接法和间接法两种[37](表 1-4)。直接法是直接将供体神经分离、转位到受体角膜;间接法需要移植一段自体或异体神经,作为角膜和供体神经之间的桥梁。目前所用的供体神经多是位于额部的眶上神经或滑车上神经,此外间接法还曾有利用位于颅内的枕大神经的报道。常用的充当桥梁作用的神经多是腓肠神经或脱细胞异体神经。手术方式的不同之处主要在于供体神经的选择及是否需要载体。角膜神经重建术的手术技巧涉及神经的定位、切口的数量和深度、神经的联接方式、术中使用的材料和设备等,后来更引进了内镜技术来减少神经重建过程中的组织结构损伤。活体扫描激光共焦角膜显微镜检查和角膜知觉检测可用于术后效果的随访评估。然而,由于目前对各种术式尚缺乏大样本、系统性的疗效研究,因此很难确定哪一种术式更优。

重建眼表时应充分考虑角结膜上皮的来源、移植供体的类型、植床的微环境、泪膜稳定与否,以及移植后角膜的神经支配是否能恢复正常状态。手术时机和式式的选择非常重要,临床上由于各患者眼表疾病的病因、严重程度等各不相同,因此在进行眼表重建术之前应个体化拟定手术方案,分步骤、轻重缓急地实施,从而恢复患者的眼表健康,尽可能维护视功能。

五、进展和展望

眼表疾病和眼表重建研究近年来发展极为迅速,随着对于未知领域的认识日益深入,新的概念、诊断及治疗方法不断涌现,各种眼表重建手术的开展及其疗效评估也为临床上难治性眼表疾病的治疗提供了丰富的经验。组织工程技术和干细胞治疗技术的临床应用有望解决角膜供体来源不足、术后免疫排斥反应等系列问题,是一个安全有效、应用前景广泛的治疗方式,将成为今后的重点研究方向。

(张伟杰　傅　瑶)

参 考 文 献

［1］ ZHANG X, JEYALATHA MV, QU Y, et al. Dry eye management: Targeting the ocular surface microenvironment. Int J Mol Sci, 2017, 18 (7): 1398.

［2］ 刘祖国, 陈家祺. 眼表泪液病的研究. 中华眼科杂志, 2000, 36 (1): 74-76.

［3］ YANG A Y, CHOW J, LIU J. Corneal innervation and sensation: The eye and beyond. Yale J Biol Med, 2018, 91 (1): 13-21.

［4］ SHEHA H, TIGHE S, HASHEM O, et al. Update on cenegermin eye drops in the treatment of neurotrophic keratitis. Clin Ophthalmol, 2019, 13: 1973-1980.

［5］ AMPARO F, SCHAUMBERG D A, DANA R. Comparison of two questionnaires for dry eye symptom assessment: The ocular surface disease index and the symptom assessment in dry eye. Ophthalmology, 2015, 122 (7): 1498-1503.

［6］ DOGRU M, TSUBOTA K. Current concepts in ocular surface reconstruction. Semin Ophthalmol, 2005, 20 (2): 75-93.

［7］ 陈家祺. 眼表疾病与眼表重建. 眼科, 2002, 11 (2): 68-68.

［8］ THOFT R A. Conjunctival transplantation. Arch Ophthalmol, 1977, 95 (8): 1425-1427.

［9］ HOLLAND E J, SCHWARTZ G S. The evolution of epithelial transplantation for severe ocular surface disease and a proposed classification system. Cornea, 1996, 15 (6): 549-556.

［10］ 谢立信. 我国眼表重建手术的特点和问题. 中华眼科医学杂志 (电子版), 2011, 1 (1): 3-7.

［11］ DAYA S M, CHAN C C, HOLLAND E J. Cornea society nomenclature for ocular surface rehabilitative procedures. Cornea, 2011, 30 (10): 1115-1119.

［12］ MOBARAKI M, ABBASI R, VANDCHALI SO, et al. Corneal repair and regeneration: Current concepts and future directions. Front Bioeng Biotechnol, 2019, 7: 135.

［13］ WOLKOW N, HABIB LA, YOON MK, et al. Corneal neurotization: Review of a new surgical approach and its developments. Semin Ophthalmol, 2019, 34 (7-8): 473-487.

［14］ KIM J C, TSENG S C. Transplantation of preserved human amniotic membrane for surface reconstruction in severely damaged rabbit corneas. Cornea, 1995, 14 (5): 473-484.

［15］ SHIMAZAKI J, YANG HY, TSUBOTA K. Amniotic membrane transplantation for ocular surface reconstruction in patients with chemical and thermal burns. Ophthalmology, 1997, 104 (12): 2068-2076.

［16］ HAO Y, MA DH, HWANG DG, et al. Identification of antiangiogenic and antiinflammatory proteins in human amniotic membrane. Cornea, 2000, 19 (3): 348-352.

［17］ ŞAPTE E, COSTEA C F, CĂRĂULEANU A, et al. Histological, immunohistochemical and clinical considerations on amniotic membrane transplant for ocular surface reconstruction. Rom J Morphol Embryol, 2017, 58 (2): 363-369.

［18］ PRABHASAWAT P, KOSRIRUKVONGS P, BOORANAPONG W, et al. Application of preserved human amniotic membrane for corneal surface reconstruction. Cell Tissue Bank, 2000, 1 (3): 213-222.

［19］ NAKAMURA T, INATOMI T, SOTOZONO C, et al. Ocular surface reconstruction using stem cell and tissue engineering. Prog Retin Eye Res, 2016, 51: 187-207.

［20］ RAMOS T, SCOTT D, AHMAD S. An update on ocular surface epithelial stem cells: Cornea and conjunctiva. Stem Cells Int, 2015, 2015: 601731.

［21］ INATOMI T, NAKAMURA T, KOIZUMI N, et al. Current concepts and challenges in ocular surface reconstruction using cultivated mucosal epithelial transplantation. Cornea, 2005, 24 (8 Suppl): S32-S38.

［22］ INATOMI T, NAKAMURA T, KOIZUMI N, et al. Midterm results on ocular surface reconstruction using cultivated autologous oral mucosal epithelial transplantation. Am J Ophthalmol, 2006, 141 (2): 267-275.

［23］ GOPAKUMAR V, AGARWAL S, SRINIVASAN B, et al. Clinical outcome of autologous cultivated oral mucosal epithelial transplantation in ocular surface reconstruction. Cornea, 2019, 38 (10): 1273-1279.

［24］ WENKEL H, RUMMELT V, NAUMANN GO. Long term results after autologous nasal mucosal transplantation in severe mucus deficiency syndromes. Br J Ophthalmol, 2000, 84 (3): 279-284.

［25］ NISHIDA K, YAMATO M, HAYASHIDA Y, et al. Corneal reconstruction with tissue-engineered cell sheets composed of autologous oral mucosal epithelium. New Engl J Med, 2004, 351 (12): 1187-1196.

［26］ THOFT RA. Keratoepithelioplasty. Am J Ophthalmol, 1984, 97 (1): 1-6.

［27］ KAUFMAN HE. Keratoepithelioplasty for the replacement of damaged corneal epithelium. Am J Ophthalmol, 1984, 97 (1): 100-101.

［28］ SCHERMER A, GALVIN S, SUN TT. Differentiation-related expression of a major 64K corneal keratin in vivo and in culture suggests limbal location of corneal epithelial stem cells. J Cell Biol, 1986, 103 (1): 49-62.

［29］ KENYON K, TSENG SJO. Limbal autograft transplantation for ocular surface disorders. Ophthalmology, 1989, 96 (5): 709-722.

［30］ TSAI RJ, LI LM, CHEN JK. Reconstruction of damaged corneas by transplantation of autologous limbal epithelial cells. New Engl J Med, 2000, 343 (2): 86-93.

［31］ PELLEGRINI G, TRAVERSO CE, FRANZI AT, et al. Long-term restoration of damaged corneal surfaces with autologous cultivated corneal epithelium. Lancet, 1997, 349 (9057): 990-993.

［32］ RAMA P, BONINI S, LAMBIASE A, et al. Autologous fibrin-cultured limbal stem cells permanently restore the corneal surface of patients with total limbal stem cell deficiency. Transplantation, 2001, 72 (9): 1478-1485.

［33］ KOIZUMI N, INATOMI T, SUZUKI T, et al. Cultivated corneal epithelial stem cell transplantation in ocular surface disorders. Ophthalmology, 2001, 108 (9): 1569-1574.

［34］ RAMA P, MATUSKA S, PAGANONI G, et al. Limbal stem-cell therapy and long-term corneal regeneration. New Engl J Med, 2010, 363 (2): 147-155.

［35］ SHORTT AJ, BUNCE C, LEVIS HJ, et al. Three-year outcomes of cultured limbal epithelial allografts in aniridia and Stevens-Johnson syndrome evaluated using the clinical outcome assessment in surgical trials assessment tool. Stem Cells Transl Med, 2014, 3 (2): 265-275.

［36］ TERZIS JK, DRYER MM, BODNER BI. Corneal neurotization: A novel solution to neuro-trophic keratopathy. Plast Reconstr Surg, 2009, 123 (1): 112-120.

［37］ KOAIK M, BAIG K. Corneal neurotization. Curr Opin Ophthalmol, 2019, 30 (4): 292-298.

第二章　眼睑解剖结构与功能

一、眼睑的胚胎发育

眼睑的发育始于妊娠第 1 周并且一直持续到胎儿产出。在胚胎第 5 周时，眼球前方的表面外胚层增殖分化，形成多层上皮组织，在眼球上下形成皱褶[1]。皱褶逐渐发育最终形成上睑和下睑，其最外侧的上皮细胞形成眼睑外侧皮肤，最内侧的上皮细胞则形成眼睑结膜组织。

在原始眼睑结构的内侧有一层中胚层。上睑内的中胚层来源于轴旁中胚层，下睑的来源于脏壁中胚层[2]。在外胚层发育之后，中胚层逐渐生长变厚并形成上皮的基底膜。中胚层最终发育成眼外肌、睑板等结缔组织。

在胚胎第 3 个月时，围绕眼球的上下皱褶逐渐变长，先在内、外眦融合，并由外向内融合[3]，上下皱褶睑缘融合后才逐渐开始发育眼睑的腺体。睑缘处的上皮凹陷从前向后形成初级毛囊。胚胎第 6 周时出现睑板腺，第 9 周时，发育出眼睑附属器如毛囊、皮脂腺等，第 10 周时，皮肤下眼外肌和睑板开始发育形成。眼睑各类腺体的主要形成时期是妊娠第 4 个月。麦氏腺是上皮细胞在睑缘处凹陷入睑板所形成的，而 Zeis 腺、Moll 腺是毛囊处上皮细胞侧向发育生长形成的[4]。

大约在妊娠第 20 周时，睑板腺体分泌脂质，促进睑缘处腺体导管壁的角化过程，进而促使上下睑在睑缘处互相分离，逐渐形成睑裂[5]。睑裂的形成大约需要 3 周。至此，眼睑的各个结构基本形成。腺体的进一步分化和成熟在上下睑分开后继续进行，以发育成成熟完整的眼睑结构。

二、眼睑的解剖学

眼睑分为上眼睑和下眼睑，覆盖于眼球前方，以致密睑板为基础的上睑和下睑共同形成睑裂的边界。眼睑外侧由多层角化上皮构成，在睑缘灰线处与内侧结膜层相接。睑缘立有 2~3 行睑睫毛，睫毛根部是 Zeis 腺和 Moll 腺的开口。

（一）眼睑的结构

眼睑由外向内分为五层（图 2-1）：皮肤层、皮下组织层、肌层（眼轮匝肌、提上睑肌和 Müller 肌）、结缔组织层或纤维层（睑板和眶隔）和睑结膜[6]。

1. 皮肤与皮下组织层　眼睑皮肤没有皮下脂肪层，是人体最薄的皮肤。上下睑的睑板前组织层与眼睑皮肤贴合紧密，而眶隔前组织层则连接疏松，因此病理情况下眶隔前易出现积液。上睑皮肤皱褶处靠近提上睑肌腱膜与眼轮匝肌睑板前肌束,出现位置可因人种的不同而异[7]。亚洲人群上睑皮肤皱褶处普遍偏低,因此上睑部筋膜前脂肪组织的位置更低并向前膨出。

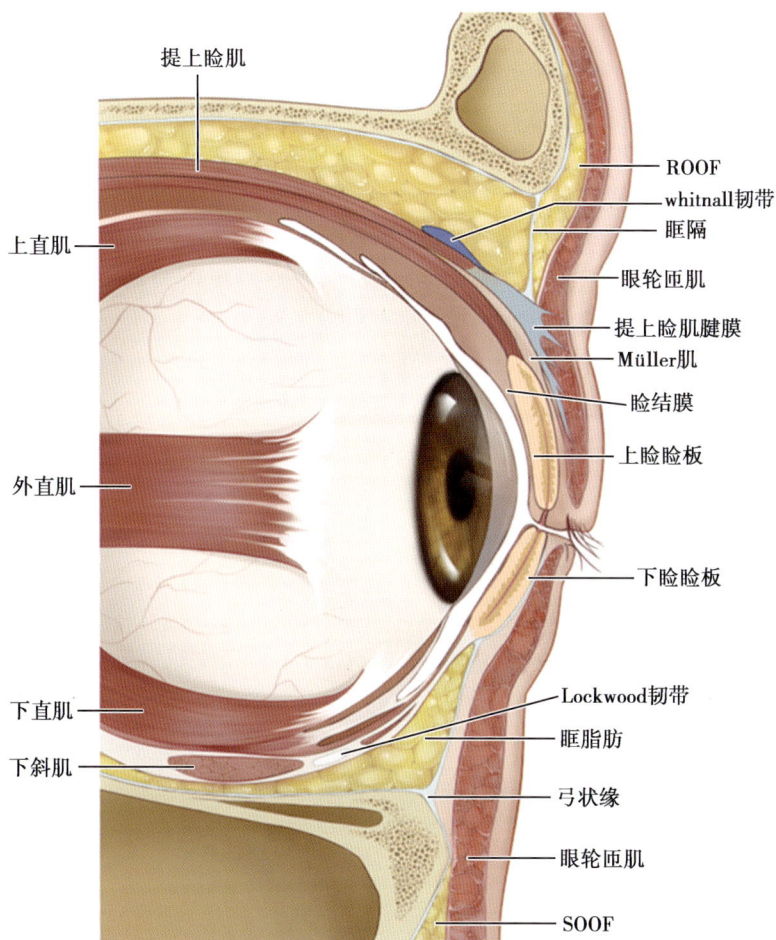

图 2-1 眼睑的结构
ROOF:眼轮匝肌后脂肪;SOOF:眼轮匝肌下脂肪。

2. 肌层

(1)眼轮匝肌:眼轮匝肌位于眼睑皮肤之下,为横纹肌,肌纤维沿睑裂呈同心圆排列,一层层重叠,与上下睑板紧密相连,从内外眦韧带起始处由睑缘延展到眶缘,分为睑板前、眶隔前和眶部匝肌三部分。后两者可随意运动,而睑板前匝肌参与三叉神经 - 面神经角膜反射,对眼表发挥保护作用。眼轮匝肌主要功能是封闭眶口及闭合眼睑,从而在保护眼球的同时参与面部的各种表情动作。

(2)提上睑肌:提上睑肌起于上直肌的总腱环,在眼球后部与上直肌伴行,其深部由第三脑神经动眼神经支配。提上睑肌于前部转变为提上睑肌腱膜,与睑板前部呈扇形相连,并与内外眦韧带疏松连接。提上睑肌腱膜还与眶隔、眼轮匝肌相连,并可与上睑板缘的睑板前皮肤相连而形成重睑。

(3)Müller 肌:提上睑肌腱膜深部是 Müller 肌,由平滑肌纤维组成并由交感神经支配。Müller 肌起始于离睑板上缘约 15mm 的提上睑肌腱膜下,经提上睑肌腱膜和结膜之间附着在睑板上缘。静息状态下,Müller 肌可使上睑垂直抬高 1~2mm;应激状态下 Müller 肌收缩,使双眼过度张大,表现为"震惊"的样子。

3. 结缔组织层或纤维层

(1)睑板:睑板由致密而坚韧的胶原蛋白纤维和整齐排列的睑板腺组成,保证了眼睑结构的稳定性并为眼轮匝肌和提上睑肌提供附着点。睑板长 25~30mm,厚约 0.75mm,上睑中间部高约 10mm,下睑约 4~5mm。睑板内有睑板腺,上睑约有 30~40 个,下睑约有 20~30 个,垂直于睑缘排列,开口于皮肤结膜交界线和灰线之间,分泌的脂质形成泪膜的脂质层。

睑板的缺损不仅影响眼睑对眼球的保护作用,而且由于睑板腺的缺失导致干眼。重度眼睑全层缺损的修复关键即为睑板的替代和重建,临床上常用的重建睑板替代组织为异体巩膜、硬腭黏膜及鼻中隔黏膜等,但由于睑板固有的特殊结构,尤其是睑板腺的存在,目前仍没有理想的睑板替代物。

(2)眶隔:眶隔起于眶缘,上睑与提上睑肌腱膜融合,下睑与睑韧带及筋膜融合,是一层具有间隔作用的薄筋膜结构。眶隔前为眼轮匝肌后筋膜,其间有轮匝肌后脂肪。眶隔深部为上下眶脂。眶隔并无眼睑提缩作用,但可防止眶隔深部组织脱垂。年龄较大的患者常因眶隔功能减弱而出现睑下垂。

(3)睑结膜:睑结膜层位于眼睑的内层和眼球的外表面。睑结膜基质层富含血管和免疫防御细胞。上睑和下睑穹隆处睑结膜与上直肌和下直肌的纤维部分相连。

(二)眼睑的血管

眼睑血供丰富,来源于颈内动脉和颈外动脉系统形成的上下睑血管弓[8]。在内眦处,上睑和下睑血管弓由颈内动脉眼支——内侧睑动脉供血,中上部分由来自眼动脉的滑车上动脉和眶上动脉供血。在眼睑的上外部分,睑动脉血管弓与颞浅动脉的分支相吻合,在外眦处,上下血管弓与来自眼动脉——泪动脉的 2 个睑动脉分支相连。下外侧眼睑供血主要来自于面横动脉,下睑内侧部分则由面动脉的终端支供血。眼睑的静脉通过面前静脉和颞上静脉回流至颈外静脉或通过眼静脉至海绵窦或颈内静脉。眼睑静脉无瓣膜,因此眼睑化脓性炎症有时会蔓延至海绵窦及颅内而引起严重后果[9]。

(三)眼睑的神经

眼睑的感觉神经系统来自第 V 对脑神经三叉神经的分支,运动神经来自第

Ⅶ对脑神经面神经、第Ⅲ对脑神经动眼神经以及交感神经。负责眼睑开合的眼轮匝肌主要由面神经的颞支和颧支支配。动眼神经支配的提上睑肌和颈交感神经支配的 Müller 肌同时起到抬上睑的作用[10]。三叉神经的眼分支主要传导上睑的感觉信号,而下睑的感觉信号由三叉神经的上颌支传导(图 2-2)。

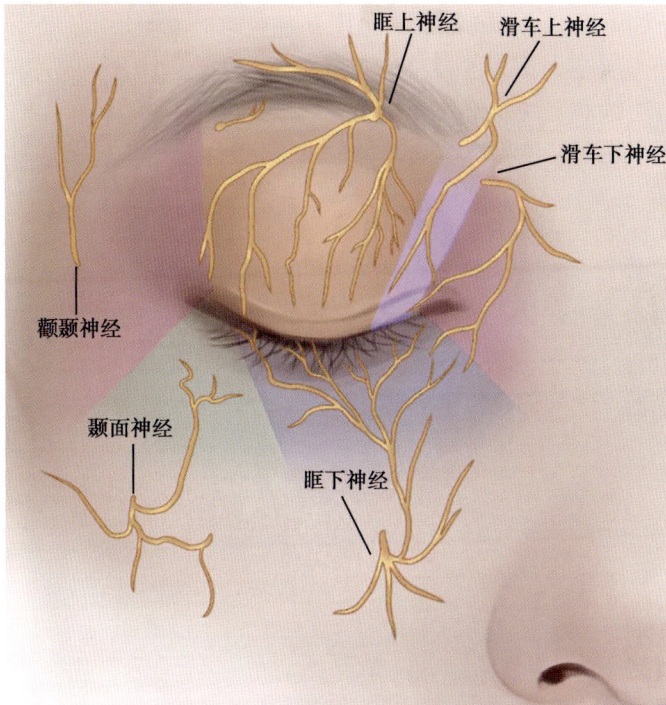

图 2-2 眼睑的感觉神经分布示意图

(四) 眼睑的淋巴

眼睑的淋巴分为深浅两组,即输送眼睑皮肤和眼轮匝肌淋巴液的浅部淋巴系和输送睑板和结膜淋巴液的深部淋巴系[11]。睑板前淋巴丛和睑板后淋巴丛互相交通,然后由眼睑内外侧淋巴结输送。关于眼睑的外侧淋巴组,浅淋巴干引流上睑外 3/4 和下睑外 1/2 的淋巴液至耳前淋巴结,深淋巴干输送全上睑结膜和下睑 1/2 淋巴液至面深部的腮腺淋巴结。眼睑内侧淋巴组的浅淋巴干引流内眦部、上睑内 1/4 和下睑内侧 1/2 的淋巴液,深淋巴干引流泪阜、内 2/3 下睑结膜的淋巴至下颌下淋巴结。

三、眼睑的组织学

眼睑由表皮、真皮及相关附属器组成。

（一）表皮层

眼睑表皮由 4 层产生角蛋白的细胞（角质细胞）组成,它还含有黑素细胞、Langerhans 细胞和 Merkel 细胞。眼睛周围的表皮层由细胞经过连续多层的成熟和分化迁移至表面而形成。

1. **角质层** 由无细胞核的细胞形成。

2. **颗粒细胞层** 由 1~2 层含有透明角质颗粒的细胞形成。

3. **棘细胞层** 大约有 5 层细胞,细胞呈多角形并且有丰富的嗜酸细胞质。细胞边缘游离,细胞之间由桥粒互相连接固定。

4. **基底细胞层** 由 1 层不断分裂再生的柱状细胞形成,细胞内含有来自周围黑素细胞的黑素。

（二）真皮层及相关附属器

真皮比表皮厚得多,由结缔组织组成,除了成纤维细胞、巨噬细胞和肥大细胞,还包括血管、淋巴管和神经纤维。眼睑的真皮层位于眼轮匝肌上,相关的皮肤附属器位于睑板层或真皮深层(图 2-3)。

1. **皮脂腺** 位于泪阜和眉毛内,细小的皮脂腺与覆盖眼周皮肤的毫毛有关。

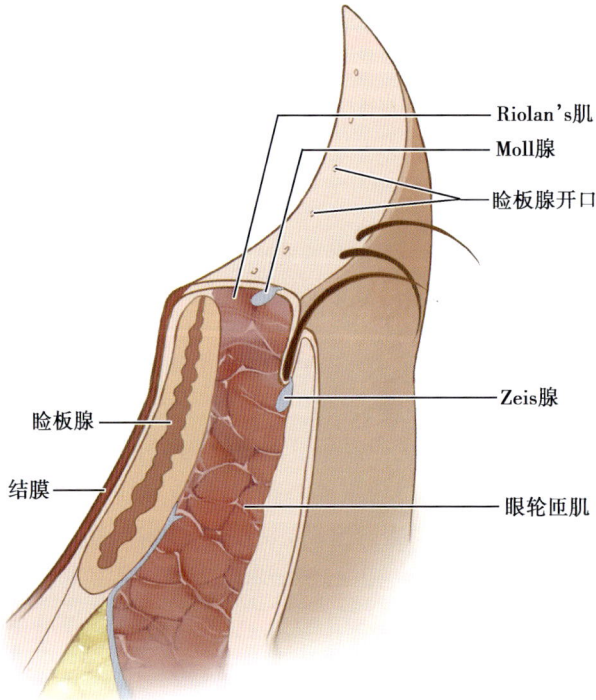

图 2-3 眼睑相关附属器结构示意图

2. **毛囊皮脂腺单位**　包括毛囊和皮脂腺。

3. **麦氏腺**　是睑板上的皮脂腺腺体,上下睑缘各有 20~30 个麦氏腺开孔。腺体是一个带有多个腺泡细胞的中央导管,腺体细胞合成脂质,形成泪膜的最外层。

4. **Zeis 腺**　是与睫毛毛囊相连的皮脂腺。

5. **Moll 腺**　是顶浆分泌的汗腺,开口于睫毛毛囊或直接分泌于前睑缘。这些腺体在下睑更丰富[10]。

6. **外泌汗腺**　分布在整个眼睑皮肤上,与 Moll 腺相反,不与睑缘相连。

四、眼睑的免疫学

眼睑皮肤菲薄,是人体最薄、最柔软的皮肤组织,厚度 500~1 000μm,在睑缘处最薄,眶周部最厚。眼睑有丰富的血管、菲薄的皮肤的特点使眼睑更易发生变应性眼睑水肿、接触性眼睑炎、血管神经性眼睑水肿等过敏性疾病[12]。

变应性眼睑水肿由 I 型变态反应所致[13]。致敏原进入机体后刺激 B 淋巴细胞产生 IgE 抗体,激活嗜碱性粒细胞和肥大细胞,使机体致敏。机体再次接触同种致敏原时可迅速与致敏细胞表面的 IgE 结合,引起肥大细胞变构、脱颗粒并释放炎性介质,如组胺、缓激肽、前列腺素等,导致毛细血管通透性增加,使眼睑血管扩张,渗出增加,组织水肿。接触性眼睑炎致病因子在引起过敏反应之前与一种蛋白相结合,表现为一种半抗原,研究表明这种反应的实质是细胞介导性超敏反应。血管神经性眼睑水肿病因尚不明确,可能为某些抗原刺激的变态反应所致的局部血管神经性反应。抗过敏及糖皮质激素治疗上述过敏性眼病有效。

五、眼睑的功能

眼睑的主要功能之一是保护眼睛,避免异物进入眼内。眼睑的瞬目可推动并挤压泪液,使其均匀平铺在眼球表面,有助于泪液湿润眼表,并有一个轻微的水平运动,将眼泪推向泪点,使泪液通过泪小管排出。睑板腺分泌的睑酯构成泪膜的脂质层,具有防止泪液外流、延缓泪膜水分蒸发、防止泪膜被皮脂腺物质污染、提供光滑平整的光学界面、抗菌等生理功能。

完整的眼睑结构是眼睑实现闭合功能的重要前提。眼睑易受先天缺陷、后天获得性疾病、感染、炎症、新生物、外伤等各种因素的影响而发生眼睑闭合功能障碍,退行性病变、上下睑位置异常等也可引起眼睑功能异常,出现眼睑内翻、睑外翻、倒睫等症状。眼睑闭合功能障碍使角膜长期暴露于外界,干扰眼表微环境的平衡,容易导致干眼、暴露性角膜炎、角膜感染等病变。

(陆　阳　赵展琳　傅　瑶)

参 考 文 献

［1］ KIKKAWA DO, VASANI SN. Ophthalmic facial anatomy.//CHEN WP. Oculoplastic surgery: The essentials. New York: Themie, 2001.

［2］ PEARSON AA. The development of the eyelids Part 1: External features. J Anat, 1980, 130 (Pt 1): 330-337.

［3］ HAMMING N. Anatomy and embryology of the eyelids: A review with special reference to the development of divided nevi. Ped Dermatol, 1983, 1 (1): 51-58.

［4］ ANDERSEN H, EHLER N, MATTHIESSEN ME. Histochemistry and development of human eyelids. Acta Ophthalmol, 1965, 43 (5): 642-668.

［5］ CANDY R. Development of the visual system. Visual development, diagnosis, and treatment of the pediatric patient. Philadelphia: Lippingcott Williams & Wilkins. 2006.

［6］ BEDROSSIAN EH JR. Surgical anatomy of the eyelids//DELLA ROCCA RC, BEDROSSIAN EH, ARTHUS BP. Ophthalmic plastic surgery: Decision making and techniques. New York: McGraw-Hill Professional, 2002.

［7］ 范先群. 眼整形外科学. 北京: 北京科学技术出版社, 2009.

［8］ SNELL RS, LEMP MA. The orbital blood vessels//SNELL RS, LEMP MA. Clinical Anatomy of the Eye. Hoboken, NJ: Wiley-Blackwell, 1997.

［9］ HAYREH SS. Orbital vascular anatoy. Eye, 2006, 20 (10): 1130-1144.

［10］ PEARCE JM. Observations on the blink reflex. Eur Neurol, 2008, 59 (3-4): 221-223.

［11］ STOECKELHUBER M, STOECKELHUBER B, WELSCH U. Human gland of Moll: Histochemical and ultrastructural characterization of the glands of Moll in the human eyelid. J Invest Dermantol, 2003, 121 (1): 28-36.

［12］ HEMADY R. 赵京城 (节译). 治疗免疫性和炎症性眼病的免疫抑制剂. 国外医学眼科学分册, 1992, 16 (1): 13-18.

［13］ 杨朝忠. 临床眼科免疫学. 北京: 人民卫生出版社, 2012.

第三章　结膜的解剖与生理

一、结膜的胚胎发育

人的胚眼由神经外胚叶、表皮外胚叶和中胚叶三部分发育而成,其中结膜组织的发育来源为表皮外胚叶。表皮外胚叶在胚胎发育的前4周形成一薄层组织,覆盖于胚眼外表面,于第5周开始发育,形成结膜。此处的表皮外胚叶先发育成睑褶,睑褶的外面和内面再分别发育成眼睑皮肤和睑结膜,睑结膜与球结膜发育相连后形成完整的结膜组织。

二、结膜的解剖学

结膜是覆盖于上、下眼睑内侧面及部分眼球表面的一层半透明黏膜,与角膜上皮相延续,是眼表的重要组成部分。结膜虽薄而柔软,但也具备一定的弹性和机械强度,是眼球前部的重要屏障结构。

(一) 结膜的解剖

根据其所覆盖的眼表结构的不同,结膜在解剖学上分为三个部分:覆盖在上、下眼睑内表面的称为睑结膜,覆盖在巩膜前表面的称为球结膜,睑结膜与球结膜移行反折的部位称为穹隆部结膜[1](图3-1)。这三部分结膜组织相互延续,在上、下眼睑闭合时围成一个以睑裂为开口的囊状间隙,称为结膜囊。

1. 睑结膜　睑结膜覆盖在眼睑内表面,与睑板附着较为牢固,因而活动度较小。透过睑结膜可见到较为丰富的结膜下小血管及部分睑板腺腺管的走行。上睑结膜距离睑缘后唇2~3mm处有一浅沟,称为睑板下沟,此处有血管穿行进入结膜,且容易有异物存留。

2. 球结膜　球结膜覆盖在眼球前部巩膜的表面,与巩膜之间有眼球筋膜相连接。球结膜对巩膜的附着较为疏松,相较于睑结膜活动性更大,也是结膜组织中最薄、最透明的部分,因此,结膜下出血和巩膜黄染透过球结膜均易得见。球结膜止于角膜缘,在角膜缘附近3mm内与球筋膜、巩膜相融合,移行为角膜上皮。人球结膜在泪阜颞侧形成一半月形皱褶,称为半月皱襞,这一结构相当于动物的第三眼睑。

3. 穹隆部结膜　穹隆部结膜连接于睑结膜和球结膜之间,此处结膜组织疏松,便于眼球自由转动。穹隆部结膜可分为上、下、鼻、颞四个方位,上穹隆部结膜处附着有提上睑肌纤维,下穹隆部结膜处有下直肌鞘纤维融入。近年来有研究显示,穹隆部结膜可能是结膜上皮干细胞数量较为丰富的一个解剖区域。

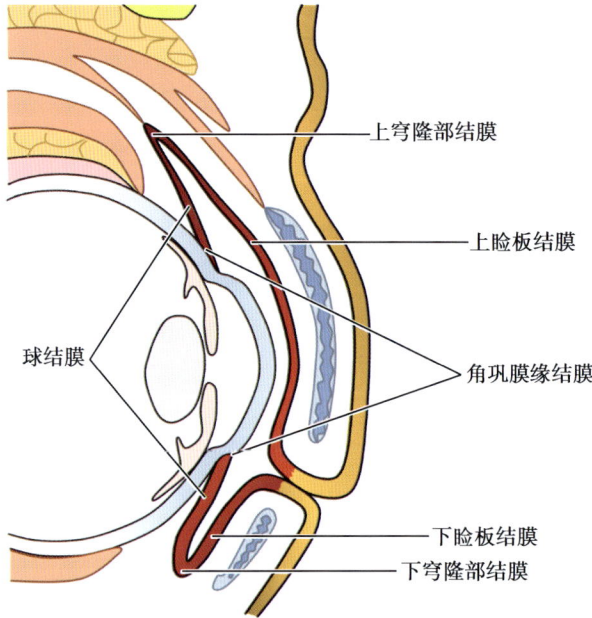

图 3-1　结膜的解剖示意图

（二）结膜的血供

结膜的血供较为丰富,主要来源于睫状前动脉和眼睑动脉弓,二者在走行中分别分支,构成结膜前动脉和结膜后动脉。

1. 结膜前动脉　眼动脉的肌支发出睫状前动脉,在距角巩膜缘 3~5mm 处分为两支,主支穿入巩膜,细小的巩膜上支则形成角膜缘周围血管网,分散走行于球结膜,称为结膜前动脉。结膜前动脉充血时称为睫状充血。

2. 结膜后动脉　眼睑动脉弓穿过睑板后,在睑结膜、穹隆部结膜以及距离角膜缘大约 4mm 处的球结膜内分布,称为结膜后动脉。结膜后动脉充血称为结膜充血,以区别于睫状充血,二者对于眼部病变详细部位的判断具有重要作用。

（三）结膜的神经

结膜的感觉主要由第Ⅴ脑神经三叉神经支配。结膜组织内分布有丰富的感觉神经末梢,包括三叉神经的眼神经分支发出的泪腺神经、眶上神经、眶下神经、滑车上神经等,因而结膜的感觉十分敏锐。

在结膜上皮组织内存在的特化的分泌细胞——结膜杯状细胞周围[2-3],环绕分布着副交感神经末梢[4],能够释放乙酰胆碱和血管活性肠肽两种神经递质,作用于杯状细胞上的 M2 和 M3 型毒蕈碱受体,刺激杯状细胞分泌黏蛋白,黏蛋白是泪膜的重要组分[5]。这一神经支配方式对于结膜行使润滑眼表的功能十分重要。

三、结膜的组织学

结膜作为黏膜组织,在组织学上分为上皮层和上皮下固有层。上皮层主要由非角化的鳞状上皮细胞和杯状细胞组成,固有层主要包含结膜下成纤维细胞、免疫细胞、丰富的血管和神经末梢以及少量结缔组织[6](图 3-2)。

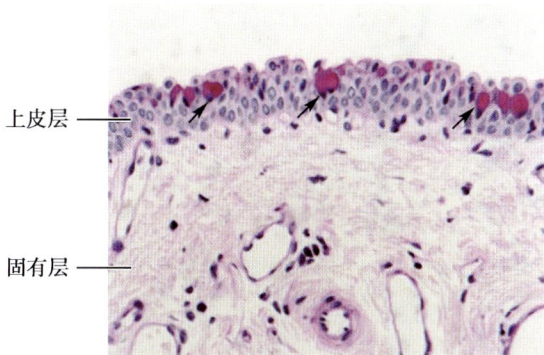

图 3-2　结膜组织切片糖原染色(箭头所示为结膜杯状细胞)

1. 上皮层　结膜上皮由 2~5 层细胞组成,各部分厚度和细胞形态不甚相同。结膜上皮层在睑缘处为扁平上皮,至睑板处主要为立方上皮,至穹隆部逐渐过渡成柱状上皮,转至球结膜复又为扁平上皮,至角膜缘处逐渐移行为复层鳞状上皮,直至过渡到角膜上皮。

结膜上皮层内含有杯状细胞,呈嵌入式散在分布于复层结膜上皮细胞之间,约占结膜上皮基底细胞数量的 10%。杯状细胞主要分布于睑结膜、穹隆部结膜和部分鼻下象限区域的球结膜,在睑板沟处分布也较为集中。由于杯状细胞体积较大,其分布能够跨越 2~3 层结膜上皮细胞,故可以在外部环境和基底层细胞之间传递信息。作为一种特化的单细胞黏液腺,杯状细胞可以合成并分泌泪液中的可溶性黏蛋白成分(主要为 MUC5AC),构成眼表泪膜的最内层黏蛋白层,从而起到润滑眼表、减少摩擦、提高泪膜稳定性的作用,维持眼表环境的稳态(图 3-3)。

2. 固有层　结膜的固有层又分为腺样层和纤维层。腺样层由纤细的结缔组织网构成,含有丰富的淋巴细胞、肥大细胞等免疫细胞,在发生炎症时容易增生,形成滤泡。该层在穹隆部发育较好,在其余部位较薄。在穹隆部结膜下分布有 Krause 腺和 Wolfring 腺,属于副泪腺,可以分泌泪液。纤维层主要由胶原纤维和弹力纤维交织而成,在睑结膜处缺乏。

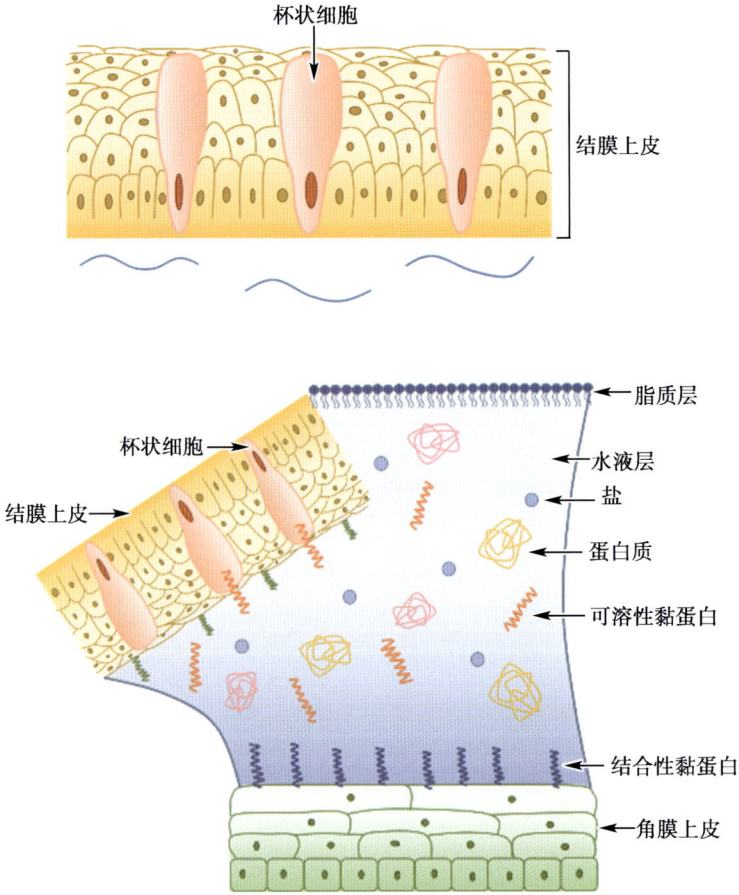

图 3-3　结膜上皮组织及杯状细胞的分泌功能示意图

四、结膜的免疫学

结膜作为眼表的重要组成部分,具有眼表屏障的保护功能,其本身具有的特异性和非特异性免疫防护机制使其具有一定的抗感染及清除病原体的能力。

(一) 结膜的免疫组织

结膜作为机体黏膜相关淋巴组织(mucosa-associated lymphoid tissue,MALT)的一部分,包含多种免疫细胞和免疫活性物质。结膜的免疫细胞主要包括中性粒细胞、淋巴细胞、肥大细胞、浆细胞等,在结膜基质中还存在树突状细胞等抗原提呈细胞[7]。在正常生理情况下,结膜中不含有嗜碱性粒细胞和嗜酸性粒细胞。结膜的免疫活性物质主要包括分泌型免疫球蛋白 sIgA。结膜上皮细胞虽然不是免疫细胞,但也可以在感知外界环境后,通过分泌各种细胞因子、神经肽类物质等,介导黏膜上皮与免疫细胞之间的免疫信号调节,从而协助机体完成调节性免疫应答。

(二) 结膜的免疫微环境

正常生理情况下结膜囊内存在正常菌群,这些微生物构成的免疫微环境对维持结膜正常的免疫学功能也起到了十分重要的作用。结膜中正常分布的菌群主要包括表皮葡萄球菌、类白喉杆菌、厌氧的痤疮丙酸杆菌等,这些菌群可以通过代谢产物和抗生素样物质的释放抵挡外源性致病菌对结膜的侵袭,参与构成眼表免疫屏障(图 3-4)。

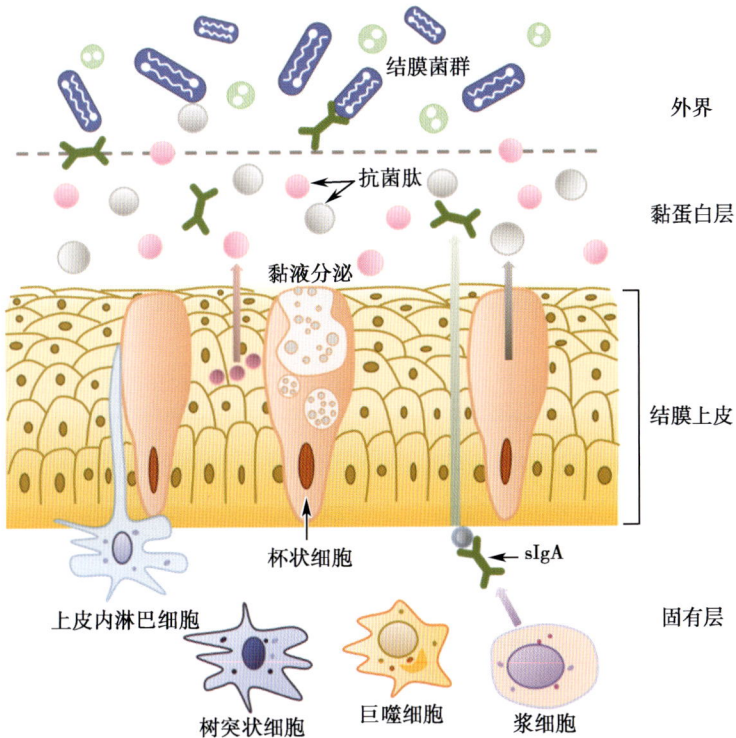

图 3-4 结膜的免疫微环境示意图

(三) 结膜的免疫特点

由于经常暴露于外界环境中,结膜在与空气中的多种微生物及致敏原相互接触的过程中容易发生感染及过敏反应。结膜感染常见的病原体包括细菌、衣原体、病毒等,可引起结膜的急慢性炎症反应。空气中存在的致敏原如花粉、粉尘、动物羽毛,以及眼表使用的药物中含有的一些致敏成分,均可能引起免疫性结膜炎。常见的免疫性结膜炎包括由体液免疫介导的速发型免疫性结膜炎,例如花粉症、异位性结膜炎、春季角结膜炎等,以及由细胞免疫介导的迟发型免疫性结膜炎,常见有泡性结膜炎。其他常见的免疫性结膜炎还包括由机体自身免疫性疾病导致的干燥性角结膜炎、黏膜类天疱疮、Stevens-Johnson 综合征等。

五、结膜的病理生理学

基于解剖学和免疫学特点,结膜容易受外界环境刺激而致病,并可能影响毗邻的角膜和泪道。常见的结膜病变包括炎症、变性和肿瘤。

（一）结膜炎症

结膜炎症根据病因可分为感染性、免疫性、化学性、继发性、全身疾病相关性和不明原因性等;根据结膜对病变反应的形态分为乳头性、滤泡性、膜性、瘢痕性和肉芽肿性等;结膜炎根据病程长短可分为超急性、急性、亚急性和慢性。

1. 感染性结膜炎 结膜的屏障功能使其具有抗感染及杀灭病原体的能力,但当病原体的侵袭能力超过结膜的免疫防御能力,或者由于各种原因导致结膜本身的屏障功能遭到损伤和破坏时即会发生感染性结膜炎。常见的病原体包括细菌(金黄色葡萄球菌、流感嗜血杆菌、肺炎链球菌、淋病奈瑟菌、脑膜炎奈瑟菌等)、衣原体(沙眼衣原体、鹦鹉热衣原体)、病毒(腺病毒、柯萨奇病毒等),也可见真菌、寄生虫等感染。感染源多来自外界,也可见由邻近组织感染或内源性感染蔓延所致。

2. 免疫性结膜炎 常见的免疫性结膜炎包括春季角结膜炎、过敏性结膜炎、季节性过敏性结膜炎、常年性过敏性结膜炎、巨乳头性结膜炎、泡性结膜炎、特应性角结膜炎和自身免疫性结膜炎等。免疫性结膜炎大多由于对外界过敏原的超敏反应引起,也可由医源性因素导致,如长期眼部用药和医源性眼部操作史等。眼部机械性刺激如长期佩戴角膜接触镜亦可导致结膜炎,常见于巨乳头性结膜炎。花粉等致敏原常引起速发型超敏反应,药物及微生物蛋白质可引起迟发型免疫反应。一些累及全身的自身免疫性疾病如干燥综合征、Stevens-Johnson 综合征可通过引起眼表上皮的损害和泪膜稳定性的下降,造成结膜的炎性病变。

（二）结膜变性

结膜变性疾病主要包括睑裂斑、翼状胬肉和结膜结石等,常见发病原因为紫外线照射、化学暴露、烟尘污染、慢性炎症反应等。睑裂斑好发于睑裂区角巩膜缘连接处,在睑裂斑的基础上如果出现结膜组织弹力纤维变性或角膜缘屏障功能受损,则可发生翼状胬肉。长期慢性结膜炎患者或老年人可发生由脱落的上皮细胞及变性白细胞产生的结膜结石。

（三）结膜肿瘤

结膜组织可发生肿瘤,常见的良性肿瘤包括结膜色素痣、结膜乳头状瘤、结膜皮样瘤、皮样脂肪瘤、血管瘤、原发性获得性黑变病、角结膜上皮原位癌等。常见结膜恶性肿瘤为结膜鳞状细胞癌、恶性黑色素瘤和淋巴瘤等。结膜鳞状细胞癌好发于结膜的暴露区域如睑裂区,以及组织移行区如睑缘结膜 - 皮肤交界区、角膜缘、内眦泪阜区等。肿瘤组织生长较为缓慢,可向深部浸润,侵犯周围组织,但较少发生转移。结膜恶性黑色素瘤在外观上可呈黑色、棕色或淡红色,肿瘤体积较大,呈弥漫生长,常侵犯角膜缘区域并可波及周边角膜,在病理上又可分为上皮样细胞型(最为多见)、纺锤细胞型和痣样细胞型,多数肿瘤为混合型,易发生淋巴转移。有 5%~15% 的结外淋巴瘤发生于眼附件,常见于结膜、泪腺、眼眶脂肪、眼睑和泪囊等部位,称为黏膜相关淋巴组织型眼附件淋巴瘤,病理学诊断为黏膜相关淋巴组织型边缘区 B 细胞淋巴瘤。结膜淋巴瘤两个典型临床表现为结膜橙红色斑块外观和结膜肿胀,通常可见缓慢生长的无痛性肿块,偶见急性类炎性病变体征,少数病例浸润眼球预后不佳。

六、结膜的损伤修复

结膜组织结构的完整和生理功能的正常对眼表稳态的维持十分关键,但多种常见的眼表疾病包括酸碱化学伤、热灼伤、Stevens-Johnson 综合征、眼瘢痕性类天疱疮等都会导致大面积的结膜损伤,甚至睑球粘连,严重影响患者的视力和眼球运动。

(一)结膜上皮层的损伤修复

结膜上皮层损伤修复的过程及速度与机体内其他黏膜上皮组织相似,一般情况下,当缺损面积较小时,损伤的上皮细胞可在 1~3 天内通过自身的增殖、迁移完成修复。但当结膜组织出现大面积缺损和重度睑球粘连时,结膜上皮则无法进行自身损伤的修复,需要通过手术进行结膜重建。目前临床上常用的结膜重建方法主要包括自体结膜移植、羊膜移植、口腔黏膜移植等,能够取得一定的疗效,但还存在组织来源受限、移植免疫排斥、潜在传播感染风险、无法替代原有结膜组织分泌功能等诸多问题,其临床应用受到一定限制。近年来,组织工程结膜重建的相关研究日渐成熟,已发现多种可能适用于功能性结膜构建的支架载体,包括胶原蛋白、纤维蛋白等生物合成材料,以及聚乳酸 - 羟基乙酸共聚物(polylactic-co-glycolic acid,PLGA)、合成水凝胶等合成高分子支架材料,具有较好的临床应用前景。关于体外富集结膜上皮干细胞作为功能性结膜构建的种子细胞的相关研究也取得了一定进展[8],为组织工程结膜重建提供了优良的种子细胞来源。

(二)结膜固有层的损伤修复

结膜固有层的损伤修复多伴随着新生血管的长入和不同程度的炎症反应,基质层局部出现中性粒细胞和单核细胞的浸润,分泌以转化生长因子 -β(transforming growth factor-β,TGF-β)为主的多种炎性细胞因子[9],导致结膜下成纤维细胞的增生和肌成纤维细胞持续出现,分泌胶原和纤连蛋白等大量细胞外基质成分,造成结膜纤维化甚至结膜瘢痕[10]。目前临床常用的抗结膜纤维化的治疗药物主要包括抗炎类药物、抗代谢类药物和抗血管生成类药物等[11],但临床应用效果还不甚理想,且难以避免地存在一定程度的不良反应,例如抗代谢类药物的应用会阻碍角膜上皮细胞的正常增殖活动,具有较强的角膜毒性[12]。近年来的研究发现 TGF-β 受体下游信号转导蛋白 SMAD2/3[13]、自噬激活[14]等更多可能的抗纤维化药物靶点,有望为结膜纤维化的有效治疗提供新的方案。

(吴念轩 傅 瑶)

参 考 文 献

[1] WILLIAMS R, LACE R, KENNEDY S, et al. Biomaterials for regenerative medicine approaches for the anterior segment of the eye. Adv Healthc Mater, 2018, 7 (10): 1701328.

[2] HORI Y. Secreted mucins on the ocular surface. Invest Ophthalmol Vis Sci, 2018, 59 (14): 151-156.

[3] SWAMYNATHAN SK, WELLS A. Conjunctival goblet cells: Ocular surface functions, disorders that affect them, and the potential for their regeneration. Ocul Surf, 2020, 18 (1): 19-26.

[4] DIEBOLD Y, RIOS JD, HODGES RR, et al. Presence of nerves and their receptors in mouse and human conjunctival goblet cells. Invest Ophthalmol Vis Sci, 2001, 42 (10): 2270-2282.

[5] RIOS JD, ZOUKHRI D, RAWE IM, et al. Immunolocalization of muscarinic and VIP receptor subtypes and their role in stimulating goblet cell secretion. Invest Ophthalmol Vis Sci, 1999, 40 (6): 1102-1111.

[6] GIPSON IK, ARGUESO P. Role of mucins in the function of the corneal and conjunctival epithelia. Int Rev Cytol, 2003, 231: 1-49.

[7] FERRERI AJM, DOLCETTI R, DU MQ, et al. Ocular adnexal MALT lymphoma: An intriguing model for antigen-driven lymphomagenesis and microbial-targeted therapy. Ann Oncol, 2008, 19 (5): 835-846.

[8] WU N, YAN C, CHEN J, et al. Conjunctival reconstruction via enrichment of human conjunctival epithelial stem cells by p75 through the NGF-p75-SALL2 signaling axis. Stem Cells Transl Med, 2020, 9 (11): 1448-1461.

[9] DANIELS JT, SCHULTZ GS, BLALOCK TD, et al. Mediation of transforming growth factor beta (1)-stimulated matrix contraction by fibroblasts: A role for connective tissue growth factor in contractile scarring. Am J Pathol, 2003, 163 (5): 2043-2052.

[10] ZADA M, PATTAMATTA U, WHITE A. Modulation of fibroblasts in conjunctival wound healing. Ophthalmology, 2018, 125 (2): 179-192.

［11］ SAIKA S, YAMANAKA O, SUMIOKA T. Fibrotic disorders in the eye: Targets of gene therapy. Prog Retin Eye Res, 2008, 27 (2): 177-196.

［12］ ROBERTS AB, RUSSO A, FELICI A, et al. Smad3: A key player in pathogenetic mechanisms dependent on TGF-b. Ann N Y Acad Sci, 2003, 995: 1-10.

［13］ KHAW P T, WARD S, PORTER A, et al. The long-term effects of 5-fluorouracil and sodium butyrate on human Tenon's fibroblasts. Invest Ophthalmol Vis Sci, 1992, 33 (6): 2043-2052.

［14］ WU N, CHEN L, YAN D, et al. Trehalose attenuates TGF-β1-induced fibrosis of hSCFs by activating autophagy. Mol Cell Biochem, 2020, 470 (1-2): 175-188.

第四章 角膜缘与角膜上皮

一、角膜缘定义

角膜上皮是眼表的重要组成部分,在角膜屈光和生物防御中发挥作用,具有独特的再生与修复机制。角膜缘是角膜与巩膜的移行区,其结构及组成成分为干细胞提供了赖以生存的特化微环境——角膜缘干细胞龛。角膜缘干细胞(limbal stem cells,LSCs)可通过向心性分化迁移对角膜上皮细胞不断进行更新和补充,从而实现角膜上皮的动态平衡。

二、角膜缘的解剖学与组织学

(一) 角膜缘的解剖学

角膜缘为角膜与巩膜之间的灰白色过渡带,宽度不一,上缘较宽,下缘次之,水平缘最窄,平均宽度约 1mm。角膜缘上皮围绕角膜形成放射状排列的索状结构,称为 Vogt 栅栏。角膜缘前界为前弹力层与后弹力层止端间的连线,后界为起自巩膜突、止于眼球外表面的垂线切面[1]。角膜后弹力层止端也称 Schwalbe 线,以该线为标志向眼球表面做一垂直线可将角膜缘分为前后两部分(图 4-1)。前部在角膜前、后弹力层止端之间,为角膜和巩膜组织共同组成的半透明区,称为角巩膜部[1]。后部在角膜后弹力层止端和巩膜突之间,主要由白色的巩膜组织组成,称为巩膜部[1]。巩膜部在外观上呈现为眼球表面一条微凹的浅沟,称为外巩膜沟,与其对应的内表面有一内巩膜沟,内含小梁网和巩膜静脉窦(Schlemm 管)。内巩膜沟的后唇即巩膜突,为巩膜组织向内面所形成的突起,也是前睫状肌的附着点。

来源于睫状前动脉分支的终末小动脉终止于角膜周边部,所分出的毛细血管在角膜缘深层互相密切吻合,形成毛细血管网(图 4-2)。角膜缘的血管系统为角膜周边部、球结膜、表层巩膜和前部葡萄膜提供血液供应。巩膜深静脉丛收集来自房水集合管、巩膜静脉窦和小梁网的液体,是房水引流系统的重要组成部分。深、浅静脉丛间有房水静脉连接,均汇入眶静脉系统。来源于三叉神经眼支的睫状神经自角膜缘后的脉络膜上腔穿出眼球,向前发出细支并与结膜神经吻合,在巩膜不同深度形成角膜缘神经丛(图 4-2)。

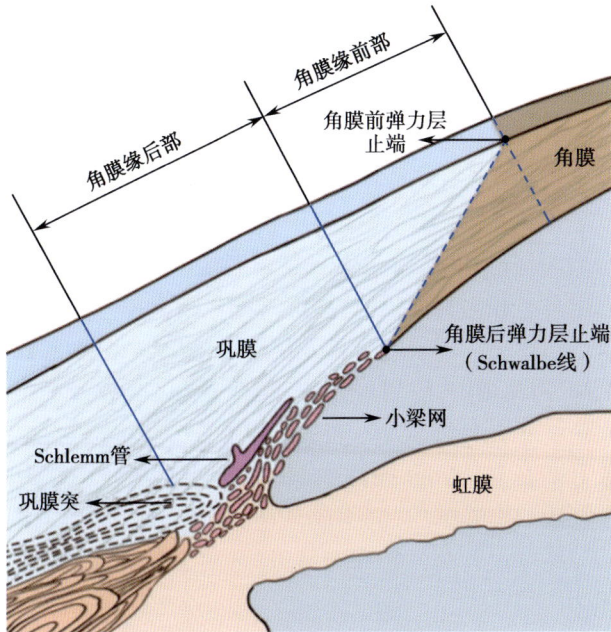

图 4-1 角膜缘解剖示意图

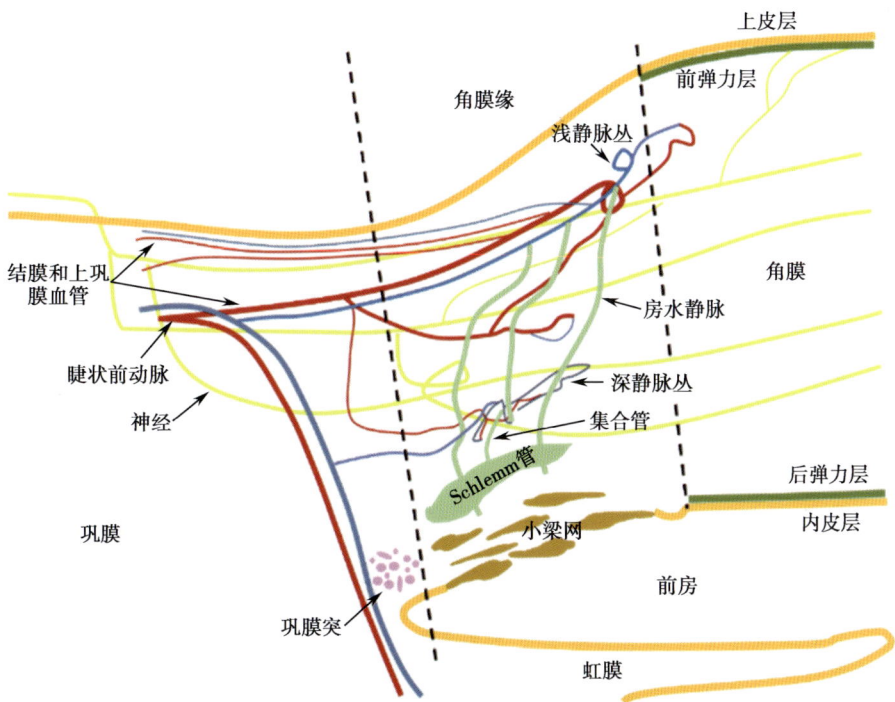

图 4-2 角膜缘血管丛和神经丛示意图

(二) 角膜缘的组织学

组织学上,角膜缘是规则排列的角膜板层逐渐过渡到不规则巩膜胶原束的区域。角膜缘的上皮层为未角化复层鳞状上皮,由 10~12 层细胞组成,且排列不规则,与球结膜上皮细胞相移行。

1. 角膜缘干细胞 LSCs 是一种成体干细胞,位于 Vogt 栅栏区上皮基底层,是角膜上皮更新的源泉。Vogt 栅栏不仅保护细胞免受剪切力影响,还可维持 LSCs 的未分化状态。目前尚未发现特异性 LSCs 标志物,几种标志物的组合对 LSCs 的鉴定具有相对特异性,这些标志物包括上皮干细胞标志物 ΔNp63α,转运蛋白 ABCG2、ABCB5,转录因子 *C/EBPδ*、*BMI-1*、*PAX6*,细胞黏附分子及受体如连接蛋白 43、N- 钙黏蛋白、E- 钙黏蛋白、整合素 α9β1,以及细胞角蛋白 CK15、CK14 和 CK19 等[2-3]。此外,LSCs 不表达角膜上皮分化标志物 CK3 和 CK12[4]。

2. 角膜缘干细胞龛 Vogt 栅栏中 LSCs 所处的微环境称为角膜缘干细胞龛,其组成成分包括细胞外基质、细胞成分(间充质干细胞、黑素细胞、免疫细胞)和各类信号分子,高度血管化且密布神经纤维,对 LSCs 潜能的维持和细胞命运的调节起关键作用[5]。

角膜缘干细胞龛的结构主要有三个部分,包括角膜缘隐窝(limbal crypts,LCs)、角膜缘上皮隐窝(limbal epithelial crypts,LECs)和局部基质管(focal stromal projections,FSPs)[6](图 4-3)。LCs 为 Vogt 栅栏间增厚的上皮细胞脊,是角膜缘上皮向基质延伸所形成的向下突起部分,被高度细胞化及血管化的基质所围绕[7]。LECs 是一种来自栅栏间上皮网脊底侧、向结膜下基质延伸的放射状实心细胞索[8]。FSPs 则是由角膜缘基质向角膜缘上皮局部突起所形成的指状结构,结构中含有一条中央血管[7]。这些结构为角膜缘干细胞群提供了适宜的微环境。

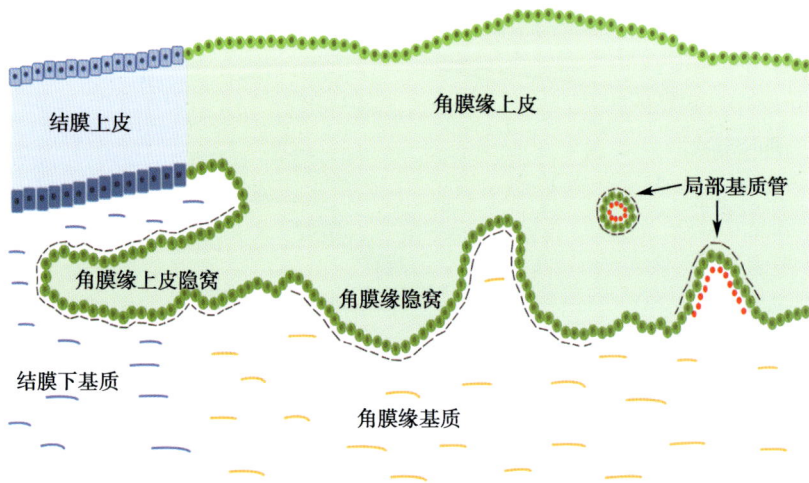

图 4-3 角膜缘干细胞龛结构示意图

三、角膜缘的免疫学

角膜缘具有复杂的免疫调控网络,在维持眼表免疫功能方面起着重要作用。角膜缘常驻的各类免疫细胞具有针对抗原的识别与效应机制,而丰富的血管和淋巴管则为免疫应答提供了通道,其中经血流弥散而来的免疫球蛋白及补体对于角膜缘及角膜的免疫防御都具有重要影响。

（一）抗原提呈细胞

抗原提呈细胞(antigen-presenting cells,APCs)是在免疫应答过程中能够摄取、加工、处理并将抗原信息提呈给淋巴细胞的免疫细胞。角膜缘中的专职性APCs主要为朗格汉斯细胞(Langerhans cell,LC)和巨噬细胞,两者均来源于骨髓。

1.朗格汉斯细胞　LC是机体功能最强的专职APCs,角膜缘LC位于上皮基底层。未成熟LC具有较高的抗原捕获和处理能力,但主要组织相容性复合体(major histocompatibility complex,MHC)Ⅱ类表达量很低,并且缺乏T细胞激活所必需的协同刺激分子。病原体或促炎因子等激活物可促进LC的成熟,使其激活T细胞的能力增强。角膜的LC呈向心性减少状态,这种分布特点与角膜处于相对免疫赦免状态有关。角膜炎症反应早期可诱导角膜缘LC的快速成熟和密度的增加,并向角膜中央迁移,进而加重炎症反应。

2.巨噬细胞　巨噬细胞可吞噬外来物质,表达各种针对病原体或抗原的表面受体,分泌促炎细胞因子,在固有免疫中不可或缺。巨噬细胞表达MHCⅡ类分子和协同刺激分子,可作为APCs而发挥作用,但抗原提呈效率低于LC。角膜的炎症过程可诱导巨噬细胞向角膜募集,并促进角膜病理性新生血管和淋巴管的生成。此外,巨噬细胞在免疫调节、组织重建等过程中也具有重要作用。

（二）淋巴细胞

角膜缘中包含T淋巴细胞和B淋巴细胞的各种亚群。当抗原特异性T细胞和B细胞分别通过抗原受体识别由APCs表面提呈的抗原分子和协同刺激信号后,将会启动将抗原信号转化为免疫应答机制的过程。眼获得性免疫应答的一个重要环节是眼表的黏膜免疫,而角膜缘中存在黏膜特异性淋巴细胞[9],这些细胞主要为上皮内CD8[+]T淋巴细胞,通过表达人黏膜淋巴细胞抗原发挥黏膜特异性黏附受体作用。

（三）免疫球蛋白

角膜缘富含免疫球蛋白,包括IgG、IgA和IgM,而角膜的Ig主要来自角膜缘血管的渗透,其中IgG、IgA可扩散至中央角膜,IgM的相对分子质量较大,故在中央角膜处缺如[10]。IgG是血清和角膜的主要免疫球蛋白,对于增强免疫细胞吞噬病原微生物及中和细菌毒素具有重要意义。IgA可通过激活补体旁路发

33

挥重要免疫作用。IgM 对于颗粒抗原具有最高效的凝聚作用,可为角膜提供直接且有效的防护作用。

（四）补体系统

正常情况下,补体级联反应的调节性蛋白可使补体活化趋向抑制。来自血管网的抗原-抗体复合物或外源性微生物可激活角膜缘补体系统,从而引起炎症反应[11]。补体与激活物质的结合引发一系列酶反应,导致细胞膜孔形成,释放可吸引中性粒细胞的化学活性物质及过敏毒素。血管内皮完整性的改变吸引多形核白细胞至角膜缘区域并释放多种蛋白水解酶,导致组织坏死。

四、角膜缘的功能

角膜缘独特的结构赋予其干细胞储存及角、结膜间的屏障功能,对于角膜稳态的维持具有重要作用。

（一）角膜缘干细胞的储存功能

角膜缘是重要的干细胞储蓄库。与其他成体干细胞相同,角膜缘上皮基底细胞体积较小,核质比高,并且能够在 DNA 合成过程中掺入 BrdU 标记,显示出慢周期特性;与中央及周边角膜相比,取自角膜缘的上皮基底细胞表现出更强的增殖能力;角膜缘组织移植可成功修复严重的角膜创伤[12-13]。以上发现对干细胞位于角膜缘的认识提供了证据支持。此外,角膜缘干细胞龛为 LSCs 提供了必要的营养支持,对 LSCs 的干性维持及其增殖、分化等过程具有调控作用,而任何干扰角膜缘干细胞龛稳态的因素均会导致干细胞的功能异常。

（二）结膜与角膜之间的屏障功能

角膜缘位于有血管供应的结膜与无血管的角膜之间,健康 LSCs 高度分裂时所形成的增殖压力可阻止结膜上皮向角膜表面的侵入。临床上有许多先天性、创伤性或免疫性疾病可直接损伤 LSCs 或角膜缘干细胞龛,导致角膜缘干细胞缺乏。在这种情况下,角膜上皮无法再生或愈合,角膜表面逐渐结膜化,且通常伴有新生血管及瘢痕形成,最终导致角膜清晰度下降和视力退化。对此,体外培养的 LSCs 移植、自体或异体角膜缘移植等均能取得良好的治疗效果,但如何提高分离培养的 LSCs 的纯度,以及如何避免免疫排斥等问题仍待更深入的研究。

五、角膜上皮的结构与功能

角膜上皮在妊娠 5~6 周时由表皮外胚层分化而来,厚度约为 50μm,约占角膜厚度的 10%,位于角膜的最外层。

（一）角膜上皮层的结构

角膜上皮由 5~7 层非角化复层鳞状上皮细胞组成,含有三种不同类型的上皮细胞,分别为表层细胞、翼状细胞和柱状基底细胞(图 4-4)。

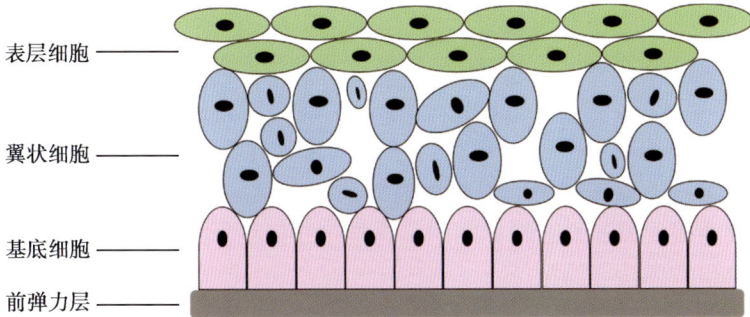

图 4-4 角膜上皮结构示意图

1. 表层细胞 角膜上皮的最外层由 2~3 层扁平多边形鳞状细胞组成,直径为 40~60μm,厚度为 2~6μm,核小而扁。表层上皮细胞表面具有微绒毛和微皱襞,增加了细胞膜与泪膜黏蛋白层之间接触与黏附的表面积,有利于泪膜内氧气和营养物质的吸收。表层细胞有大量嵌入细胞膜的糖脂和糖蛋白分子,这些分子形成糖萼颗粒,附着于泪膜中的黏蛋白上,有助于维持泪膜的层状结构并提高其稳定性。此外,相邻细胞之间的紧密连接构成了保护屏障,限制泪液进入细胞间隙。

2. 翼状细胞 表层细胞下的 2~3 层细胞为翼状细胞,体积较大,呈多边形,侧面呈犬牙状,与相邻细胞相互交错连接,存在大量桥粒和缝隙连接。翼状细胞处于基底细胞和表层细胞之间,呈半分化状态,较少进行细胞分裂,可向表面迁移,最终分化为表层细胞。

3. 基底细胞 柱状基底细胞层位于基底膜上,呈单层,是角膜上皮中唯一具有有丝分裂活性的细胞,可分化为翼状细胞和表层细胞。相邻的基底细胞间由桥粒、缝隙连接和黏着连接。另一方面,基底细胞通过半桥粒与Ⅶ型胶原锚定纤维连接并黏附于基底膜上,该锚定纤维穿透基底膜并进入基质,与基质的主要成分Ⅰ型胶原共同形成锚定斑块,对于维持角膜上皮与基底膜的黏附至关重要。

4. 基底膜 基底膜不属于角膜上皮层的细胞成分,由角膜上皮基底细胞分泌的细胞外基质组成。在超微结构中,角膜上皮基底膜厚度为 0.11~0.55μm,由透明层和致密层组成,主要成分为Ⅳ型胶原和层粘连蛋白。在功能上,基底膜是增殖上皮细胞极化和迁移所必需的。基底膜被破坏后,大约需要 6 周的时间才能重建和愈合。

(二) 角膜上皮层的功能
作为眼球的最前极,角膜上皮层因其独特的功能,在角膜屈光以及维持眼球完整形态中发挥着重要作用。

1. 光学特性 角膜上皮细胞为非角化组织,排列规则且折射率均一,细胞内不含色素且细胞器数量较少,因此角膜上皮层透明性佳。角膜上皮湿润且光滑的表面以及整个角膜规则的上皮厚度均有助于光的透射和折射。

2. 物理屏障 相邻角膜上皮细胞之间连接复合体阻止了外部物质侵入深层角膜。紧密连接(闭锁小带)为阻止泪液及其化学成分的渗透提供了一种结构屏障。角膜上皮各层均有桥粒和黏着连接,而缝隙连接存在于翼状细胞和柱状基底细胞层。细胞-细胞和细胞-基质间的相互作用有助于角膜上皮的正常复层结构和生理功能的维持。

3. 免疫防御 免疫系统具有区分病原体和自身蛋白的功能,这是因为人体内存在许多可识别微生物高度保守的病原体相关分子的可溶性受体和细胞表面受体,这些受体统称为模式识别受体[1]。其中,角膜上皮细胞主要表达 Toll 样受体和 NOD 样受体。微生物的不同类型病原体相关分子模式会触发细胞内一系列的信号转导和发放过程,最终活化免疫防御系统。

4. 神经保护 角膜中单位面积的神经末梢密度是表皮神经的 300~400 倍,因此是人体内神经最活跃的组织[14]。角膜中的大部分感觉神经来源于三叉神经眼支的睫状神经,神经纤维脱髓鞘后进入角膜,高密度的感觉神经末梢终止于上皮的翼状细胞水平,角膜上皮细胞具有施万细胞的髓鞘功能。角膜表层上皮细胞的丢失会导致神经末端的暴露,从而诱发严重的眼部疼痛。角膜上皮层感觉敏锐,可引起闭睑、缩瞳、血管扩张及流泪等反射活动,有利于角膜的防御反应。同时,角膜感觉神经中含有 P 物质、降钙素基因相关肽、血管活性肠肽等神经肽,对角膜上皮起着重要的营养作用[15]。

六、角膜上皮的再生与修复

角膜容易受到各种化学或生物介质以及外界物理因素的影响,因此具备一个活跃的维护系统,负责角膜上皮的自我更新和损伤愈合。

(一) 角膜上皮的自我更新

以动态平衡为特征,角膜上皮细胞不断更新以维持上皮的正常层状结构。1983 年,Thoft 和 Friend 提出了"角膜上皮维持的 X,Y,Z 假说"[16]。该假说认为细胞增殖与细胞丢失间的平衡可由等式"X+Y=Z"表达,其中 X 表示柱状基底上皮细胞的增殖以及向表层细胞的分化,Y 表示周边上皮细胞的向心性移动,Z 表示中央角膜表面上皮细胞的丢失(图 4-5)。随着对干细胞及其微环境研究的深入,目前广为接受的上皮修复和再生假说基于 LSCs。正常的角膜上皮处于稳定状态,细胞增殖只须替代因终末分化及脱落而失去的细胞,且干细胞通常处于静止状态。但在受到不同的环境刺激时,LSCs 可通过对称或不对称两种方式进行向心性分裂。在对称分裂期可产生两个相同的干细胞或分化子细胞,而 LSCs 的不对称分裂可形成一个干细胞和一个早期短暂扩增细胞(early transient amplifying cells,eTACs)[17]。eTACs 进一步分裂,生成晚期短暂扩增细胞,后者向角膜表面增殖、分化、迁移,最终生成角膜上皮的终末分化细胞,分化过程需 7~14 天,可维持角膜上皮快速有效的更新与修复。

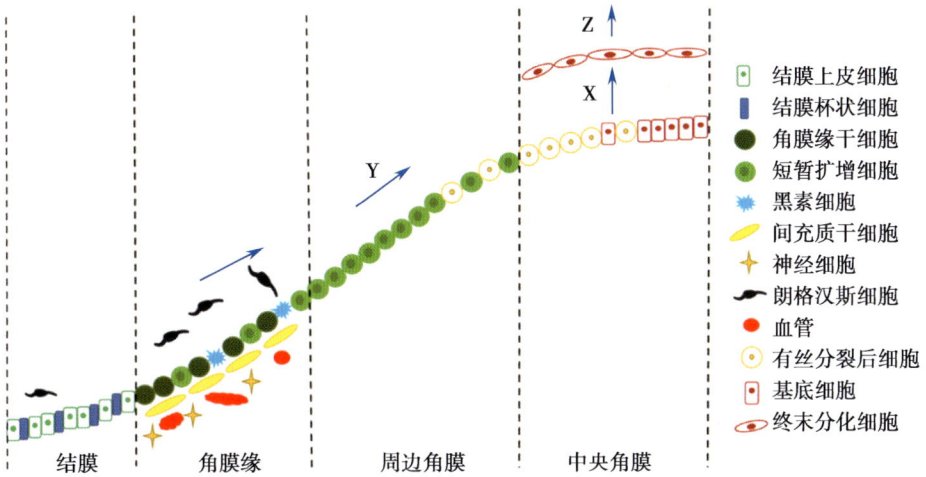

图 4-5　角膜缘干细胞龛及角膜上皮维持的"X,Y,Z 假说"示意图

(二) 角膜上皮的损伤愈合

角膜表面的损伤可导致上皮缺损,而为了恢复角膜上皮的复层结构及连续性,需要对其快速再上皮化。

1. 角膜上皮的损伤愈合过程　角膜上皮的损伤愈合分为上皮细胞的迁移、增殖和分化三个阶段。

上皮迁移是缺损上皮化的第一步。在角膜上皮受到较小损伤后的几分钟内,邻近未损伤细胞可扩大变平,伸出伪足,迅速移行至上皮裸露区以覆盖创面。较大的缺损会出现长达 4~5 小时的延滞期,是上皮细胞进行快速运动前的准备阶段。早期的非有丝分裂伤口覆盖期细胞迁移速度可达 60~80μm/h,纤连蛋白-整合素系统、透明质酸、蛋白水解酶、各种细胞因子和生长因子,以及基底膜的损伤程度等均可影响上皮细胞运动。

第二阶段是上皮细胞的增殖。对于中等程度的上皮缺损,有丝分裂或细胞增殖一般开始于损伤后 24~30 小时,可恢复稀疏的上皮细胞群。大面积上皮损伤后细胞增殖可直至 96 小时才显著增加。只有基底细胞、短暂扩增细胞和 LSCs 参与这种重建性细胞有丝分裂。

最后,随着柱状基底细胞以有丝分裂的形式增殖上移并不断分化,上皮逐渐形成复层结构,6周后上皮细胞可基本修复完成,并与基底膜完全黏附。

2. 角膜上皮损伤愈合的影响因素及治疗 角膜上皮损伤愈合的速率受到多重因素的影响。临床上,各种疾病导致的病理状态都可能延缓或阻碍正常的角膜上皮愈合过程,包括 LSCs 的广泛损害、糖尿病角膜病变、特应性疾病、干眼、神经营养性和暴露性角膜病变以及药物应用等。

由于角膜上皮愈合功能下降而引起的持续性角膜上皮损伤被称为持续性角膜上皮缺损(persistent corneal epithelial defect,PCED),传统疗法如无防腐剂人工泪液、角膜绷带镜等的治疗效果有限,部分情况下自体血清的应用效果较好。PCED 如得不到合理有效治疗,受损角膜有发生感染、基质融解和穿孔等风险,可严重影响视力,而角膜上皮的愈合机制以及 PCED 的防治策略均有待更深入的研究。

（龚丹妮 傅 瑶）

◆◆◆━━━━━━━━━━ 参 考 文 献 ━━━━━━━━━━◆◆◆

［1］刘祖国. 眼科学基础. 2 版. 北京: 人民卫生出版社, 2011.

［2］CHEN Z, DE PAIVA CS, LUO L, et al. Characterization of putative stem cell phenotype in human limbal epithelia. Stem cells, 2004, 22: 355-366.

［3］DZIASKO M A, DANIELS J T. Anatomical features and cell-cell interactions in the human limbal epithelial stem cell niche. The Ocular Surface, 2016, 14 (3): 322-330.

［4］CHALOIN-DUFAU C, DHOUAILLY D, SUN T-T. Appearance of the keratin pair K3/K12 during embryonic and adult corneal epithelial differentiation in the chick and in the rabbit. Cell Differentiation and Development, 1990, 32 (2): 97-108.

［5］严晨曦, 傅瑶, 范先群. 角膜缘干细胞微环境的研究进展. 国际眼科纵览, 2013, 37 (6): 392-396.

［6］龚丹妮, 严晨曦, 傅瑶. 角膜缘龛的稳态维持及损伤重建. 国际眼科纵览, 2020, 44 (6): 391-396.

［7］SHORTT AJ, SECKER GA, MUNRO PM, et al. Characterization of the limbal epithelial stem cell niche: Novel imaging techniques permit in vivo observation and targeted biopsy of limbal epithelial stem cells. Stem Cells, 2007, 25 (6): 1402-1409.

［8］DUA H, SHANMUGANATHAN V, POWELL-RICHARDS A, et al. Limbal epithelial crypts: A novel anatomical structure and a putative limbal stem cell niche. British Journal of Ophthalmology, 2005, 89 (5): 529-532.

［9］DUA HS, GOMES JAP, JINDAL VK, et al. Mucosa specific lymphocytes in the human conjunctiva, corneoscleral limbus and lacrimal gland. Current Eye Research, 1994, 13 (1): 87-93.

[10] STOCK E L, ARONSON S B. Corneal immune globulin distribution. Archives of Ophthalmology, 1970, 84 (3): 355-359.

[11] GILBERT S. Cellular response to inflammation at the limbus. Eye, 1989, 3: 167-171.

[12] OSEI-BEMPONG C, FIGUEIREDO FC, LAKO M. The limbal epithelium of the eye-A review of limbal stem cell biology, disease and treatment. BioEssays, 2013, 35 (3): 211-219.

[13] SECKER GA, DANIELS JT. Limbal epithelial stem cells of the cornea. African Scientist, 2015, 16: 205-223.

[14] ROZSA AJ, BEUERMAN RW. Density and organization of free nerve endings in the corneal epithelium of the rabbit. Pain, 1982, 14 (2): 105-120.

[15] MÜLLER LJ, MARFURT CF, KRUSE F, et al. Corneal nerves: Structure, contents and function. Experimental eye research, 2003, 76 (5): 521-542.

[16] THOFT RA. The X, Y, Z hypothesis of corneal epithelial maintenance. Investigative Ophthalmology and Visual Science, 1983, 24 (10): 1442-1443.

[17] CASTRO-MUNOZLEDO F, GOMEZ-FLORES E. Challenges to the study of asymmetric cell division in corneal and limbal epithelia. Experimental Eye Research, 2011, 92 (1): 4-9.

第五章　泪膜与泪膜稳态

一、泪膜的解剖生理

稳定的泪膜是眼表健康的标志，它不仅形成了光进入视觉系统的第一层折射面，而且还保护和滋润着眼表上皮[1]。1946 年 Wolff 提出的泪膜三层结构模型目前仍然适用，能够帮助人们更好地认识泪膜，即泪膜最内层是亲水性黏蛋白层，中间是水液层，最外层是脂质层[2]。国际泪膜和眼表协会（the Tear Film and Ocular Surface Society，TFOS）第二版干眼共识（the TFOS Dry Eye Workshop Ⅱ，TFOS DEWS Ⅱ）文件中推荐了泪膜的两相模型，即由脂质层覆盖于黏蛋白水液层表面，其中黏蛋白水液层涵盖了上述结构的黏蛋白层和水液层[3]（图 5-1）。

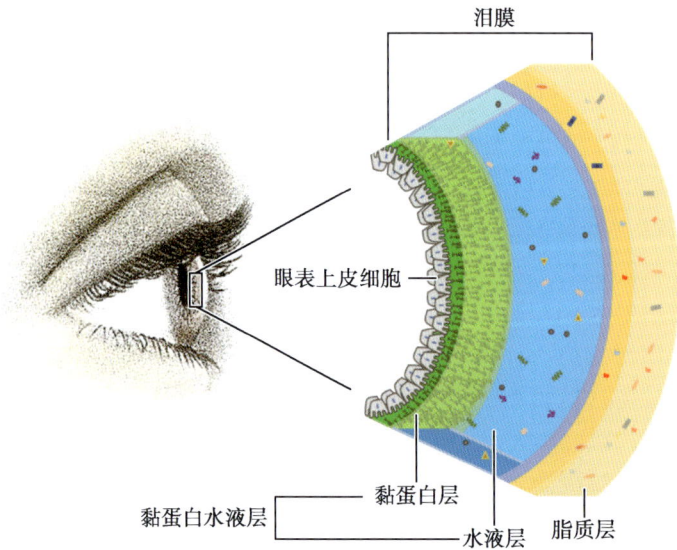

图 5-1　泪膜结构示意图

泪膜的水液层由主泪腺和副泪腺所分泌。泪液分泌的反射弧包括感受器角膜感觉神经、中枢大脑、效应器泪液分泌腺体等。角膜受到刺激时，神经冲动传输通过脑桥（上涎核）经中间神经到达翼腭神经节，由节后交感神经和副交感神经纤维传送至泪腺，促泪液分泌[4]（图 5-2）。

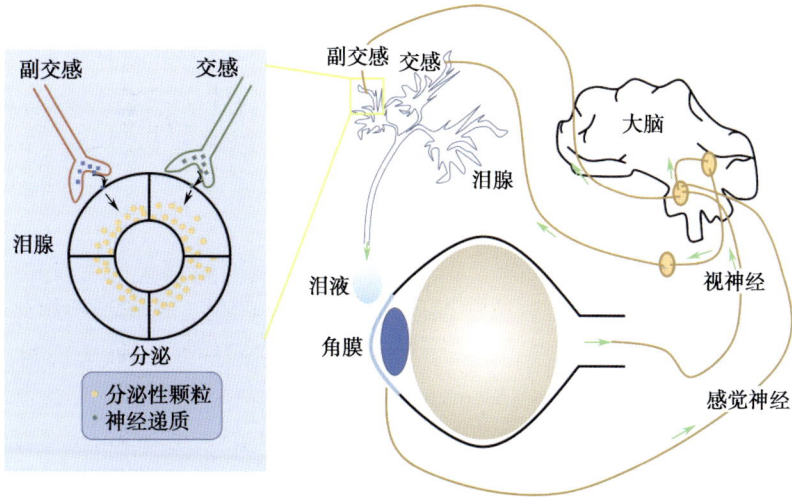

图 5-2 连接眼表与泪腺分泌的神经反射弧模式图

泪膜稳态失衡会引起眼表微环境的破坏。作为眼科最常见的疾病之一,干眼以泪膜稳态失衡为主要特征,患眼表现为泪膜不稳定、泪液渗透压升高、眼表炎性反应和损伤以及角膜神经感觉异常等症状。因此,泪膜稳态对降低干眼发病率、维持眼表健康具有非常重要的作用[5]。

二、泪膜的组成与功能

(一)泪膜的组成

1. 泪膜中的脂质组分 泪膜的脂质层主要由睑板腺分泌的睑酯构成,是延缓泪液蒸发的重要屏障。脂质由 95% 的非极性脂质和 5% 双亲性脂质构成,作为非极性脂质的主要成分,蜡脂是抗蒸发的主力;磷脂是极性脂质的主要组成部分,其作用则是降低水液层表面张力,实现脂质层的快速分布[6]。

2. 泪膜中的蛋白组分 泪膜中的蛋白包括转铁蛋白、溶菌酶、血清球蛋白等,主要由泪腺和副泪腺分泌,也来源于血浆的渗漏等,主要承担免疫功能[7]。

3. 泪膜中的黏蛋白组分 黏蛋白所形成的聚合物网络具有很强大的水合作用,可增强泪膜扩散以覆盖至眼表的能力,同时也保护上皮免受眼睑和眼球快速运动时产生的剪切力损伤[8]。

4. 泪膜中的代谢组分 水液层构成泪膜的主体,传输所有的水溶性营养物质。水液层也能够及时将代谢废物溶解并通过鼻泪管排出,是眼球自我保护功能的一部分[9]。

(二)泪膜的功能

1. 泪膜对眼表上皮的影响 泪膜组分是上皮营养来源之一,泪膜组分的质与量发生改变会影响细胞从泪液中汲取营养,引起上皮损伤,并且泪膜的厚度、黏度等性能会影响瞬目时上皮细胞受到的剪切力,造成细胞机械性损伤[10]。

2. 泪膜对角膜基质的影响 泪膜稳态失衡最先引起眼表上皮缺损,其次影响角膜基质的结构和功能。眼表上皮的屏障功能丧失,各种炎症因子、异常的代谢产物直接渗透进入角膜深层等会影响基质细胞的生理代谢过程,造成角膜基质破坏[11]。

3. 泪膜对角膜内皮的影响 泪膜蒸发加强主要会对眼表上皮及角膜浅层造成损害,但它对角膜内皮细胞等深层组织结构产生的有害影响也不容小觑。干眼患者浅层角膜病变常伴有角膜内皮层面损伤,造成局部水肿,出现凋亡的内皮细胞或发生炎性细胞浸润[12]。

4. 泪膜对角膜神经的影响 泪膜蒸发加强的状态会致角膜温度下降、角膜温度感受器神经末梢冲动增加、神经纤维放电模式改变。持续不断的刺激使温度感受器转变为疼痛感受器,引起眼表神经性疼痛[13]。

5. 泪膜对睑板腺的影响 干眼患者的睑板腺腺泡往往都有不同程度的增生,腺管开口缩小,加重了睑酯的分泌异常,导致泪膜脂质层变薄,抗蒸发能力削弱,进一步造成泪膜高渗状态。泪膜中的异常物质,例如化妆品颗粒等,也会通过局部扩散直接堵塞睑板腺开口[14]。

6. 泪膜对眼表菌群的影响 眼表菌群是定植在泪膜中的各种微生物,与眼表上皮细胞相互依赖和制约,是免疫耐受和病原微生物清除的重要力量。泪膜失稳影响正常菌群的生存环境,导致菌群失衡,其固有的对抗致病菌的能力下降,眼表易感性增加[15]。

三、影响泪膜稳态的因素

影响泪膜稳态的因素有很多,其中包括泪液产生减少、泪液清除延迟、脂质层成分异常、泪液成分异常、眼表面不光滑、眼表炎症等[16]。

(一) 内源性因素

1. 泪液功能单位损伤 泪液主要由泪液功能单位(tear function unit,TFU)分泌,主要由角膜、结膜、眼睑、泪腺、副泪腺及其之间的神经连接组成,任何导致泪液功能单位受损的因素均会破坏泪膜稳态。眼表炎症是 TFU 结构和功能改变的首要因素,常见的发生部位是睑板腺[17]。睑板腺功能障碍的患者睑板腺分泌睑酯的量和组分异常,导致泪膜不稳定,成为全球首位致干眼的病因[18]。

2. 瞬目异常 瞬目是基础泪液分泌、泪膜形成更新与泪液排出的共同动力源,其频率取决于外界刺激强度。瞬目异常会导致泪液分布和泪液清除能力的障碍。泪液清除延迟会使泪膜中有毒细胞及垃圾产物堆积并持续作用于眼表,进一步破坏泪膜的结构和功能。干眼患者后期角膜神经纤维的敏感性下降,对眼表高渗状态反应迟钝,导致瞬目频率下降,泪膜蒸发更加严重[19]。

3. 激素异常　性激素的变化通过受体途径调节 TFU,间接地影响泪膜稳态。泪腺、睑板腺等都是雄激素的效应器官,其功能受到雄激素调节。与雄激素相比,雌激素在眼球表面的作用较不明确[20]。其他激素,如糖皮质激素、褪黑素等分泌紊乱也可影响泪膜稳态[21]。

4. 系统性疾病　关于系统性疾病对泪膜稳定状态的影响主要涉及各种病理机制导致 TFU 结构和功能破坏。糖尿病患者泪膜中葡萄糖水平增高时,黏蛋白糖基化失去极性,导致黏蛋白之间、黏蛋白与上皮细胞之间异常黏附,黏蛋白水液层由亲水性变为疏水性,削弱了其固摄水分和稳定泪膜的作用。长期高糖状态下,患者角膜神经、睑板腺细胞的数量和形态也发生变化,瞬目减少、睑酯分泌不足等均可导致泪膜稳态失衡[22]。

5. 衰老　衰老导致眼睑位置异常(如眼睑松弛综合征、眼睑闭合不全等),会破坏泪液的分布、清除和更新的动态平衡,泪膜结构异常。随着衰老的进程,睑板腺细胞 *FOXO1* 基因的抑制,细胞周期蛋白依赖性激酶抑制剂 p27KIP1 下降,导致睑板腺细胞增殖减缓,细胞凋亡增加,脂质生成量降低,泪膜更新延迟[23]。

(二) 外源性因素

1. 角膜接触镜　角膜接触镜可直接破坏泪膜和眼表上皮微绒毛之间的联系,长期佩戴会造成角膜缺氧和角膜上皮损伤。泪膜基底异常会阻碍其在眼表的附着,导致异常干斑的形成,使正常泪膜结构难以重建。同时角膜接触镜的佩戴干扰了泪液在眼表的更新过程,导致泪液中积蓄大量因角膜上皮损伤产生的炎症因子,进一步破坏泪膜中各个组分的动态平衡[24]。

2. 手术和药物　眼部手术也是影响泪膜稳态的主要外源性因素。手术切口创伤影响眼表结构,可能导致泪膜形成障碍。如屈光手术可以导致角膜神经横断,使神经刺激减少,泪腺分泌量下降,进而导致泪液生成减少。局部药物的使用也可改变泪膜的正常组分,影响眼表脂质、黏蛋白、蛋白等成分的相互作用[25]。

3. 环境　外界环境影响泪膜稳态,主要是通过空气颗粒本身的毒性、颗粒引起眼表氧化应激反应和炎症反应等机制破坏泪膜组分。空气中直径小的悬浮颗粒会直接进入睑板腺和泪液中,吸收脂质,减少泪膜脂质层含量[26]。散发性气体也会因刺激作用使泪液产生过剩,导致拭眼、瞬目频度增加,干扰泪膜在眼表的正常分布[27]。

4. 视频显示终端　视频终端的使用会导致眼表功能紊乱,其中眼表干涩是最为常见的主诉,他们泪膜中黏蛋白组分发生改变。眼表长期接受视频终端的蓝光照射,使眼表上皮细胞产生大量活性氧,影响细胞防御系统,最终导致细胞死亡,进而影响泪膜稳态。泪液的高渗状态又增加光毒性作用,从而形成眼表失稳态的恶性循环[28]。

5. 外伤　机械性眼外伤包括钝挫伤、破裂伤、异物伤等,会直接导致眼表结构破坏,泪膜基底损伤,致使泪膜失去原有的结构和功能。非机械性眼外伤主要包括热烧伤、辐射伤、化学伤和毒气伤等,这些致伤因素直接进入泪膜,与原有泪膜组分发生化学反应,引起眼表细胞的死亡,也可间接破坏泪液功能单位,造成泪膜失稳态。外伤导致的泪膜中蓄积了大量的细胞碎片、炎症因子等,加剧眼表微环境的破坏[29]。

四、泪液和泪膜的检测方法

(一) 泪液的分泌

Schirmer 试验是通过观察标准化纸带的润湿情况来判断泪液的产生量。Schirmer Ⅰ、Schirmer Ⅱ试验可分别测定基础性泪液分泌量和泪液反射分泌量。酚红棉线测试、泪液体积、泪河高度、泪液清除率、泪液功能指数检测也都是评价泪液分泌的指标[30]。正常值: Schirmer Ⅰ ≥ 10mm/5 分钟。

(二) 泪液的渗透压

泪液渗透压受个体的水合状态、泪膜脂质层厚度、睑裂宽度、瞬目频率等因素的影响[31]。双眼泪液渗透压的差异及其随时间的变化也是临床上诊断干眼的重要指标[32]。泪液渗透压正常为(302.2 ± 8.3)mOsm/L。

(三) 视觉质量

在视功能测量中,受试者暂停瞬目几秒后再测量视力。延迟闭目产生细微的波前像差,而干眼患者瞬目后更快速地产生更高阶的像差。因此,视功能的检测可以辅助判断泪膜的稳定性[33]。

(四) 泪膜破裂时间

泪膜破裂时间(tear break-up time,TBUT)是通过测定荧光素在角膜表面出现的第一个干斑时间来确定的,是评价泪膜稳定性的客观检查[34]。正常泪膜BUT ≥ 10s。

(五) 酸碱度

泪液正常的酸碱度(pH)范围在 6.8~8.2 之间。年龄、瞬目频率等因素会影响泪液 pH[35]。

(六) 泪液蒸发率

泪液蒸发速率是判断泪液脂质层稳定性的指标:泪液蒸发率增高,泪膜变薄,眼睛干燥和不适感增强[36]。

(七) 泪液羊齿状物试验

泪液羊齿状物试验是协助判断泪液质量,诊断干眼的最简单且经济的临床试验之一[37],但结果受采集部位、环境温度等因素影响较大,还需要结合其他临床试验结果进行综合诊断[38]。

(八) 泪液成分的量化检测

泪液的脂质成分可以通过睑板腺进行收集,通过高压液相色谱法和气相色谱质谱可完成对脂质成分的分析[38]。

(九) 泪液稳定性分析系统

泪液稳定性分析系统(tear stability analysis system,TSAS)是一种非侵入性的测试方法,客观性较强,可用来判断泪膜的不稳定状态。蒸发仪检测泪液蒸发,泪液功能指数评价泪液的分泌和引流动力学,协助诊断干眼[3]。

(十) 泪河测量

可旋转投影系统将目标投影到中央的泪河弯月面处,以图像记录,然后转移到计算机上,计算出泪河的曲率半径,从而获得泪河的半径、高度、截面积等信息[38]。

(严 丹 傅 瑶)

参 考 文 献

[1] ALDABA M, MIRA-AGUDELO A, RAMIREZ JFB, et al. Tear film stability assessment by corneal reflex image degradation. J Opt Soc Am A Opt Image Sci Vis, 2019, 36 (4): 110-115.

[2] NELSON JD, CRAIG JP, AKPEK EK, et al. TFOS DEWS Ⅱ introduction. Ocul Surf, 2017, 15 (3): 269-275.

[3] WILLCOX MDP, ARGUESO P, GEORGIEV GA, et al. TFOS DEWS Ⅱ tear film report. Ocul Surf, 2017, 15 (3): 366-403.

[4] RAPOSO AC, PORTELA RD, MASMALI A, et al. Evaluation of lacrimal production, osmolarity, crystallization, proteomic profile, and biochemistry of capuchin monkeys' tear film. J Med Primatol, 2018, 47 (6): 371-378.

[5] CARNT N. The TFOS 8th international conference on the tear film&ocular surface: Basic science and clinical relevance (Montpellier, France, September 7-10, 2016). Highlights from the Platform Sessions. Ocul Surf, 2017, 15 (2): 257-263.

[6] KING-SMITH PE. The evaporation barrier of the tear film lipid layer. Invest Ophthalmol Vis Sci, 2016, 57 (3): 959.

[7] TORRECILLA J, DEL POZO-RODRIGUEZ A, VICENTE-PASCUAL M, et al. Targeting corneal inflammation by gene therapy: Emerging strategies for keratitis. Exp Eye Res, 2018, 176: 130-140.

［8］ HODGES RR, DARTT DA. Tear film mucins: Front line defenders of the ocular surface; comparison with airway and gastrointestinal tract mucins. Exp Eye Res, 2013, 117: 62-78.

［9］ BHAMLA MS, CHAI C, RABIAH NI, et al. Instability and breakup of model tear films. Invest Ophthalmol Vis Sci, 2016, 57 (3): 949-958.

［10］ HAMPEL U, GARREIS F, BURGEMEISTER F, et al. Effect of intermittent shear stress on corneal epithelial cells using an in vitro flow culture model. Ocul Surf, 2018, 16 (3): 341-351.

［11］ EFRON N. Contact lens-induced changes in the anterior eye as observed in vivo with the confocal microscope. Prog Ret Eye Res, 2007, 26 (4): 398-436.

［12］ ZHANG X, JEYALATHA MV, QU Y, et al. Dry eye management: Targeting the ocular surface microenvironment. Int J Mol Sci, 2017, 18 (7): 1398.

［13］ LI W, GRAHAM AD, SELVIN S, et al. Ocular surface cooling corresponds to tear film thinning and breakup. Optom Vis Sci, 2015, 92 (9): 248-256.

［14］ VILLANI E, MANTELLI F, NUCCI P. In-vivo confocal microscopy of the ocular surface: Ocular allergy and dry eye. Curr Opin Allerg Clin Immunol, 2013, 13 (5): 569-576.

［15］ KUGADAS A, GADJEVA M. Impact of microbiome on ocular health. Ocul Surf, 2016, 14 (3): 342-359.

［16］ SHIMAZAKI J. Definition and diagnostic criteria of dry eye disease: Historical overview and future directions. Invest Ophthalmol Vis Sci, 2018, 59 (14): 7-12.

［17］ KOH S, IKEDA C, FUJIMOTO H, et al. Regional differences in tear film stability and Meibomian glands in patients with aqueous-deficient dry eye. Eye Contact Lens, 2016, 42 (4): 250-255.

［18］ WU H, LIN Z, YANG F, et al. Meibomian gland dysfunction correlates to the tear film instability and ocular discomfort in patients with pterygium. Sci Rep, 2017, 7 (4): 51-65.

［19］ WANG MTM, TIEN L, HAN A, et al. Impact of blinking on ocular surface and tear film parameters. Ocul Surf, 2018, 16 (4): 424-429.

［20］ SULLIVAN DA, ROCHA EM, ARAGONA P, et al. TFOS DEWS Ⅱ sex, gender, and hormones report. Ocul Surf, 2017, 15 (3): 284-333.

［21］ SHERIF Z, PLEYER U. Corticosteroids in ophthalmology: Past-present-future. Ophthalmologica, 2002, 216 (5): 305-315.

［22］ YANG L, DI G, QI X, et al. Substance P promotes diabetic corneal epithelial wound healing through molecular mechanisms mediated via the neurokinin-1 receptor. Diabetes, 2014, 63 (12): 4262-4274.

［23］ RUSCIANO D, PEZZINO S, OLIVIERI M, et al. Age-related dry eye lactoferrin and lactobionic acid. Ophthalmic Res, 2018, 60 (2): 94-99.

［24］ MANN A, TIGHE B. Contact lens interactions with the tear film. Exp Eye Res, 2013, 117: 88-98.

［25］ KOH IH, SEO KY, PARK SB, et al. Enhancement of refractive outcomes of small-incision lenticule extraction via tear-film control. Graefes Arch Clin Exp Ophthalmol, 2018, 256

(11): 2259-2268.

［26］ YANG Q, TANG L, SHEN M, et al. Effects of diesel exhaust particles on the condition of mouse ocular surface. Ecotoxicol Environ Saf, 2018, 163: 585-593.

［27］ SCHRAUFNAGEL DE, BALMES JR, COWL CT, et al. Air pollution and noncommunicable diseases: A review by the forum of international respiratory societies′ environmental committee. Part 2: Air pollution and organ systems. Chest, 2019, 155 (2): 417-426.

［28］ MAREK V, MELIK-PARSADANIANTZ S, VILLETTE T, et al. Blue light phototoxicity toward human corneal and conjunctival epithelial cells in basal and hyperosmolar conditions. Free Rad Biol Med, 2018, 126: 27-40.

［29］ SAHRARAVAND A, HAAVISTO AK, HOLOPAINEN JM, et al. Ocular traumas in working age adults in Finland-Helsinki Ocular Trauma Study. Acta Ophthalmol, 2017, 95 (3): 288-294.

［30］ CHANG YH, YOON JS, CHANG JH, et al. Changes in corneal and conjunctival sensitivity, tear film stability, and tear secretion after strabismus surgery. J Pediatr Ophthalmol Strabismus, 2006, 43 (2): 95-99.

［31］ BRON AJ, DE PAIVA CS, CHAUHAN SK, et al. Corrigendum to "TFOS DEWS Ⅱ pathophysiology report". Ocul Surf, 2019, 15 (3): 438-510.

［32］ CRAIG JP, NICHOLS KK, AKPEK EK, et al. TFOS DEWS Ⅱ definition and classification report. Ocul Surf, 2017, 15 (3): 276-283.

［33］ HERBAUT A, LIANG H, DENOYER A, et al. Tear film analysis and evaluation of optical quality: A review of the literature. J Fr Ophtalmol, 2019, 42 (2): 21-35.

［34］ KING-SMITH PE, BEGLEY CG, BRAUN RJ. Mechanisms, imaging and structure of tear film breakup. Ocul Surf, 2018, 16 (1): 4-30.

［35］ JONES L, DOWNIE LE, KORB D, et al. TFOS DEWS Ⅱ management and therapy report. Ocul Surf, 2017, 15 (3): 575-628.

［36］ SOARES A, FARIA-CORREIA F, FRANQUEIRA N, et al. Effect of superior blepharoplasty on tear film: Objective evaluation with the Keratograph 5M-a pilot study. Arq Bras Oftalmol, 2018, 81 (6): 471-474.

［37］ STAPLETON F, ALVES M, BUNYA VY, et al. TFOS DEWS Ⅱ epidemiology report. Ocul Surf, 2017, 15 (3): 334-365.

［38］ WOLFFSOHN JS, ARITA R, CHALMERS R, et al. TFOS DEWS Ⅱ diagnostic methodology report. Ocul Surf, 2017, 15 (3): 539-574.

第二篇 眼表重建技术

第六章 羊 膜 移 植

一、羊膜的结构与生物学效应

羊膜位于胎膜的最内层,是一层无血管和淋巴管的半透明组织,正常厚度为0.02~0.50mm,其结构由 3 层构成:①上皮细胞层由单层无纤毛的立方上皮细胞组成,通过半桥粒附着于基底膜;②基底膜层为位于上皮细胞下的网状组织,由Ⅳ型和Ⅶ型胶原、纤连蛋白、层粘连蛋白 1 和层粘连蛋白 5 组成;③基质层分为致密层、成纤维层和海绵层,主要包含 Ⅰ、Ⅱ、Ⅲ、Ⅴ 和Ⅵ型胶原,其疏松结缔组织使羊膜具有抗张性(图 6-1)。

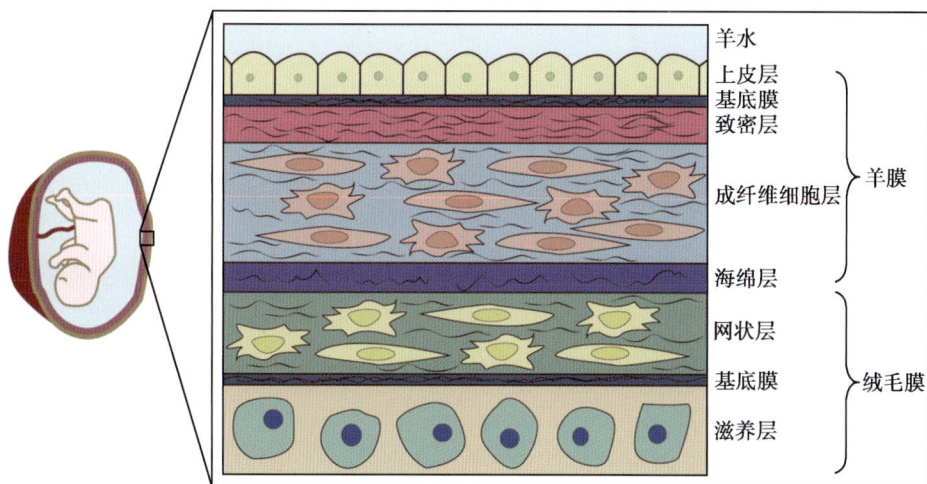

图 6-1 羊膜的组织结构

羊膜独有的特点为其在眼科领域的应用提供了物质基础。羊膜上皮能够产生神经生长因子,对角膜神经有营养作用。羊膜基底膜具有促进上皮细胞迁徙、增强基底上皮细胞黏附、促进上皮分化以及组织上皮细胞凋亡的作用。羊膜基质层可分泌多种生长因子,如碱性成纤维细胞生长因子(basic fibroblast growth factor,BFGF)、肝细胞生长因子(hepatocyte growth factor,HGF)、转化生长因子 -β (transforming growth factor-β,TGF-β)等,有促进上皮细胞迁徙、增强基底上皮细胞黏附、抑制角膜成纤维细胞以及抑制各类结膜纤维细胞增生和分化的作用,同时含有蛋白酶抑制因子,可以迅速诱导细胞凋亡,抑制炎症和新生血管形成,阻止变性的结膜组织生长[1]。羊膜上皮和间充质细胞有限地表达人类白细胞抗原(human leukocyte antigen,HLA)A、B、C 以及 DR 抗原和 HLA-E、G 抗原,因而抗原性很低,且因其基质无血管,用于异种移植、同种异体移植时一般不产生排斥反应[2]。羊膜可以紧密地附着在伤口表面,作为有效的物理屏障,除具有防御功能、可阻止细菌入侵外,还具有活跃的物质转运功能,能允许如尿素、葡萄糖、氯化钠等一些小分子物质通过[3]。研究发现,羊膜在暴露性角膜炎、角膜溃疡等眼病的治疗中发挥止痛作用,其机制尚未明确,可能与其能诱导神经功能恢复有关。

羊膜的特点可归纳为:①促进上皮细胞形成和分化;②抑制炎症、纤维化和细胞凋亡;③抑制血管和瘢痕形成;④抗菌作用;⑤较好的药物通透性。

二、羊膜的制备与保存

临床上所应用的羊膜组织取材于健康剖宫产产妇的胎盘组织,取材及应用须征得产妇的知情同意。应选择人类免疫缺陷病毒、乙肝病毒、丙肝病毒及梅毒等各种感染性疾病均阴性的健康剖宫产孕妇的胎盘,去除绒毛膜经制备保存备用。

制备步骤为:层流环境下,用含青霉素、链霉素、新霉素和两性霉素 B 的无菌生理盐水清洗胎盘 5~10 分钟;钝性剥离羊膜,使其与绒毛膜分离,将羊膜平铺于消毒的乙酸纤维素薄膜上,羊膜的基质层与滤纸相贴,上皮面朝上,待使用时将贴有羊膜的滤纸剪为所需大小(图 6-2)。

羊膜的保存方法可分为培养液冷冻保存法、干燥冷冻法和风干保存法[3],其中培养液低温保存法较常用。将放置在纤维素滤纸上的羊膜置于由 DMEM 和甘油组成的保存液中(DMEM:甘油为 1:1),于 –75~–85℃温度下储存,一般保存期不超过 1 年。其他已知的储存溶液包括未稀释的甘油和纯的或稀释的二甲基亚砜(dimethyl

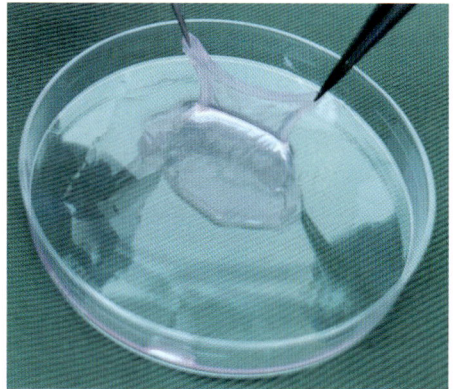

图 6-2　羊膜制备图

sulfoxide,DMSO)。有报道表明,保存在甘油中的羊膜可以安全有效地使用 1 年以上,并且具有抗病毒和抗菌的优势。由于 DMSO 具有一定毒性,与甘油相比,DMSO 溶液较少用于羊膜低温保存。

国际上商品化的羊膜主要包括低温贮存无缝线羊膜 PROKERA 和脱水羊膜 PUBION Process。PROKERA 是夹在双聚碳酸酯环内低温贮藏的羊膜植片,作用方式类似于生物绷带镜,医生可在诊室内给患者植入,也可在手术中放置。脱水羊膜 PUBION 保留有与创伤愈合有关的关键部分,使用前利用无菌生理盐水进行活化,通过缝线、生物黏合剂或绷带镜进行固定;也可制成粉末形式,混合生理盐水形成注射溶液或局部凝胶。国内商品化的羊膜包括干态生物羊膜和湿态生物羊膜等。干态生物羊膜是经低温冷冻干燥处理后的羊膜植片,可常温保存,分滤纸型和无滤纸(凹凸面)型两种。使用时根据需要剪取相应面积的羊膜,将基底膜面向下平贴于患处,而后将无菌生理盐水滴在羊膜上皮层复苏 5 分钟左右,平整后再行缝合。湿态生物羊膜以低温湿态保存,其生物活性与新鲜羊膜相似,使用前无须复苏活化。

三、羊膜的临床应用

从 20 世纪 90 年代起,羊膜用于眼表手术并逐渐扩大应用范围。羊膜移植可用于角膜损伤的修复,如迁延不愈的角膜溃疡、持续性上皮缺损、急性化学伤、有症状的大泡性角膜病变、部分或完全角膜缘干细胞缺乏(干细胞移植)等。羊膜也可用于结膜表面重建,如:Stevens-Johnson 综合征、眼表肿瘤术后结膜缺损覆盖、睑球粘连、隐眼畸形、翼状胬肉等手术后结膜缺损的修补;也可用于青光眼手术中辅助预防术后滤过道的纤维化[4]。

在眼表手术中,羊膜可以作为永久植片、临时补片、联合使用或者作为载体进行上皮细胞的培养。永久植片是指羊膜的上皮面朝上用于上皮和基质缺损的用途,上皮形成于羊膜之上,羊膜嵌顿于基质内,直到组织的完全融合或羊膜融解。临时补片是将羊膜覆盖于没有基质损伤的上皮缺损区,数周后自然脱落或拆除。联合使用是将永久植片和临时补片联合应用,其中内层羊膜作为永久植片嵌顿于角膜上皮或基质缺损区,另一个较大的外层羊膜覆盖于内层羊膜及角膜之上。羊膜作为载体以培养上皮细胞,是指羊膜基底膜为载体进行角膜缘上皮干细胞、口腔黏膜上皮细胞等的细胞培养,体外重建复合上皮层,进行眼表移植术。

1. 临时补片 羊膜作为临时补片是将一片比眼表缺损范围更大的羊膜植片固定到眼表,一般覆盖整个角膜、角膜缘和角膜缘周围区域,称羊膜移植(覆盖)术。尽管有报道称羊膜的方向并不重要,上皮面或基质面朝上均可,但放置时一般上皮面向上。羊膜临时补片的作用主要是充当生物绷带镜,以便受体组织上皮在羊膜下方生长,同时可予一定抗炎作用,促进角膜创面的愈合。

羊膜移植(覆盖)术适应证为各种原因导致的持续性上皮缺损、急性眼表化学烧伤、SJS 急性期、高风险的角膜移植、角膜缘未出现严重坏死融解者、表层角膜切除术后等。

手术方式为取一块适当大小的羊膜,用医用生物黏合剂或 10-0 尼龙线浅层连续或间断缝合,将补片固定在周围的健康角膜或巩膜上,也可利用商品化羊膜制品 PROKERA 与 PUBION 直接覆盖于眼表。如可将羊膜补片覆盖于浅层溃疡区表面,羊膜吸收炎症细胞的同时发挥促上皮化的作用[5](图 6-3)。

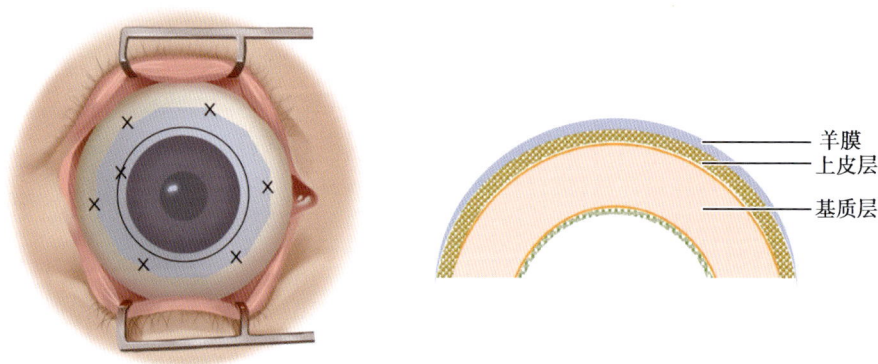

图 6-3 羊膜移植(覆盖)术示意图

羊膜临时补片一般会在数周至数月内融解,大部分病例在羊膜移植(覆盖)术后不久羊膜自发脱落或融解,一般经 3 周左右逐渐被吸收。羊膜移植(覆盖)术后数周,在组织正常修复的情况下可拆除缝线,取下羊膜。研究证明,64% 的角膜持续性上皮缺损患者在初次羊膜补片覆盖后角膜病灶愈合,平均愈合时间为 24.5 天[6](图 6-4)。

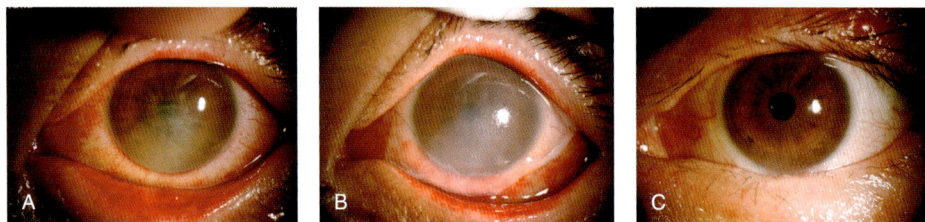

图 6-4 羊膜移植(覆盖)术治疗眼表烧伤
A. 眼表烧伤患者,角膜上皮脱落,角膜水肿;B. 羊膜移植(覆盖)术后 1 周,羊膜和缝线在位;
C. 术后 2 个月,角膜恢复透明。

2. 永久植片 羊膜移植术中羊膜被用作永久性基底膜替代物,旨在作为上皮细胞生长的基质或支架,促进相邻的健康眼表上皮细胞分化、增生和移行,重建眼表结构。因此,放置羊膜时应注意使上皮面朝上。羊膜层面的方向除了通过纤维纸载体判断外,也可以用海绵或细镊子轻轻夹羊膜,基质层侧可夹起拉丝。除了单层移植物嵌体外,还可以使用多层移植物嵌体。在较深基质溃疡的情况下,可以使用多层羊膜填充溃疡腔,深层羊膜的方向可能并不重要,但最表层的方向还是上皮面朝上,从而允许角膜上皮在其上生长(图6-5)。

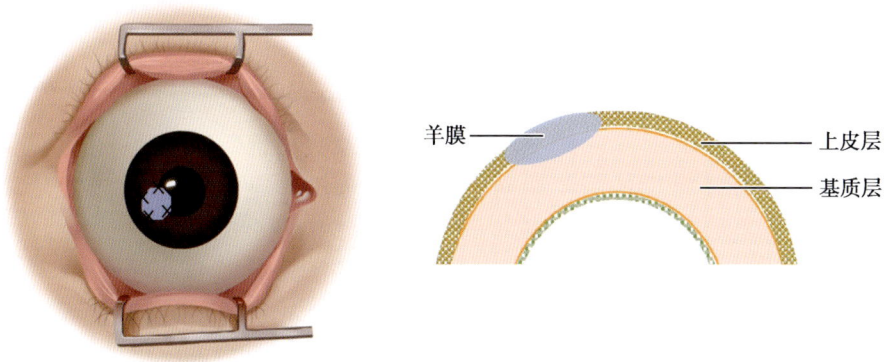

羊膜 —— 上皮层
—— 基质层

图 6-5 羊膜移植术示意图

羊膜永久植片的适应证主要包括伴有溃疡的角膜持续上皮缺损、大泡性角膜病变、部分角膜缘干细胞缺乏;羊膜移植术还广泛用于结膜替代物,如睑球粘连分离后、翼状胬肉切除、瘢痕或肿瘤切除、结膜松弛术中修补结膜缺损等。

手术方式为清除病变或缺损区坏死组织后,按病变切除范围取相应形态和大小的羊膜植片,利用 10-0 尼龙线或生物黏合剂固定于创面,要点为周围有残存的正常上皮组织与植入的羊膜相连接,且羊膜与角膜或巩膜间要贴附,避免产生间隙。在持续性上皮缺损或无菌性溃疡的情况下,须将缺损的基部清创并去除相邻不良上皮至相对健康上皮。多层羊膜填充溃疡时,一般只缝合最表层,缝线最终应拆除[7]。

术后佩戴软性角膜接触镜或加压绷带包扎,可局部应用抗生素、人工泪液等药物,直至角膜上皮完全生长且炎症消退,一般不需要全身应用免疫抑制剂。与临时补片不同,羊膜永久植片保存时间更长,经数月甚至数年内仍可被观察到,并且缺损处可被局部上皮细胞定植(图6-6)。

3. 联合应用 在某些情况下以上两种技术可联合使用。术中使用两层或多层羊膜,内部较小的一层用作永久移植物嵌体填充在较深的角膜缺损区,外部较大的羊膜用作临时补片。角膜上皮可在最上面的嵌体和补片之间生长。

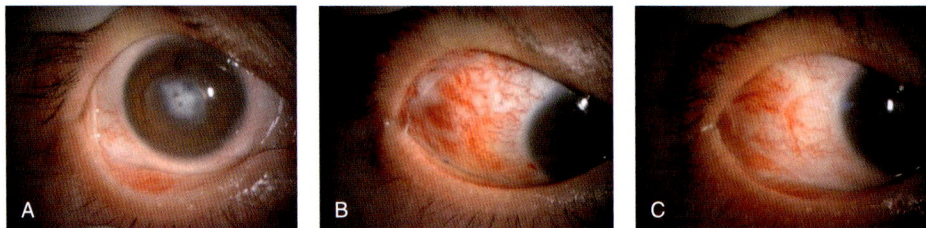

图 6-6　羊膜移植术治疗睑球粘连

A. Stevens-Johnson 综合征患者，右眼外侧睑球粘连；B. 睑球粘连分离后羊膜植片替代结膜
缺损，术后 1 周羊膜在位；C. 术后 1 个月羊膜与周围组织融合，上皮定植。

　　羊膜联合使用的适应证为角膜基质深层受累的非感染性角膜溃疡和小面积
的角膜穿孔，包括单纯疱疹病毒性角膜炎、蚕食性角膜溃疡等[8,9]。

　　羊膜联合使用的手术方式：用显微手术镊及眼用棉签对溃疡进行清创，
将溃疡边缘黏附不牢固的上皮一同去除，直至周围健康组织区，将羊膜植片
加以修剪，使其大小与深层的创面面积一致，置于清创后的角膜缺损表面，用
生物黏合剂固定；第二层以相同的方式修剪羊膜植片，使其与浅层创面一致，
根据创面的深度选择双层或多层羊膜填充，平铺于缺损区域，及时清理羊膜
及其层间积液，确保层间密闭贴附，不留空隙，伤口周边用羊膜移植，使羊膜
与植床的裸露创面紧密贴附，可用 10-0 尼龙缝线间断缝合或生物黏合剂固
定，缝合时尽量避开瞳孔区。最后用羊膜补片覆盖，取一片合适大小的羊膜
补片覆盖于整个角膜表面，用 10-0 尼龙缝线间断或连续缝合，固定于浅层巩
膜（图 6-7）。

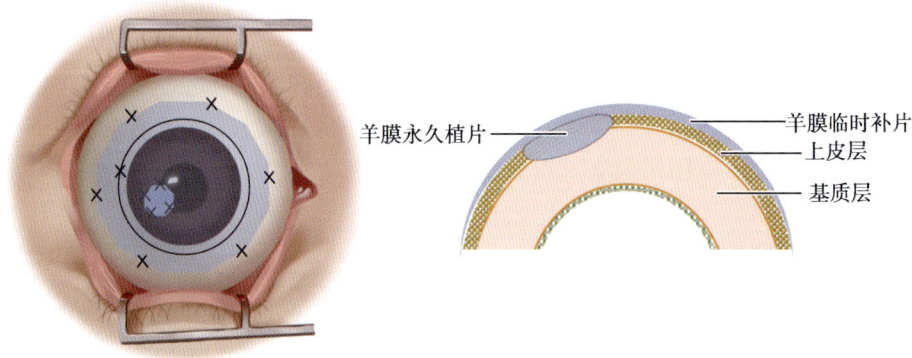

羊膜永久植片　　　　　　　　　　　　　羊膜临时补片
　　　　　　　　　　　　　　　　　　　上皮层
　　　　　　　　　　　　　　　　　　　基质层

图 6-7　羊膜补片、植片联合应用示意图

　　大部分研究表明，羊膜联合应用治疗角膜溃疡上皮愈合快，眼表重建效果稳
定，患者视力不同程度地提高[10]。

4. 羊膜作为载体培养的上皮移植术 羊膜作为载体培养的上皮移植术包括羊膜为载体培养的角膜缘干细胞、口腔黏膜上皮细胞移植术,主要用于化学伤、热灼伤、Stevens-Johnson 综合征、眼瘢痕性类天疱疮等各种原因导致的角膜缘干细胞缺乏的治疗[11]。无论是自体还是异体角膜缘干细胞移植术,都可能存在供眼材料不足、异体移植产生排斥反应等问题,多项研究已证明了以羊膜为载体进行角膜缘干细胞和自体口腔黏膜上皮细胞培养和移植取得的成功[12-13]。羊膜载体制备方法为,从亲属或自身供眼取 2~3mm 长的新鲜角膜缘组织或者患者自身口腔颊黏膜,采用组织块培养法或细胞悬液法接种于羊膜基底膜上进行培养,2~3 周后上皮细胞爬出组织块,生长至 2cm×3cm 时去除患眼角膜血管膜,暴露透明角膜,移植上培养的复合上皮植片,用 10-0 尼龙缝线固定于浅层巩膜,放置绷带镜。详细内容请参考本书第十一章组织工程角膜上皮重建。

四、典型病例

1. 眼表化学伤患者行羊膜移植(覆盖)术

病例:患者,年轻男性,右眼胶水入眼后患眼红痛伴畏光 1 天,在外院接受两次眼表生理盐水冲洗。

专科检查:右眼结膜充血,角膜上皮大面积缺损(图 6-8A)。

诊断:右眼Ⅰ度眼表化学伤。

治疗方案:羊膜移植(覆盖)术,同时用生长因子眼用凝胶点眼以促进上皮修复,抗生素滴眼液点眼预防感染。

随访:术后 1 周复查,可见羊膜在位无松脱(图 6-8B),术后 2 周羊膜部分松脱,拆除缝线,可见角膜上皮基本愈合,5:00 方位近角膜缘处可见少许上皮缺失(图 6-8C),结膜仍充血。术后 1 个月随访见角膜上皮完整,角膜透明,眼表稳定(图 6-8D)。

病例分析:该病例是由外伤导致的Ⅰ度化学性眼表烧伤,主要表现为角膜上皮脱落和结膜炎症反应。眼表化学伤急性期的处理目标主要是减轻炎症反应,促进上皮再生与修复。羊膜可为上皮缺损提供机械性支持,并在促上皮修复的同时吸收炎症细胞,减轻炎症反应。该患者行羊膜移植(覆盖)术后上皮修复效果明显,同时结膜充血明显减轻。多数研究都指出眼表烧伤早期应用羊膜移植(覆盖)术对于上皮愈合及视力恢复有重要意义[14]。

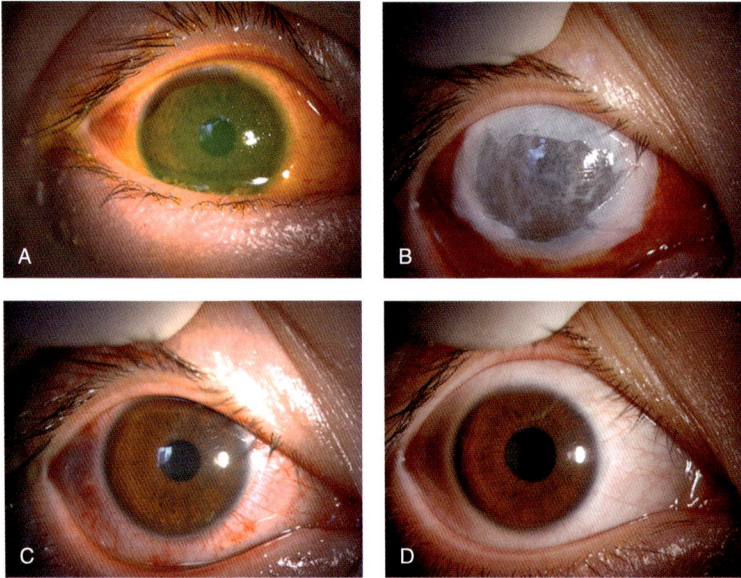

图 6-8 羊膜移植(覆盖)术治疗眼表化学伤病例
A.眼表化学伤患者,荧光素钠染色示角膜上皮大面积脱落;B.羊膜移植
(覆盖)术后 1 周,羊膜及缝线在位;C.羊膜移植(覆盖)术后 2 周,角膜上皮
基本完整,5:00 方位近角膜缘处可见一小的角膜上皮缺损灶,结膜仍充血;
D.羊膜移植(覆盖)术后 1 个月,角膜透明,上皮完整,结膜无充血。

2. 神经营养不良性角膜炎患者行羊膜移植(覆盖)术

病例:患者,年轻女性,右眼红、畏光流泪 4 天。既往有面瘫史。

专科检查:右眼睑轻度闭合不全,结膜充血,角膜下方见条带状不规则溃疡
灶(图 6-9A)。

辅助检查:右眼 Cochet-Bonnet 角膜知觉测量计检查结果为鼻侧 15mm、上
方 5mm、颞侧 10mm、下方 10mm、中央 15mm(正常值 ≥ 55mm)。激光扫描共聚
焦显微镜检查提示角膜神经纤维密度明显下降(图 6-9D)。

诊断:右眼神经营养不良性角膜炎。

治疗方案:行羊膜移植(覆盖)术及睑裂缝合术,联合生长因子眼用凝胶局
部应用以促角膜上皮修复,抗生素滴眼液点眼预防感染。

随访:羊膜移植(覆盖)术后 3 周,角膜浸润明显好转,上皮基本愈合,瞳孔
下方方位少许角膜上皮缺损(图 6-9B),拆除羊膜缝线后佩戴绷带镜 1 个月。术
后 6 个月随访,可见角膜上皮完整,瞳孔下方少许云翳残留,角膜溃疡未复发
(图 6-9C),角膜知觉测量计检查结果为鼻侧 60mm、上方 60mm、颞侧 30mm、下
方 5mm、中央 60mm。术后激光扫描共聚焦显微镜检查示角膜神经纤维稀疏,
但较术前好转(图 6-9E)。

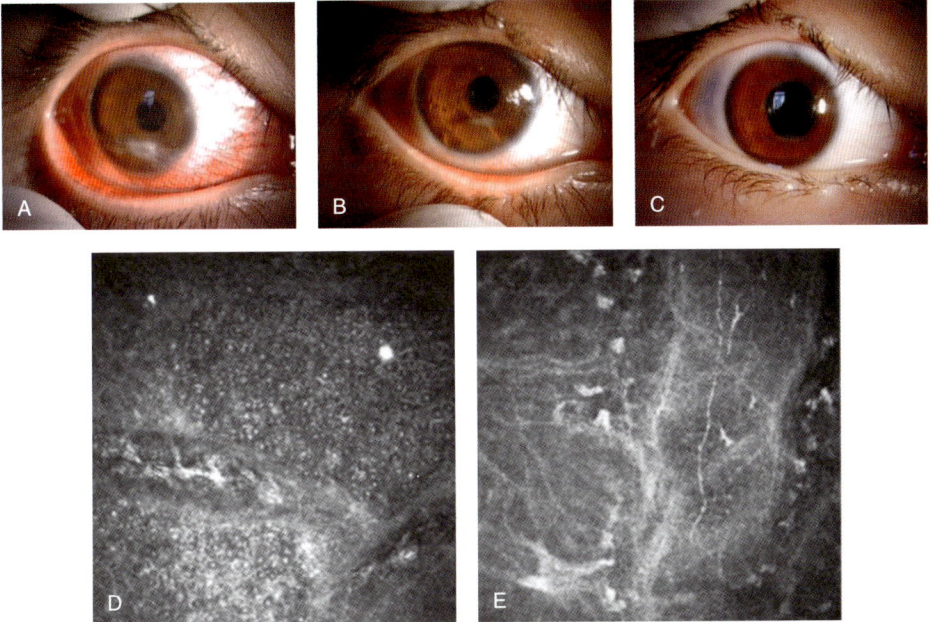

图 6-9　羊膜移植（覆盖）术治疗神经营养不良性角膜炎病例

A. 患者右眼角膜下方见浸润灶，结膜充血；B. 羊膜移植（覆盖）术后 3 周拆羊膜线后，溃疡基本愈合；C. 术后 6 个月角膜溃疡未见明显复发；D. 术前激光扫描共聚焦显微镜检查示角膜神经密度明显降低；E. 术后角膜神经仍稀疏，但较术前好转。

病例分析：神经营养不良性角膜炎又称神经麻痹性角膜炎，是由于支配角膜的三叉神经眼支损伤导致的角膜营养障碍和炎症性改变。该病例既往有面瘫病史及角膜知觉减退、角膜神经密度降低等症状，诊断为神经营养不良性角膜炎，同时存在轻度眼睑闭合不全，不排除暴露因素所致。因此手术方案选择羊膜移植（覆盖）联合睑裂缝合术。术后角膜溃疡愈合，且长期随访未见溃疡复发，角膜知觉也较前有所恢复。

五、羊膜应用的局限性与展望

羊膜在眼表重建中应用的局限性在于它只能作为暂时覆盖物或载体，移植效果受眼表环境的限制，且临床应用时可能会出现融解或脱落太快的问题，须多次手术治疗；由于羊膜是不完全透明的，用于瞳孔区角膜覆盖时会影响患者的视力及日常生活。

如今，随着羊膜移植术在眼科的广泛开展，商品化羊膜的开发、羊膜在眼科其他领域中的应用、无缝线羊膜的使用以及药物缓释羊膜的制备等都成为研究的热点，并同时推进了羊膜在烧伤科、神经科、耳鼻咽喉科等医学领域的应用扩展。羊膜由多种细胞外基质成分和生长因子组成,可模拟干细胞的生长环境,是干细胞移植的理想载体。且羊膜自身的促愈合作用与干细胞的治疗潜能具有协同作用,因此作为干细胞多潜能递送载体,羊膜联合干细胞移植也已成为近年来的研究热点。然而,由于羊膜治疗眼表疾病的相关作用机制以及产品的统一化标准仍处于探索阶段,因此其在临床应用中存在一定的短板和不足,仍需科研工作者与临床医生的共同关注及努力。

(周天一　严　俨　傅　瑶)

参 考 文 献

［1］ MELLER D, PIRES RT, MACK RJ, et al. Amniotic membrane transplantation for acute chemical or thermal burns. Ophthalmology, 2000, 107 (5): 980-989.

［2］ CIRMAN T, BELTRAM M, SCHOLLMAYER P, et al. Amniotic membrane properties and current practice of amniotic membrane use in ophthalmology in Slovenia. Cell Tissue Bank, 2014, 15 (2): 177-192.

［3］ JIRSOVA K, JONES GLA. Amniotic membrane in ophthalmology: Properties, preparation, storage and indications for grafting-a review. Cell Tissue Bank, 2017, 18 (2): 193-204.

［4］ TSENG SCG, PRABHASAWAT P, LEE S H. Amniotic membrane transplantation for conjunctival surface reconstruction. Cell Tissue Bank, 2001, 2 (1): 31-39.

［5］ DAVIDE B, BOGUMIL W, VITO R, et al. Simple limbal epithelial transplantation (SLET): A review on current approach and future directions. Surv Ophthalmol, 2018, 63 (6): 869-874.

［6］ LETKO E, STECHSCHULTE SU, KENYON KR, et al. Amniotic membrane inlay and overlay grafting for corneal epithelial defects and stromal ulcers. Arch Ophthalmol, 2001, 119 (5): 659-663.

［7］ SIPPEL KC, MA JJ, FOSTER CS. Amniotic membrane surgery. Curr Opin Ophthalmol, 2001, 12 (4): 269-281.

［8］ 史伟云, 陈敏, 王富华, 等. 多层羊膜移植治疗基质坏死型单纯疱疹病毒性角膜溃疡. 中华眼科杂志, 2005, 41 (12): 1107-1111.

［9］ LEE SH, TSENG SC. Amniotic membrane transplantation for persistent epithelial defects with ulceration. Am J Ophthalmol, 1997, 123 (3): 303-312.

［10］ MELLER D, PAUKLIN M, THOMASEN H, et al. Amniotic membrane transplantation in the human eye. Dtsch Arztebl Int, 2011, 108 (14): 243-248.

［11］ KRUSE FE, CURSIEFEN C. Surgery of the cornea: Corneal, limbal stem cell and amniotic membrane transplantation. Dev Ophthalmol, 2008, 41: 159-170.

［12］ SABATER AL, PEREZ VL. Amniotic membrane use for management of corneal limbal stem cell deficiency. Curr Opin Ophthalmol, 2017, 28 (4): 363-369.

［13］ CHEN P, LU M, WANG T, et al. Human amniotic membrane as a delivery vehicle for stem cell-based therapies. Life Sci, 2021, 272: 119157.

［14］ BAINS KK, FUKUOKA H, HAMMOND GM, et al. Recovering vision in corneal epithe-lial stem cell deficient eyes. Cont Lens Anterior Eye, 2019, 42 (4): 350-358.

第七章 结 膜 移 植

一、结膜的解剖与功能

结膜(conjunctiva)是一种薄而透明的组织,起始于上、下睑的睑缘后缘,覆盖于眼睑的内面和眼球的前面,在角膜缘处与角膜上皮相连续。结膜在角膜缘附近由6层或6层以上的非角化上皮细胞组成,在穹隆部附近可达12层。按所覆盖的部位不同可以分为三部分:睑结膜(palpebral conjunctiva)、球结膜(bulbar conjunctiva)和穹隆部结膜(fornical conjunctiva)[1-3]。

1. **球结膜** 覆盖在眼球前1/3,是结膜中最薄和最透明的部分,附着较为疏松,可以移动。球结膜可分为巩膜部和角膜缘部。

2. **穹隆部结膜** 是睑结膜与球结膜相互移行的皱褶部分,没有附着在眼睑或眼球上,呈环形分布,组织疏松且有丰富的弹性纤维,有利于眼球自由转动。

3. **睑结膜** 为覆盖于眼睑内面的部分,组织较薄,与睑板紧密相连,分为睑缘部、睑板部和眶部三部分。

结膜是眼附属器的一部分,位于眼球的浅表部分,具有保护眼球的作用[1-3]。

1. **结膜的湿润功能** 正常情况下,结膜及角膜表面存在一层稳定的具有一定黏度及湿度的泪膜,可以润滑眼表,防止角、结膜干燥,使之发挥正常的视觉功能。泪膜与眼表上皮之间的紧密联系依赖于杯状细胞分泌的黏蛋白。因此,杯状细胞的质和量对泪膜的完整性起着重要作用。

2. **结膜的屏障和保护功能** 眼表与外界相通,会受到外界异物的侵袭。当异物进入结膜囊时,结膜会对异物做出适当的反应,如暂时存留、包裹、软化及排除等。

3. **结膜的免疫功能** 结膜作为黏膜相关淋巴组织(mucosa-associated lymphoid tissue,MALT),淋巴细胞与黏膜上皮细胞之间通过生长因子、细胞因子和神经肽介导的调节信号作用,促进调节性免疫应答。

二、结膜移植的适应证和禁忌证

结膜组织取材方便,且对操作技术无过高要求,因此广泛适用于常见的眼表疾病。临床常见的主要适应证包括以下方面[4-6]。

1. **角膜病变** 角膜上皮缺损伴无菌性基质溃疡、大泡性角膜病变、顽固性真菌性角膜炎、其他进行性角膜变薄疾病。

2. **结膜病变** 化学烧伤或热烧伤、睑球粘连、假性胬肉、翼状胬肉。

3. 适合放置义眼片的无光感眼。

结膜移植的相对禁忌证,如感染性疾病史、角膜穿孔、眼睑的异常等,其他的禁忌证主要根据供体来源问题和眼表损伤的程度确定,如自体结膜移植并不适用于双侧严重眼表疾病的患者等。

三、结膜移植术前检查与准备

(一) 术前检查

1. 一般检查　术前对疾病做出准确诊断,询问其病因、手术史,并且询问患者全身情况,如有无高血压、糖尿病、自身免疫性疾病等。若已有结膜手术史,应仔细询问手术方式等。

2. 眼科检查　检查患眼的视力和眼压,评估角膜缘和泪液分泌功能;注意是否有倒睫、睑内翻、睑外翻、眼睑闭合不全、睑球粘连、睑缘炎、眼睑和结膜的瘢痕、泪囊炎等情况;注意病变的位置、大小、面积,以及毗邻组织的健康程度,以准确评估所需结膜组织的大小和来源。

(二) 术前准备

1. 一般准备　术前应向患者说明手术的目的、注意事项及预后,说明需要从健康结膜部位获取植片的必要性,术后护理的要点等,解除患者焦虑情绪,并对术后疗效有正确的心理预期。

2. 眼部准备　术前应控制术眼炎症,冲洗泪道,常规应用抗生素滴眼液 2~3 天。总之应尽可能地预防感染、减轻炎症,为植片提供存活的适宜环境,提高移植手术成功率。

四、结膜移植手术方式

(一) 结膜移植的类型

结膜移植是利用健康结膜组织修复或重建眼表结构的一类手术。由于结膜组织取材方便,操作相对容易,故广泛用于眼表疾病的治疗。结膜移植根据取材来源分为自体结膜移植(autologous conjunctival transplantation,ACT)和异体结膜移植(allogeneic conjunctival transplantation)[2,5,7-9]。

(二) 自体结膜移植

自体结膜移植就是将患眼其他部位正常结膜或者对侧眼正常结膜移植于病变部位的手术。自体结膜移植早于角膜移植前出现,随着对其认识和应用不断拓展,1977 年 Thoft 等就提出自体结膜移植治疗化学烧伤或热烧伤导致的眼表疾病[10]。之后许多学者拓展了自体结膜移植的应用范围,将其用于治疗化学烧伤、热烧伤、类天疱疮、翼状胬肉、Stevens-Johnson 综合征、顽固性角膜上皮缺损等眼表疾病。

临床上常用的自体结膜移植手术方式有：结膜瓣转位术（conjunctival flap transposition）、结膜瓣覆盖术（conjunctival flap covering）、游离结膜移植术（free conjunctival autograft）等[11-16]。

自体结膜移植为眼表重建提供了一种有效、安全的方法。自体结膜植片在外观上与周围结膜组织接近，并且保持结膜正常的生理功能，没有免疫排斥反应，是最为理想的眼表重建材料。

1. 结膜瓣转位术 结膜瓣转位术主要用于结膜缺损过大、直接缝合不能修复的眼表疾病。仅以最常用的手术方式为例进行介绍（图 7-1）。

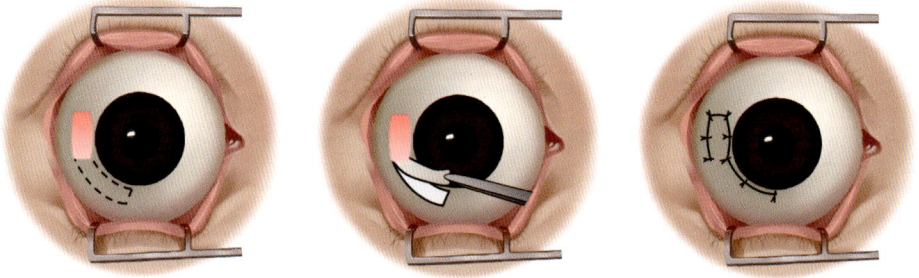

图 7-1 结膜瓣转位术示意图

（1）麻醉：表面麻醉及局部浸润麻醉，目前常用药物为 2% 利多卡因和 0.75% 布比卡因混合制剂，麻醉药中也可加入肾上腺素以协助止血。注射部位应避开移位的结膜瓣。小儿或欠配合的患者，可采用全身麻醉或基础麻醉方法。

（2）切除病变部位：角膜缘缝制牵引线，充分暴露病变部位。根据病变的性质和范围，完全去除病灶。

（3）结膜瓣制备：根据病变缺损区大小选取邻近病变区的球结膜，沿角膜缘后 2mm 处做平行切口，将结膜瓣旋转。制备结膜瓣时，建议使用无齿镊操作，以免剥离时刺穿结膜瓣。结膜瓣面积较创面大，可充分覆盖病变组织。结膜瓣转位后进行缝合。

（4）术后处理：结膜囊涂抗生素眼膏，常规纱布包扎及换药，给予抗生素及糖皮质激素滴眼液点眼。

2. 结膜瓣覆盖术 结膜瓣覆盖术按结膜瓣的类型分为头巾状结膜瓣、单蒂结膜瓣、双蒂桥状结膜瓣、全结膜瓣。仅以最常用的手术方式为例进行介绍。

（1）头巾状结膜瓣覆盖术（图 7-2）：头巾状结膜瓣覆盖术主要适用于边缘性、久治不愈的角膜溃疡。

1）麻醉：表面麻醉及局部浸润麻醉，小儿或欠配合者可采用全身麻醉或基础麻醉。

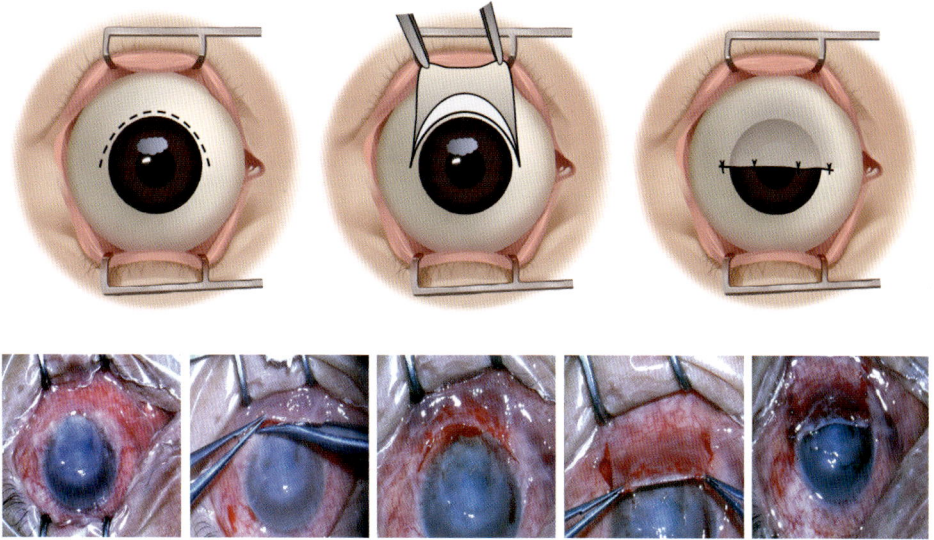

图 7-2 头巾状结膜瓣覆盖术示意图及手术方法

2）切除病变部位：根据手术需要固定眼球，充分暴露病变部位及取材部位。根据病变的性质、范围，完全去除病灶。

3）结膜瓣制备：于病变区角膜缘处切开结膜，在结膜下做扇形分离，分离范围应足够大，切开分离结膜瓣的两侧缘，使结膜瓣成扇形。

4）缝合：将结膜瓣完全覆盖于病变区，结膜瓣游离缘固定在病变区附近的角膜缘处的浅层巩膜上。结扎缝线后确保结膜瓣的松紧度适宜。如过度紧张，可在结膜瓣底部平行角膜缘酌情剪开少许以减小张力。

5）术后处理：结膜囊涂抗生素眼膏，常规纱布包扎、换药，给予抗生素及糖皮质激素滴眼液点眼。

（2）单蒂结膜瓣覆盖术（图 7-3）：单蒂结膜瓣覆盖术适用于周边角膜穿孔、角膜伤口不能完全闭合者、边缘性角膜溃疡或变性有穿孔可能者。

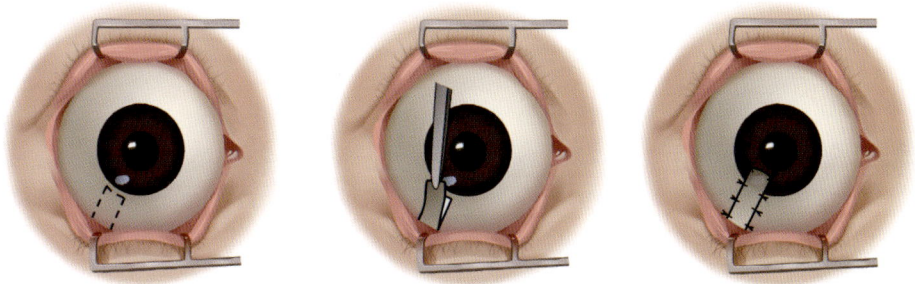

图 7-3 单蒂结膜瓣覆盖术示意图

1)麻醉:表面麻醉及局部浸润麻醉。小儿或欠配合者可采用全身麻醉或基础麻醉。

2)切除病变部位:角膜缘缝制牵引线,充分暴露病变部位。根据病变的性质、范围完全去除病灶。

3)结膜瓣制备:用亚甲蓝标记单蒂结膜瓣的基底,应靠近损伤处的角膜缘。结膜瓣的宽度与角膜缘平行,大小应大于病变部位,长度根据覆盖的位置或创面距角膜缘的距离而定。选取邻近病变区的球结膜,以垂直角膜缘的方位为基底,沿角膜缘剪开预计长度的球结膜,做带蒂条形结膜瓣。

4)缝合:将结膜瓣滑行或旋转,应用 10-0 尼龙线将其缝合于需要的位置。做间断缝合时尽量避开瞳孔区。

5)取材部位创面的处理:如果取材面积不大,所取结膜瓣较薄,若没有过多损伤结膜下组织可不予处理;如果取材面积大,所取结膜瓣较厚而过多损伤结膜下组织时,应向周边做潜行剥离,进行对合缝合。

6)术后处理:结膜囊涂抗生素眼膏,常规纱布包扎、换药,给予抗生素及糖皮质激素滴眼液点眼。

(3)双蒂结膜瓣覆盖术(图 7-4):双蒂桥状结膜瓣覆盖术主要适用于角膜中央和旁中央的溃疡,不需要完全覆盖角膜。

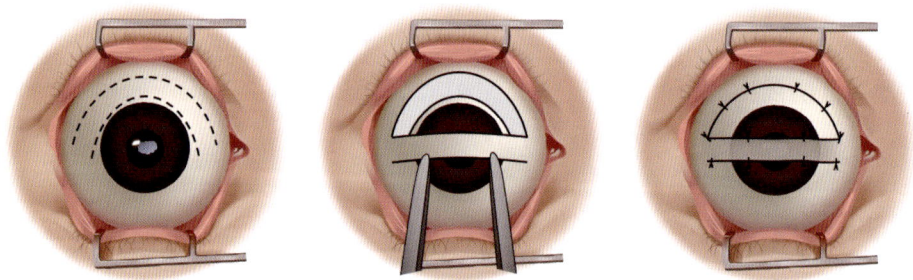

图 7-4　双蒂桥状结膜瓣覆盖术示意图

1)麻醉:表面麻醉及局部浸润麻醉。小儿或欠配合者可采用全身麻醉或基础麻醉。

2)切除病变部位:角膜缘缝制牵引线,充分暴露病变部位。根据病变的性质、范围完全去除病灶。

3)结膜瓣制备:沿上方角膜缘剪开球结膜,弧长自 9:00 位至 3:00 位,潜行向上分离,分离的宽度大于病灶 2~3mm,平行于角膜缘剪开,长约 10mm。

4)缝合:将双蒂桥状结膜瓣移动至角膜病变区,两端行间断缝合,固定于浅层巩膜及角膜缘,结膜瓣上下缘间断缝合,固定于相应角膜浅层。如结膜瓣松动则在角膜病变的两侧用 10-0 尼龙线缝合。

5) 取材部位创面的处理: 如果取材面积不大则不必处理或做间断缝合。

6) 术后处理: 结膜囊涂抗生素眼膏, 常规纱布包扎、换药, 给予抗生素及糖皮质激素滴眼液点眼。

(4) 全结膜瓣覆盖术: 全结膜瓣覆盖术用于治疗大泡性角膜病变、较大的角膜损伤或眼球萎缩角膜覆盖后佩戴义眼。有以下两种术式:

全结膜瓣覆盖术术式一手术方法见图 7-5。

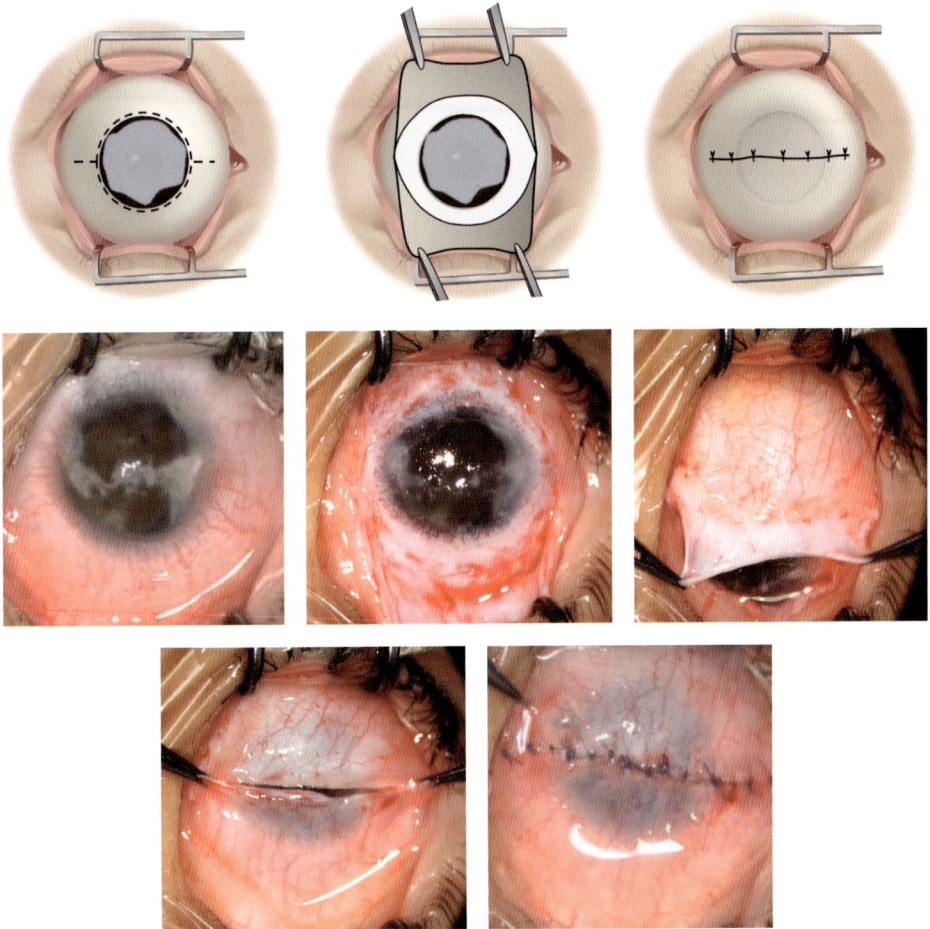

图 7-5　全结膜瓣覆盖术术式一

1) 麻醉: 表面麻醉及局部浸润麻醉。小儿或欠配合者可采用全身麻醉或基础麻醉。

2) 去除病变及角膜上皮: 根据病变的性质、范围完全去除病灶, 同时要彻底去除角膜上皮。为了不使创面附近的上皮残留,结膜瓣移盖前用荧光素染色,有助于识别残留的上皮,以免角膜上皮细胞在结膜下形成上皮植入性囊肿。

3)结膜瓣的制备:沿角巩膜缘全周剪开球结膜及筋膜,并将其与巩膜表面和四条眼直肌进行分离,将球结膜与筋膜分离,提拉上、下方球结膜进行缝合。也可选择不分离结膜和筋膜,做联合结膜筋膜瓣滑行,对位缝合。

4)术后处理:结膜囊涂抗生素眼膏,加压包扎,隔日换药,给予抗生素及糖皮质激素滴眼液点眼。

全结膜瓣覆盖术术式二手术方法见图7-6。

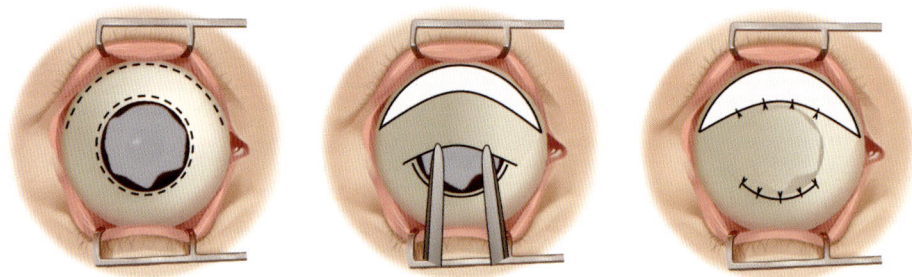

图7-6 全结膜瓣覆盖术术式二示意图

1)麻醉:表面麻醉及局部浸润麻醉。小儿或欠配合者可采用全身麻醉或基础麻醉。

2)去除病变及角膜上皮:根据病变的性质、范围完全去除病灶,同时彻底去除角膜上皮。为了不使创面附近的上皮残留,结膜瓣移盖前用荧光素染色,有助于识别残留的上皮,以免角膜上皮细胞在结膜下形成上皮植入性囊肿。

3)结膜瓣的制备:于角膜缘12:00位缝制牵引线,使眼睛向下旋转;沿着角膜缘全周剪开球结膜;在3:00及9:00位方向切开松解球结膜,分离球结膜与结膜下组织,在不累及上穹隆的情况下尽量从距离角膜缘12mm处做弧形切口,尽可能向下方延长结膜切口,在角膜缘处游离结膜瓣。用两把平镊轻轻下拉上方结膜瓣,使其覆盖整个角膜面。

4)缝合:将下拉的结膜创面与下方结膜创面做间断缝合,缝合线须穿过巩膜浅层组织,以增加固定效果。结膜上缘与上穹隆部结膜剪口缘可自然愈合,无需缝合,也可间断缝合。

5)术后处理:结膜囊涂抗生素眼膏,常规纱布包扎、换药,给予抗生素及糖皮质激素滴眼液点眼。

3.游离结膜移植术 自体游离结膜移植多用于化学烧伤、热烧伤及翼状胬肉或结膜肿瘤切除后所致的结膜缺损。以下详细介绍其手术步骤(图7-7)。

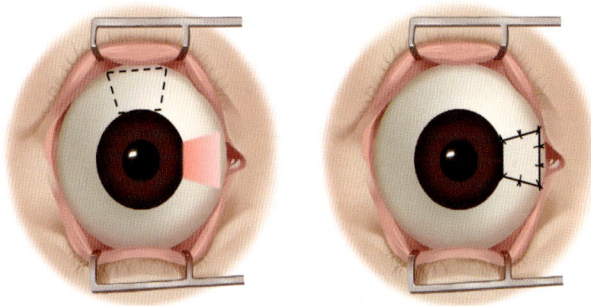

图 7-7　自体游离结膜移植术示意图

1）麻醉：根据手术范围，表面麻醉及局部浸润麻醉，必要时可行全身或基础麻醉。

2）切除病变部位：根据手术需要固定眼球，充分暴露病变部位。根据病变的性质、范围切除角结膜及结膜下瘢痕组织，使角膜和巩膜面平整干净。必要时联合角膜移植。

3）植片制备：根据缺损大小在患眼上方或下方取相应大小的结膜植片，如缺损较大，患眼供区不足，可考虑取对侧眼。在翼状胬肉或部分睑球粘连累及角膜手术中，通常取带角膜缘的自体游离结膜进行移植，此时内侧切口为角膜缘内0.5mm，切取范围一般不超过角膜全周的 1/4。

4）缝合：将植片按解剖结构平覆于巩膜暴露区处，植片角膜缘侧与暴露处角膜缘对合，用 10-0 尼龙线或 8-0 可吸收缝线缝合，结膜缘固定于浅层巩膜上。

5）术后处理：结膜囊涂用抗生素眼膏，根据术式常规纱布包扎或绷带加压包扎，术眼解除包扎后，给予抗生素及含糖皮质激素滴眼液，必要时用人工泪液或生长因子滴眼液点眼。

（三）同种异体结膜移植

同种异体结膜移植是将同种异体的结膜组织移植到患眼的手术方法，与自体结膜移植比较，同种异体结膜移植的优点在于结膜取材来源充足，可以取自尸体、同胞及父母的正常结膜。取材部位常在外上穹隆部。此外，同种异体结膜移植不会产生唇黏膜移植后出现的收缩、肥厚及充血等现象。同种异体结膜移植适用于严重烧伤、结膜瘢痕化、结膜囊狭窄、结膜囊闭锁患者以及双眼受累、无正常结膜可供移植者。目前，国内外同种异体结膜移植术已广泛用于临床并取得了比较满意的效果[17-18]。

亲属来源的异体结膜可以直接用于移植，尸体来源的异体结膜经处理后妥善保存可随时作为移植材料。异体结膜的保存：在无菌条件下沿角巩膜缘环形剪开球结膜,结膜下分离至穹隆部,环形剪下球结膜及穹隆部结膜,置于 2 000U/mL 庆大霉素生理盐水溶液中漂洗 4 分钟,然后将结膜平覆于无菌干燥的玻璃皿内,置于装有无水氯化钙分子筛的干燥器中,密封 48 小时。取出干燥的异体结膜片,置于盛有分子筛的变色硅胶的无菌玻璃瓶内,密封备用。

异体结膜移植手术操作步骤基本与自体结膜移植手术相似,下面进行简单的介绍(图 7-8)。

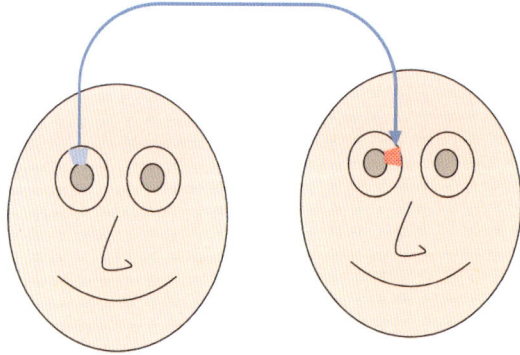

图 7-8　异体结膜移植术示意图

1)结膜植片的制备:可以采用亲属的球结膜,如非亲属术前可行交叉配血或 HLA 配型,以降低术后排斥反应。取材部位常在上穹隆部。

2)手术方法:同自体结膜移植术。

3)术后处理:除上述自体结膜移植的处理过程外,异体结膜移植术后最重要的是免疫抑制剂的使用,以防止和减轻免疫排斥反应。有报道表明,环孢素联合糖皮质激素滴眼液局部联合应用可有效防止结膜植片排斥反应。

五、典型病例

病例:患者,男,42 岁,4 个月前碱液溅入右眼,当时眼痛伴红肿,视力下降。

专科检查:右眼裸眼视力 0.2,矫正视力 0.6,眼压 14mmHg。右眼鼻下方睑球粘连,局部充血,下穹隆狭窄;角膜透明;前房清,深度正常;瞳孔圆,对光反射存在;晶状体透明;眼底可见视网膜平伏;眼球上转、外转运动受限。左眼未见明显异常。

诊断:右眼化学烧伤,右眼睑球粘连。

治疗方案:右眼睑球粘连分离术 + 自体结膜移植术,取患眼上方球结膜。

术后随访:术后 1 个月右眼睑球粘连分开,移植结膜瓣愈合良好,穹隆形成,眼球运动恢复正常(图 7-9)。

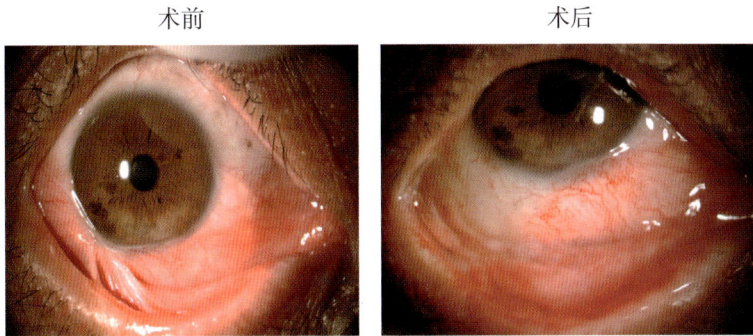

术前   术后

图 7-9 睑球粘连分离联合自体结膜移植术

（姚钦科 傅 瑶）

参 考 文 献

[1] 李秋明, 郑广瑛. 眼科应用解剖学. 2 版. 郑州: 郑州大学出版社, 2010.

[2] 范先群. 眼整形外科学. 北京: 北京科学技术出版社, 2009.

[3] 李凤鸣, 谢立信. 中华眼科学. 3 版. 北京: 人民卫生出版社, 2014.

[4] 傅瑶, 范先群, 李瑾, 等. 羊膜、自体唇黏膜和结角膜缘移植治疗严重睑球粘连. 中国实用眼科杂志, 2007, 25 (2): 187-189.

[5] ZEMBA M, STAMATE AC, TATARU CP, et al. Conjunctival flap surgery in the management of ocular surface disease (Review). Exp Ther Med, 2020, 20 (4): 3412-3416.

[6] KHODADOUST A, QUINTER AP. Microsurgical approach to the conjunctival flap. Arch Ophthalmol. 2003, 121 (8): 1189-1193.

[7] PETER S H, BRUCE M Z, SANDRA L C, et al. Ophthalmic surgical procedures. Stuttgart: Thieme, 2009.

[8] EDWARD J H, MARK J M. Ocular surface disease medical and surgical management. Berlin: Springer, 2002.

[9] RAUL M, ROSA M C H. Ocular surfaceanatomy and physiology, disorders, and therapeutic care. Baca Raton: CRC press, 2015.

[10] THOFT RA. Conjunctival transplantation. Arch Ophthalmol, 1977, 95 (8): 1425-1427.

[11] TAN D. Conjunctival grafting for ocular surface disease. Curr Opin Ophthalmol, 1999, 10 (4): 277-281.

[12] YOKOI N, INATOMI T, KINOSHITA S. Surgery of the conjunctiva. Dev Ophthalmol, 2008, 41: 138-158.

[13] KIM S, YANG Y, KIM J. Primary pterygium surgery using the inferior conjunctival trans-

position flap. Ophthalmic Surg Lasers, 1998, 29 (7): 608-611.

[14] GOKCE G, OZGE G, MUMCUOGLU T, et al. Comparison of anchored conjunctival rotation flap and conjunctival autograft techniques in pterygium surgery. Cornea, 2015, 34 (5): e13.

[15] DU YL, WANG JS, GENG W, et al. Amniotic membrane transplantation combined with conjunctival flap covering surgery for the treatment of corneal perforations in fungal keratitis. Heliyon, 2023, 9 (12): e22693.

[16] CLEARFIELD E, HAWKINS BS, KUO IC. Conjunctival autograft versus amniotic membrane transplantation for treatment of pterygium: Findings from a Cochrane systematic review. Am J Ophthalmol, 2017, 182: 8-17.

[17] ZHENG Y, LIU J, CHEN J, et al. Clinical study on allogenic conjunctival transplantation. Yan Ke Xue Bao, 1995, 11 (4): 189-191.

[18] CHEUNG AY, ESLANI M, KURJI KH, et al. Long-term outcomes of living-related conjunctival limbal allograft compared with keratolimbal allograft in patients with limbal stem cell deficiency. Cornea, 2020, 39 (8): 980-985.

第八章　口腔黏膜移植和结膜囊成形术

一、口腔黏膜的解剖与组织结构

（一）口腔黏膜的组织结构和分类

口腔黏膜覆盖于口腔表面,前部与唇部皮肤相连,后与咽部黏膜相延续,涎腺的分泌使得口腔黏膜保持湿润。正常口腔黏膜颜色为润泽的粉红或淡红色,由上皮和结缔组织构成,结缔组织又分为固有层和黏膜下层(图 8-1)。

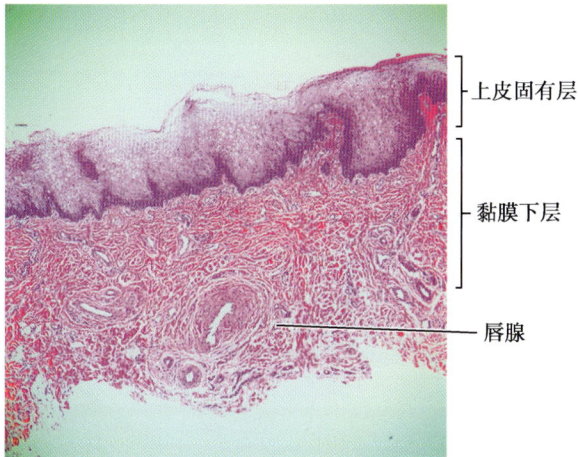

图 8-1　口腔黏膜(颊黏膜)组织结构

口腔黏膜上皮为复层鳞状上皮,由数层紧密排列的角质细胞和少数非角质细胞组成,包括黑素细胞、朗格汉斯细胞和梅克尔细胞。与皮肤和胃肠道的黏膜上皮细胞一样,口腔上皮完整性的维持也是通过不断的上皮更新过程完成的,即通过最深层的基底层细胞的分裂并向表面迁移,替代脱落的细胞。口腔黏膜各部位上皮细胞总数全部更新的时间不尽相同,牙龈部为 41~57 天、颊部上皮约 25 天,而皮肤表皮为 52~75 天,肠道为 4~14 天。口腔上皮的增殖和分化受多种细胞因子的影响,包括表皮生长因子(epithelial growth factor,EGF)、角质细胞生长因子、白细胞介素(interleukin,IL)-1、TGF-α 和 β。正常情况下脱落的细胞数量与新生的细胞数量保持平衡,若此平衡被打破,将发生上皮增生或萎缩性病变[1]。

71

　　口腔黏膜上皮层和固有层交界面凹凸不平,固有层结缔组织形成许多乳头状突起,上皮深面形成许多上皮嵴或称上皮钉突,两者紧密镶嵌在一起。黏膜固有层结构致密,其中伸入上皮部分的乳头称为乳头层,其余部分称为网状层。血管和神经纤维通过网状层进入乳头层,形成毛细血管网和神经末梢,部分神经末梢可进入上皮内。位于上皮基底层的梅克尔细胞是一种压力与触觉感受细胞,可释放神经递质,与邻近的神经末梢形成突触样连接。黏膜下层为疏松结缔组织,内含腺体、血管、淋巴管、神经和脂肪组织,在牙龈、硬腭的大部分区域及舌背无黏膜下层,其固有层和深部的骨或组织相连。

　　口腔黏膜根据所在的部位和功能分为三类:咀嚼黏膜、被覆黏膜和特殊黏膜。咀嚼黏膜包括牙龈和硬腭黏膜,在咀嚼时承受压力和摩擦,上皮有角化层,黏膜与深部组织附着牢固。特殊黏膜即舌背黏膜,表面具有许多不同类型的乳头,黏膜上皮内还有味觉感受器即味蕾。除咀嚼黏膜和舌背黏膜以外的口腔黏膜均为被覆黏膜,包括唇、颊、口底、舌腹和软腭黏膜。以下主要介绍唇黏膜和颊黏膜。

　　(二) 唇黏膜的组织特点

　　唇可分为外侧的唇部皮肤、内侧的唇黏膜及两者之间的移行区唇红。唇红的上皮角化层很薄,上皮钉突与结缔组织乳头均狭长,乳头内含有丰富的毛细血管,故唇红外观为鲜润的朱红色,机体缺氧、贫血或受寒冷刺激时会发生比较明显的颜色改变,表现为苍白或发紫绀。乳头中不含腺体,故表面易干燥或蜕皮。唇黏膜上皮较厚,约550μm,无角化层,固有层较松弛,上皮钉突短而少,乳头少且不规则。黏膜下层较厚,与固有层无明显界限,内含丰富的唇腺及脂肪组织,深部附着于口轮匝肌。

　　(三) 颊黏膜的组织特点

　　颊黏膜的组织结构与唇黏膜相似,上皮厚度约580μm,无角化层,固有层乳头短而不规则。其黏膜下层较厚,有较多的脂肪与颊腺(小唾液腺),有时此处可存在皮脂腺,临床上表现为淡黄色的小颗粒或斑点。颊黏膜借黏膜下层附着于颊肌上,有一定张力,在咀嚼活动中不出现皱褶。口角后方的颊黏膜咬合线区可出现轻微角化,称为白线。

　　本章节中,口腔黏膜一词泛指唇黏膜及颊黏膜,也是眼表重建常用的替代组织。

二、口腔黏膜的生物学效应

　　口腔黏膜能够承受咀嚼产生的切力、压力、牵拉力和摩擦力,富有弹性易于活动并有利于组织的扩展。口腔黏膜作为高度血管化的组织,内含有大量细胞间液,对压力的缓冲作用能够分解咀嚼产生的压力,避免剩余牙槽嵴承受过重的负荷。牙槽作用于黏膜的压力将组织间液推向无负荷的邻近组织,组织间液的流动使胶原纤维被迫沿着机械应力线对齐,以保护结缔组织本身和黏膜下的骨骼[2]。

口腔黏膜对间歇性压力的抵抗能力高于持续性压力,以小鼠模型中引起牙槽嵴吸收的压力值作为参照,前者压力阈值可达19.6kPa,而后者为6.86kPa。糖尿病和骨质疏松等慢性病患者此压力阈值更低[3]。口腔黏膜还具有限制微生物和毒性物质侵入的保护性功能。口腔内含有大量微生物以及其毒性产物,黏膜上皮是限制它们进入机体的主要屏障。口腔黏膜的感觉功能可对疼痛、触动和温度做出反应,舌、咽、会厌和软腭黏膜中含有味觉感受器。这些感觉功能启动吞咽、恶心和流涎等反射对口腔有保护作用。

口腔黏膜富有弹性,既有一定抗压能力又能适应周围组织的扩展,并且含有大量组织间液,是替代眼表组织的最佳自体材料之一。作为结膜囊的常用替代材料,口腔黏膜能够提供光滑、湿润、高延展性的生物环境,其黏膜屏障亦能保护深部组织,限制微生物侵入眼内及眼眶。

口腔黏膜的组织结构具有明显的年龄相关性变化。随着年龄增长,黏膜上皮细胞及胞核的体积均发生变化,上皮层萎缩变薄;上皮钉突变短,上皮层与固有层的接触面变平缓;固有层结缔组织总量减少,成纤维细胞收缩;唇黏膜及颊黏膜可出现血管痣;黏膜各处的小唾液腺发生明显萎缩,被增生的纤维组织取代;神经末梢的密度降低,味蕾数量减少,因此黏膜感觉功能下降[1]。老年人群,特别是绝经后的女性因此可出现口干、黏膜烧灼感及味觉异常等表现。

近年来,以组织工程培养自体口腔黏膜代替角膜上皮细胞的实验研究取得较大进展并用于临床。口腔黏膜上皮细胞片能够在体外维持其干细胞特性,并能够表达CK3、CK19、Ki-67、p63、p75等角膜上皮标志物[4]。以羊膜为载体的自体组织工程口腔黏膜移植手术可用于重度眼表烧伤患者的眼表重建。无载体的温度敏感培养法和纤维蛋白胶原培养法培养的自体口腔黏膜上皮细胞治疗角膜缘干细胞缺乏或功能障碍也显示出良好的治疗效果,以恢复稳定的眼表为标准的手术成功率约为70%。研究者在对角膜缘干细胞缺乏的大鼠模型中的研究中发现,口腔黏膜上皮细胞片移植术后细胞片维持了上皮干细胞增殖分化能力,同正常眼表角膜缘干细胞的分布相同[5]。

三、口腔黏膜植片的制备

在眼表及眼窝重建手术中,唇黏膜和颊黏膜是目前应用最为广泛的结膜替代物,主要用于眼球摘除术后的结膜缺损、穹隆再造、睑球粘连、严重睑内翻及各种原因引起的结膜囊狭窄。供体黏膜取自下唇黏膜、上唇黏膜及两侧颊黏膜,依可获取黏膜面积大小依次为:下唇黏膜>颊黏膜>上唇黏膜,临床上最常用的是下唇黏膜。较为方便、安全的唇黏膜获取方式为徒手切取,也可用黏膜切取刀,取颊黏膜时应注意保护两侧腮腺导管[6-7]。唇黏膜和颊黏膜植片的切取方式是相同的,当结膜缺损面积较大时,可将唇黏膜切取范围扩大至周边部位的颊黏膜,一同切取下来作为一张完整的植片。切取面积较小的唇部创面或颊黏膜无须缝合,上皮生长可自行愈合,而较大的创面应缝合或用植片修补。目前脱细胞生物修复膜已用于口腔黏膜的创面修复,其主要成分为胶原蛋白,可为宿主细胞生长和快速血管化提供良好的环境,具有调节、引导细胞长入,促进血管化和上皮形成的功能,从而更快地完成组织缺损的修复和重建[8]。

(一) 术前检查与准备

1. 术前检查

(1)病史:术前应详细询问口腔相关疾病的病因、外伤史、手术史、治疗恢复情况;还应询问全身情况,如有无高血压、糖尿病、自身免疫性疾病及是否为瘢痕体质等。若已有眼窝和结膜囊手术史,应仔细询问手术方式及术后护理情况、产生瘢痕挛缩的时间等。

(2)眼科检查:检查患眼的视力、眼压,详细检查角膜是否有炎症反应,评估角膜缘和泪液分泌功能;注意是否有倒睫、睑内翻、睑外翻、眼睑闭合不全、睑球粘连、睑缘炎、眼睑和结膜的瘢痕、慢性泪囊炎等情况;注意病变的位置、大小、面积,以及毗邻组织的健康程度,以正确评估所需黏膜植片的形状和面积。

(3)口腔检查:检查是否存在口腔溃疡、扁平苔藓、黏膜干燥、异常出血等情况。

2. 术前准备

(1)术前沟通:应向患者说明手术的目的、注意事项及预后,说明需要从口唇部位获取黏膜植片的必要性,术后护理的要点,解除患者焦虑情绪,并对术后疗效有正确的心理预期。

(2)术前眼部准备:应控制患眼炎症,冲洗泪道,并用抗生素溶液冲洗结膜囊。

(3)口腔准备:术前 1 天氯己定含漱液充分漱口至少 3 次以上,充分刷牙。

(二) 黏膜植片的手术获取步骤

1. 手术室准备 患者局部麻醉或全身麻醉,全身麻醉患者更容易接受也利于手术操作。全身麻醉时气管插管应选择鼻插,应备有吸引器以随时吸净唾液。

2. 面部消毒 消毒范围应扩大至两侧颈部,口腔黏膜局部通常应进行二次消毒。

3. 取材设计 测量结膜缺损区的大小,因唇黏膜和颊黏膜游离后有自发性收缩特点,故画线应在病灶缺损大小的基础上扩大 20% 左右。

4. 取材方法 以全身麻醉下取唇黏膜为例,助手以两手拇指拉紧下唇,使术区充分暴露。若取颊黏膜,可用张口器将口撑开。用亚甲蓝或龙胆紫在黏膜表面画线,唇黏膜切取部位注意不超过唇黏膜与唇皮肤移行区,并避开唇系带(图 8-2A)。

5. 局部麻醉 全身麻醉情况下,可用利多卡因或生理盐水(可加入肾上腺素)做黏膜浅层注射,使黏膜呈板状硬以利于分离。局部按摩,使黏膜表面光整。

6. 徒手切取法 用刀片沿亚甲蓝线切开黏膜,用镊子或血管钳夹住黏膜片的前端,用眼科剪将唇腺与唇黏膜分离;取颊黏膜时应注意将颊黏膜与颊肌纤维分开。从植片的边缘开始分离,弯剪应紧贴黏膜下方水平缓慢分离,以免失误造成植片穿孔或太厚。若取中厚唇黏膜植片,则须注意保护黏膜下层的神经纤维(图 8-2B)。

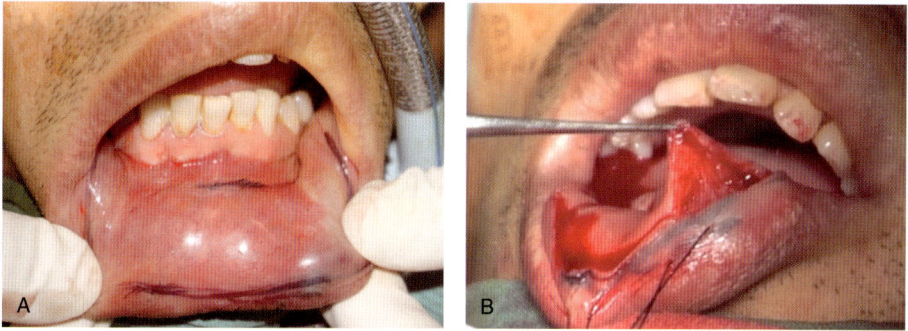

图 8-2 唇黏膜植片的手术获取
A. 用亚甲蓝标记唇黏膜切取范围;B. 徒手切取唇黏膜。

7. 黏膜刀切取法 将黏膜切取刀刻度调整在 0.3mm 处,以 40°~45° 角进入黏膜,切开黏膜后,用两把血管钳夹住黏膜片两角,直至达到所需大小。退出黏膜切取刀,用剪刀剪下黏膜片。

8. 创面充分止血后的处理

(1)简单包扎:创面敷凡士林纱布,在唇内面对应的外侧皮肤处用纱布向齿面加压包扎。

(2)创面修复:先将生物修复膜在生理盐水中浸泡 1 分钟,按黏膜创面大小裁剪,用丝线或可吸收缝线将生物修复膜与创面周围黏膜缝合(图 8-3)。以凡士林纱布覆盖并加压包扎。

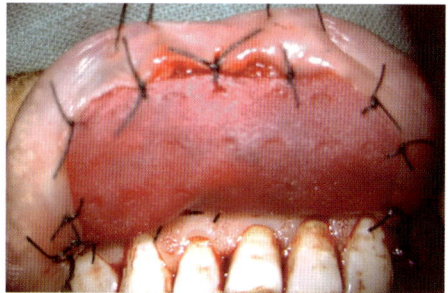

图 8-3 生物修复膜修补唇黏膜供区

9. 黏膜植片的处理 将植片平铺

于示指腹,用眼科弯剪修剪黏膜下组织,使植片更平整更薄。完成后将植片在生理盐水中浸泡待用。

四、口腔黏膜移植的应用

口腔黏膜含有丰富的血管结构,表面柔软湿润、不角化,上皮生长快且有自洁功能,移植后与巩膜创面在短时间内可贴紧,容易成活,很少发生感染,移植后的颜色和厚度均十分接近正常结膜上皮,是理想的结膜替代物。口腔黏膜也广泛用于泌尿道手术,如尿道成形术。

口腔黏膜切取方便,来源相对广泛,切取后供区瘢痕不明显,故临床上多用于结膜缺损的修补、睑球粘连、结膜囊狭窄、眼窝再造等,亦有国内学者用于化学烧伤后巩膜融解的修补[9]。其他结膜替代物还有鼻黏膜、羊膜、皮片和皮瓣、脱细胞真皮。研究证实,用脱细胞真皮进行结膜囊成形相较于自体唇黏膜移植,脱细胞真皮组织血管化的时间更长且瘢痕挛缩的程度更明显[10]。

结膜缺损常发生在睑球粘连解除后,对于轻度睑球粘连,切除瘢痕后局部缺损区通过自体结膜瓣滑行、换位即可获得良好效果。若换位或滑行不能矫正结膜的缺损,亦可采用同侧或对侧眼的自体结膜瓣游离移植术。当结膜缺损范围直径超过 2~3cm 时,依靠自体结膜移行无法进行充分修复,则需要结膜替代物移植来修补结膜缺损区,首先考虑自体唇黏膜移植。重度睑球粘连常伴随结膜穹隆部完全消失,此时应行结膜穹隆部再造[11],自体唇黏膜也是首选。此外,瘢痕性眼表疾病导致的睑缘角化、乱睫等也可应用自体唇黏膜移植重建睑缘。

(一)唇黏膜移植睑缘重建术(附手术视频:二维码 8-1)

1. 手术适应证　热灼伤或化学伤所致的睑内翻、倒睫;严重瘢痕性沙眼所致倒睫;干燥综合征、Stevens-Johnson 综合征、眼瘢痕性类天疱疮所致的睑缘角化、睑内翻、乱睫;其他原因引起的睑缘组织缺损。

2. 手术步骤(图 8-4)

(1)麻醉:近眼睑边缘部浸润麻醉,用护板在睑结膜面支撑眼睑并保护角膜。

(2)组织切开:用 11 号刀片在睑缘病变或缺损处和健康睑结膜的交界处切开,深度 2~3mm,长度为睑缘组织病变或缺损的长度,缺损两端做 1mm 垂直切口,分离周围睑结膜。

二维码 8-1　视频
唇黏膜移植睑缘
重建术

(3)取材:切取唇黏膜植片,长度与宽度超出创面 20%,小创面无须缝合,敷凡士林纱布后包扎即可。

(4)唇黏膜植片修剪及缝合:唇黏膜植片修剪平整,将植片上缘与切口上唇皮肤、轮匝肌做连续缝合,唇黏膜植片的下缘与切口下唇结膜及睑板做连续

缝合。

（5）术后处理：术毕用抗生素眼膏涂抹睑缘及结膜囊，用纱布及绷带加压包扎。

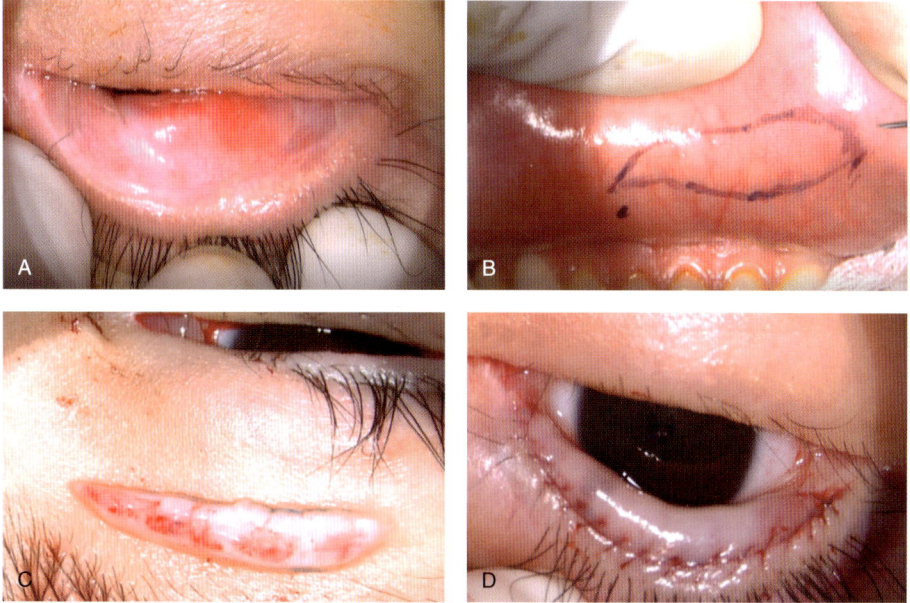

图 8-4　唇黏膜移植睑缘重建术
A. 术前睑缘角化；B. 取患者自体唇黏膜；C. 对唇黏膜进行修剪；
D. 去除角化睑缘后缝合唇黏膜。

（二）唇黏膜移植结膜穹隆部再造术（图 8-5）

1. 手术适应证　广泛性睑球粘连或闭锁性睑球粘连，眼球形态结构正常，视功能良好，且眼睑结构基本正常。

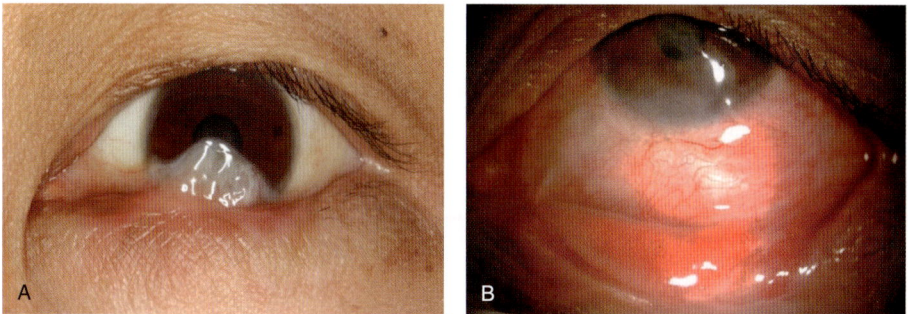

图 8-5　睑球粘连行唇黏膜移植下穹隆部再造术前（A）与术后（B）
A. 术前眼表外观；B. 术后眼表外观。

2. 手术步骤

(1)粘连组织分离：显微镜下仔细分离眼球表面的粘连组织,切除瘢痕组织,沿巩膜表面向周围分离,使眼球各方向运动自如,下方可分离至眶缘,上方不必分离至眶缘,以免损伤提上睑肌。对角膜和球结膜粘连组织进行分离时须仔细逐步进行,防止角膜穿孔或巩膜损伤。

(2)唇黏膜植片制备：根据穹隆部结膜缺损大小切取唇黏膜,并修剪植片厚度。

(3)手术操作：先用羊膜或自体结膜修补球结膜缺损处,再将唇黏膜植片固定在直肌两侧赤道部浅层巩膜上,然后固定其余部分在浅层巩膜上。用6-0或8-0可吸收线将唇黏膜植片和周围残余睑结膜做间断缝合。

(4)穹隆部再造：为了加深穹隆部,可在穹隆深处做2~3对褥式缝线,缝线从穹隆部黏膜面穿出,经眶缘骨膜从皮肤面穿出,垫以小棉片并结扎;或于结膜囊内置入中央孔直径13~14mm的环形透明眼模,查看植片是否平整,上下睑能否完全闭合,修整植片大小,再与内外眦睑部皮肤缘缝合。

(5)术后处理：术毕涂抗生素眼膏,绷带加压包扎。

(三) 结膜囊成形术（附手术视频：二维码 8-2）

通过手术治疗结膜囊狭窄或闭锁,恢复正常大小的结膜囊,为义眼片佩戴创造条件。

二维码 8-2　视频
唇黏膜移植联合羊膜移植＋结膜囊成形术

1. 手术适应证　结膜囊狭窄或结膜囊闭锁,义眼无法置入者。

2. 手术步骤（图 8-6）

(1)术前麻醉：局部麻醉或全身麻醉,全麻须做鼻插管。

(2)上穹隆部形成：水平方向切开球结膜。如结膜残留较多,做中间水平切开;如结膜残留少,则切口偏向下方,尽量由原来的结膜构成上穹隆部。

(3)结膜下组织分离：切开结膜后,在结膜下向上、下穹隆及内外眦分离,向上分离时掌握好深度,以免损伤提上睑肌;向下及内、外眦部结膜下分离可达眶缘。

(4)组织分离注意事项：对眼窝凹陷先期进行羟基磷灰石(HA)眼座植入者,分离时注意不要暴露眼座;如术中眼座暴露,应用周围软组织覆盖眼座,不要将唇黏膜直接移植于眼座上。

(5)瘢痕组织切除：尽可能将瘢痕切除,特别是眶底部瘢痕一定要清除干净,否则术后下穹隆部不易形成,但应尽可能多地保留健康组织,以减少术后出现眶区凹陷。

(6)唇黏膜移植：充分压迫止血后,根据结膜缺损的面积切取唇黏膜或颊黏膜并进行游离移植。黏膜下组织修整后置于结膜缺损处,用可吸收线间断缝合。

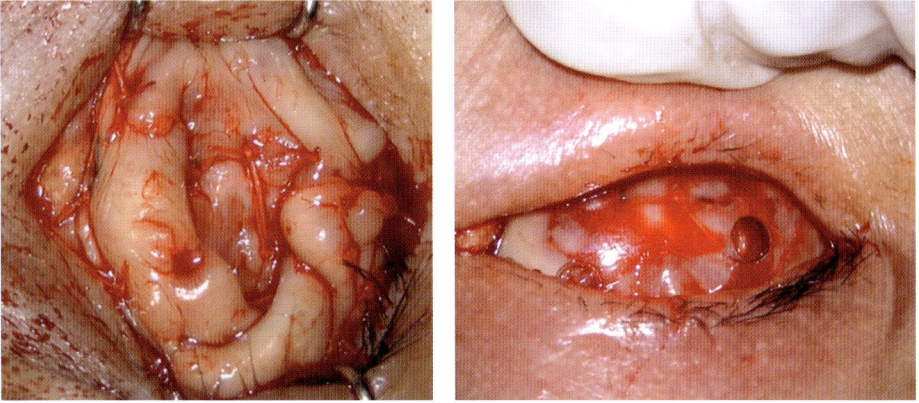

图 8-6　唇黏膜移植结膜囊成形术

（7）眼模置入：结膜囊内置入合适眼模。合适眼模的标准是使黏膜充分伸展，上、下穹隆部有足够深度，而上、下睑闭合时无张力。

（8）眼睑：于上下睑内中 1/3 及外中 1/3 交界处各做一睑缘融合术，也可做中央 1/3 睑缘融合术。

（9）术后处理：涂抗生素眼膏，绷带加压包扎。

由于唇黏膜取材大小有限，可应用唇黏膜联合颊黏膜进行全结膜囊成形术[12-13]。其手术方法和唇黏膜移植部分结膜囊成形术的手术方法基本相同，不同之处主要是黏膜修复和眼模置入的顺序。部分结膜囊成形术是将切取下的唇黏膜用 6-0 可吸收线直接缝合在结膜缺损处，然后将眼模置入结膜囊，最后行睑缘融合术。全结膜囊成形术是将取下的口腔黏膜先包裹在眼模上，黏膜上皮面向内，适当修剪后用 6-0 丝线或可吸收线缝合黏膜接合处，然后将包裹着眼模的黏膜囊置入眶内，最后做睑缘融合术。术后加压包扎，3~6 个月后行睑缘融合切开术，取出眼模，定配义眼。

五、口腔黏膜移植术术后处理

术后移植黏膜植片的继发性收缩与植床关系密切，曾多次接受手术或放射治疗的植床上移植后黏膜植片收缩明显，与局部瘢痕增生或血供减少有关[14]。除了术后定期复诊外，患者自身的护理和管理也至关重要，通过药物和加压包扎可一定程度减轻结膜瓣收缩的程度[15]。黏膜瓣的收缩通常在移植 3 个月后稳定。以下为口腔黏膜移植后的处理。

1. 口腔黏膜供区　嘱患者术后 1~2 周内每日使用氯己定含漱液漱口，术后前 2 天饮食以半流质为主，拆线前应进软食。口腔黏膜的缝线可于术后第 1~2 周内拆除。使用生物修复膜的口腔黏膜在术后 5~7 天即可长好，缺损区黏膜色泽和性状可恢复至正常;若不覆盖生物修复膜,可用凡士林纱布覆盖创面,待油纱自行脱落,一般7~10天后口腔黏膜上皮可重新覆盖缺损区。

2. 眼部护理

(1)睑缘重建术后:10~14天时可拆除睑缘和结膜缝线。术后1个月内每日换药并涂抗生素眼膏,防止黏膜瓣干燥,配合以人工泪液点眼;术后2周内可用含糖皮质激素的滴眼液或眼膏点眼,以减轻术后炎症反应。

(2)穹隆部再造术后:首次换药可待术后第2日,之后可持续加压包扎2周至1个月,每日换药。术后10~14天拆除上、下睑缘缝合皮肤的棉垫和缝线。每日用抗生素滴眼液或生理盐水冲洗结膜囊,采用抗生素眼膏或生长因子眼膏涂眼后加压包扎,注意眼部清洁。其间每月随访一次,未行睑缘融合的患者若发现结膜发生明显挛缩时,可于结膜瘢痕下注射倍他米松注射液。行睑缘融合者术后3~6个月后行睑缘融合切开术,取出薄壳眼模。

(3)结膜囊成形术后:术后1个月内每日换药并冲洗结膜囊,建议坚持用绷带加压包扎术眼。若睑缘缝合处张力大,可延长加压时间至2个月。术后3个月后行睑缘融合切开术,取出薄壳眼模,可佩戴义眼片。若在3个月内发生睑缘融合裂开,则须再次行融合术,并延长加压包扎时间。

六、结膜囊成形中薄壳的应用

薄壳,亦称眼模、眼模薄壳或薄壳义眼,形态与正常结膜囊一致,依据大小分为大、中、小等不同型号;依据薄壳上空隙的数量及大小分为单孔、双孔、环形薄壳(图8-7)。在结膜无缺损、结膜及结膜下瘢痕并不明显、结膜囊形状及上下穹隆部存在的结膜囊狭窄病例中,可直接应用薄壳进行扩张,纠正结膜囊狭窄,纠正过程中从小号薄壳植入开始,逐步替换为大号薄壳。在需要手术矫正的结膜囊狭窄病例中,薄壳主要用于植片移植后,结膜囊形成的过程中用以抵抗植片的自发性回缩并支撑上下结膜穹隆部的形成。

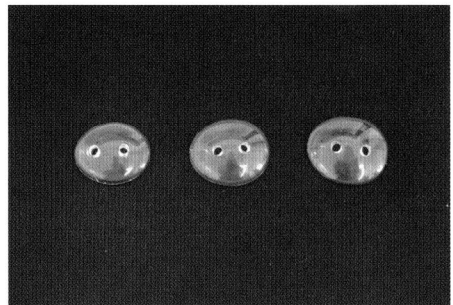

图8-7　三种大小的双孔薄壳

七、典型病例

病例:患者,男,46岁,左眼酸烧伤后行角膜穿孔修补术+部分睑缘融合术后4个月余,左眼球萎缩,睑球粘连。

专科检查:右眼矫正视力0.8,左眼视力仅存颞上方弱光感。左眼窝凹陷,睑缘部分呈融合状态,睑裂缝隙中可见睑球粘连及左眼球萎缩。

诊断: 左眼睑球粘连,左眼结膜囊狭窄,左眼眼球萎缩,左眼角膜穿孔修补术后,左眼酸烧伤。

治疗方案: 全身麻醉下行左眼唇黏膜移植结膜囊成形术 + 睑缘融合术。术后 3 个月再次行左眼睑缘融合切开术。

术后随访: 结膜囊成形 3 个月后行睑缘融合切开术,冲洗结膜囊,见左眼上下穹隆深度尚可,上方及下方唇黏膜植片呈粉红色,表面润泽平滑,结膜无明显充血。患者术后 6 个月时复诊,结膜穹隆部深度可,无明显瘢痕增生,佩戴义眼片效果满意(图 8-8)。

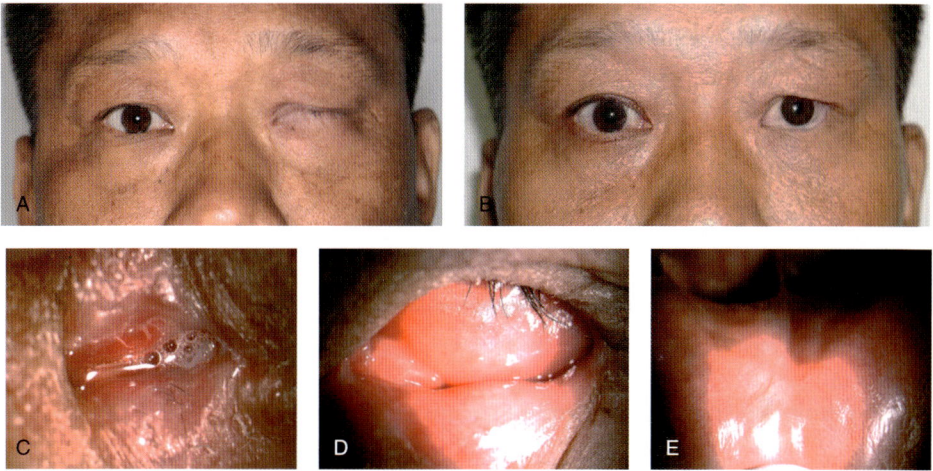

图 8-8 左眼唇黏膜移植结膜囊成形术病例
A. 术前左眼外观;B. 左眼术后佩戴义眼片外观;C. 术前睑裂处可见严重睑球粘连;
D. 术后结膜穹隆部深度合适;E. 供区唇黏膜恢复良好。

病例分析: 该病例因重度酸烧伤行角膜穿孔修补术,术后眼球萎缩,睑球粘连,为改善外观行睑球粘连分离结膜囊成形术,术后佩戴义眼片,因粘连范围较大,结膜缺损区需用较大黏膜植片进行修补。该患者唇黏膜可取范围相对充足,黏膜表面平滑,色泽润泽,呈淡红,为最接近结膜性状的结膜替代物,自身供体来源不存在免疫排斥问题,是结膜囊成形术的最佳选择。用唇黏膜移植行结膜囊成形术后,须在结膜囊中植入眼模进行支撑,防止黏膜收缩,同时须做部分睑缘融合,若无有效的对抗收缩措施将导致手术失败。如术后睑缘融合早期裂开,则须尽快再次行睑缘融合术。

(张嘉莹 李 瑾 傅 瑶)

参 考 文 献

［1］于世凤. 口腔组织病理学. 7 版. 北京: 人民卫生出版社, 2012.

［2］CHEN J, AHMAD R, LI W, et al. Biomechanics of oral mucosa. J R Soc Interface, 2015, 12 (109): 20150325.

［3］SATO T, HARA T, MORI S, et al. Threshold for bone resorption induced by continuous and intermittent pressure in the rat hard palate. J Dental Res, 1998, 77 (2): 387-392.

［4］SATAKE Y, HIGA K, TSUBOTA K, et al. Long-term outcome of cultivated oral mucosal epithelial sheet transplantation in treatment of total limbal stem cell deficiency. Ophthalmology, 2011, 118 (8): 1524-1530.

［5］UTHEIM TP. Concise review: Transplantation of cultured oral mucosal epithelial cells for treating limbal stem cell deficiency-current status and future perspectives. Stem Cells, 2015, 33 (6): 1685-1695.

［6］李冬梅. 眼整形美容外科图谱. 2 版. 北京: 人民卫生出版社, 2016.

［7］HENDERSON HW, COLLIN JR. Mucous membrane grafting. Dev Ophthalmol, 2008, 41: 230-242.

［8］TEO L, WOO YJ, KIM DK, et al. Surgical outcomes of porcine acellular dermis graft in anophthalmic socket: Comparison with oral mucosa graft. Korean J Ophthalmol, 2017, 31 (1): 9-15.

［9］WANG S, TIAN Y, ZHU H, et al. Tenonplasty combined with free oral buccal mucosa autografts for repair of sclerocorneal melt caused by chemical burns. Cornea, 2015, 34 (10): 1240-1244.

［10］刘静, 廖洪斐. 结膜囊成形术的研究进展. 中国实用眼科杂志, 2006, 24 (11): 1108-1111.

［11］李瑾, 林明, 傅瑶, 等. 羊膜和唇黏膜联合自体角膜缘移植重建眼表热化学烧伤后结膜穹窿的疗效观察. 上海交通大学学报 (医学版), 2011, 31 (8): 1061-1064.

［12］傅瑶, 范先群, 李瑾, 等. 羊膜、自体唇黏膜和结角膜缘移植治疗严重睑球粘连. 中国实用眼科杂志, 2007, 25 (2): 187-189.

［13］TREVOR K, RONALD M. Shared buccal mucosal graft for simultaneous repair of severe upper and lower eyelid cicatricial entropion. Orbit, 2016, 35 (1): 24-28.

［14］杨朝忠, 耿燕, 姚晓明. 眼表移植学. 北京: 军事医学科学出版社, 2007.

［15］BRAIN L. Oculoplastic surgery. Manchester, UK: Martin Dunitz Ltd, 2002.

第九章 硬腭黏膜移植

一、硬腭黏膜的解剖与组织结构

口腔的上腭包括硬腭及软腭,其中前 2/3 是硬腭,后 1/3 是软腭。硬腭由上颌骨腭突及腭骨的水平板共同组成,其表面覆盖的软组织为硬腭黏膜,呈浅粉红色,质地较坚挺(图 9-1)。硬腭黏膜表面的角化层较厚,以正角化为主,固有层结缔组织致密。根据有无黏膜下层可将硬腭黏膜分为牙龈区、中间区、脂肪区和腺区四部分。牙龈区和中间区无黏膜下层,其固有层与骨膜紧密相连;脂肪区和腺区有黏膜下层,胶原纤维将脂肪和腺体分成若干形状各异、大小不一的小隔。

硬腭的前方正中有切牙乳头,乳头上皮下是致密的结缔组织,其中有退化的鼻腭管的口腔部分,为一条盲管,长度不定,内衬假复层柱状上皮。上皮内有许多杯状细胞,同时有黏液腺体开口至此管腔内。硬腭前方侧部有黏膜皱襞,即腭皱襞,其隆起部分由固有层致密结缔组织组成。在中间区即腭中缝的固有层内偶可见上皮珠,在切牙乳头处更常见,细胞在此呈同心圆状排列,中央易发生角化,是腭突胚胎融合时残留的上皮。腭大孔位于上颌第三磨牙腭侧,有血管及腭大神经通过,走行于黏膜下层,并向内、外侧发出分支,供应和支配舌侧牙龈黏膜及后部硬腭黏膜。

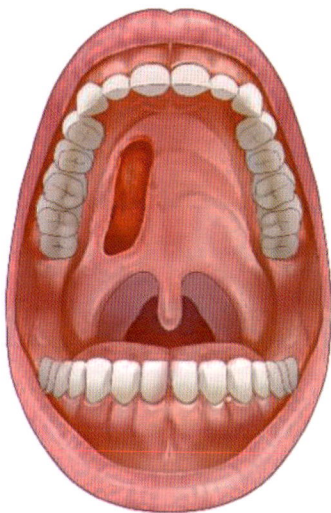

图 9-1 硬腭黏膜的定位示意图
图示硬腭黏膜所处解剖位置。

硬腭黏膜属于咀嚼黏膜,由上皮层、固有层和黏膜下层组成。上皮层为角化上皮,与皮肤类似,上皮下的结缔组织为固有层,相当于皮肤的真皮层,上皮和结缔组织通过基底膜连接。固有层中的胶原纤维粗大,结缔组织乳头长而窄,排列紧密,其中弹性纤维少,故较坚挺且弹性较弱(图 9-2)。

二、硬腭黏膜的修复作用

硬腭黏膜可作为睑板结膜的替代组织用于眼睑后层的重建。睑板结膜缺

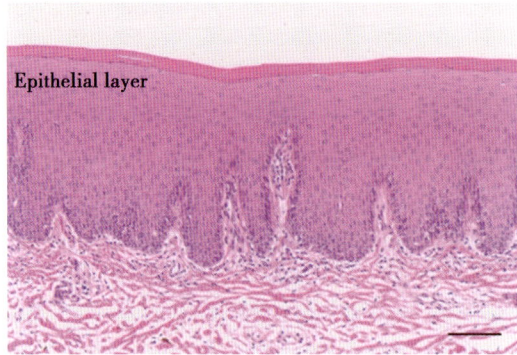

图 9-2　硬腭黏膜的组织病理图（苏木精 - 伊红染色,标尺：100μm）
可见较厚的角化上皮及上皮下纤维组织；epithelial layer：上皮层。

损常见于眼睑外伤或由于肿瘤侵犯睑板行手术切除所致的睑板缺损。睑板是眼睑的支架组织,在维护眼睑形态、保护眼球安全方面发挥重要作用[1],严重的睑板缺损会导致眼睑闭合不全,致使角膜长期外露,最终引发暴露性角膜炎或角膜溃疡,愈合后形成角膜白斑,影响视力,严重时可致眼球穿孔、视力严重受损并致盲[2]。修复睑板结膜缺损多用自体睑板结膜[3]、异体巩膜[4]、异体睑板[5]、鼻中隔软骨、耳郭软骨等组织,但这些组织均有各自的局限性,如自体睑板结膜组织来源少,再生能力差,术后也可能出现移植后睑板挛缩,眼睑内、外翻等后遗症;异体睑板保存难度大,移植后易发生免疫排斥反应;鼻中隔黏膜来源少,取材难度高,修复睑板时易导致眼睑形态僵硬、活动度较差及眼睑增厚等并发症;巩膜及耳软骨的厚度虽然与睑板类似,但睑板的缺损通常伴随睑结膜的缺损,而巩膜及耳软骨没有黏膜层。自体硬腭黏膜因对睑板结膜有较好的替代性逐渐用于临床。硬腭黏膜上皮为复层鳞状上皮,黏膜内含有小腺体,其分泌的黏液可使黏膜保持光滑湿润状态。上皮下结缔组织为固有层,其中胶原纤维粗大,结缔组织乳头长而窄,排列紧密且规律,弹力纤维少,较坚挺而弹性小,密度及硬度与睑板相似。所以,硬腭黏膜移植不仅可以修补黏膜衬里,也可代替睑板起到支架作用,术后收缩程度较其他替代组织小,且取下的硬腭黏膜瓣为自体组织,排斥反应小,术后黏膜面逐渐结膜化,对眼球无刺激,供区术后并发症少,恢复迅速,1周即可修复,且可重复取材,所以硬腭黏膜移植片是睑板结膜缺损修复材料中的理想供体。

　　硬腭黏膜移植进行眼睑缺损的重建修复最早由 Siegel 教授[6]在 1985 年报道,随后硬腭黏膜移植术用于多种眼表疾病的治疗,包括外伤或者肿瘤切除导致的眼睑全层或后层缺损[2,7-9]、先天性眼睑缺损如眶面裂等、Stevens-Johnson 综合征引起的瘢痕性睑内翻和倒睫[10-13]、各种病因引起的顽固性眼睑退缩[14-15]及面神经瘫痪[16]等的治疗、修复或重建,在手术中作为睑板的替代组织,重建眼睑后层,取得了较好的手术效果。

三、硬腭黏膜的制备技术

硬腭黏膜是目前应用较为广泛的睑板结膜替代物,主要用于眼睑后层组织缺损的修复。供体黏膜通常取自中线及齿龈嵴之间,植片位于腺区内、腭大孔前方。供体黏膜切取时应尽量靠外侧,因为外侧黏膜较内侧厚。因为腭大动脉断端连接翼腭管,手术中应注意避免损伤腭大动脉,否则可能出现迁延性出血。目前临床上较为方便、安全的硬腭黏膜获取方式为利用剥离子分离硬腭黏膜。

(一)硬腭黏膜移植术前检查与准备

1. 术前检查

(1)病史:术前应详细询问疾病的病因、外伤史、手术史、治疗恢复情况;询问全身情况,如有无高血压、糖尿病、自身免疫性疾病病史及是否为瘢痕体质等。若已有口腔和眼睑手术史,应仔细询问手术方式及术后护理、产生瘢痕挛缩的时间等。

(2)眼科检查:检查患眼视力、眼压,详细检查角膜是否有暴露性角膜炎;注意确定眼睑病变的位置、大小、面积,以及毗邻组织的健康状况,以正确评估所需硬腭黏膜植片的形状和面积。

(3)口腔检查:检查是否存在口腔溃疡、扁平苔藓、黏膜干燥、异常出血等情况。

2. 术前准备

(1)术前沟通:术前应向患者说明手术目的、注意事项及预后,说明需要从上颚部位获取黏膜植片的必要性,简要说明术后护理事项,解除患者焦虑情绪,使患者对术后疗效有正确的心理预期。

(2)术前眼部准备:应控制患眼炎症,冲洗泪道,并用抗生素滴眼液冲洗结膜囊。

(3)口腔准备:术前1天氯己定含漱液充分漱口至少3次以上。

(二)硬腭黏膜植片的手术获取步骤

1. 麻醉　患者局部麻醉或全身麻醉,后者患者更容易接受也利于术者操作。全身麻醉时气管插管应选择鼻插。应备有电刀和吸引器,用于止血和吸除切取黏膜时的出血。

2. 术区消毒　面部消毒范围应扩大至两侧颈部,口腔局部常规消毒,用张口器将口尽量撑大,充分暴露术区,暴露的口腔及硬腭局部再次消毒。

3. 植片测量　测量睑板缺损范围,根据睑板缺损大小和形状在口腔上腭的腭中线旁用亚甲蓝画出须切取的植片形状和大小(通常需要比缺损区大1~2mm[6]),注意避开腭大孔。

4. 局部麻醉　取 2% 利多卡因与 0.75% 布比卡因等量混合液 5mL 硬腭黏膜下注射麻醉,沿亚甲蓝画线切开硬腭黏膜达骨膜,并用剥离子分离黏膜下组织,取下硬腭黏膜植片后黏膜下创面彻底止血,覆盖碘仿纱条或凡士林油纱,缝合固定并加压压迫。

5. 植片制备　修剪硬腭黏膜植片,清除其下的组织和腺体,置于生理盐水中浸泡备用,为了维持眼睑的正常功能和外观,硬腭黏膜植片以 1.5mm 厚度为宜[17](图 9-3)。

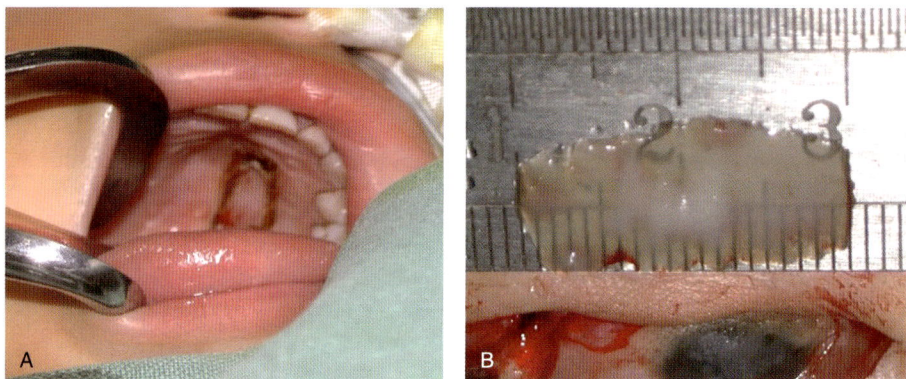

图 9-3　硬腭黏膜植片制备过程图

A. 暴露口腔,硬腭部消毒,参考缺损大小利用亚甲蓝画线,硬腭黏膜下麻醉,切取合适大小的硬腭黏膜,硬腭部止血包扎;B. 修剪硬腭黏膜植片,清除其下的组织和腺体。

四、硬腭黏膜缝合技巧

硬腭黏膜有一定的密度及韧性,与睑板相似,表面覆盖黏膜柔软湿润,而且自体取材切取方便,来源相对广泛,切取后供区瘢痕不明显,故临床上多用于睑板结膜缺损的修复或重度睑内翻退缩的矫正。

(一)睑板结膜缺损的修复

1. 适应证　外伤或者眼肿瘤术后引起的眼睑全层或后层缺损;先天性眼睑缺损。

2. 缝合技巧　睑板缺损区修剪为矩形,将取下的硬腭黏膜植片置于缺损区,黏膜面朝向眼球,以 6-0 或 8-0 可吸收缝线将植片缝合于植床。上睑缺损修复者将植片上端与提上睑肌断端缝合。如有残存睑板或结膜,则可将硬腭黏膜与睑板或结膜残端缝合,两侧与睑板断端缝合。下睑缺损者可将硬腭黏膜下端与下睑缩肌及结膜断端缝合(图9-4)。如为睑板全长缺损,则在内、外眦处将硬腭黏膜分别缝合于内眦鼻骨骨膜和外眦眶缘骨膜,使硬腭黏膜植片牢固地固定于缺损创面。

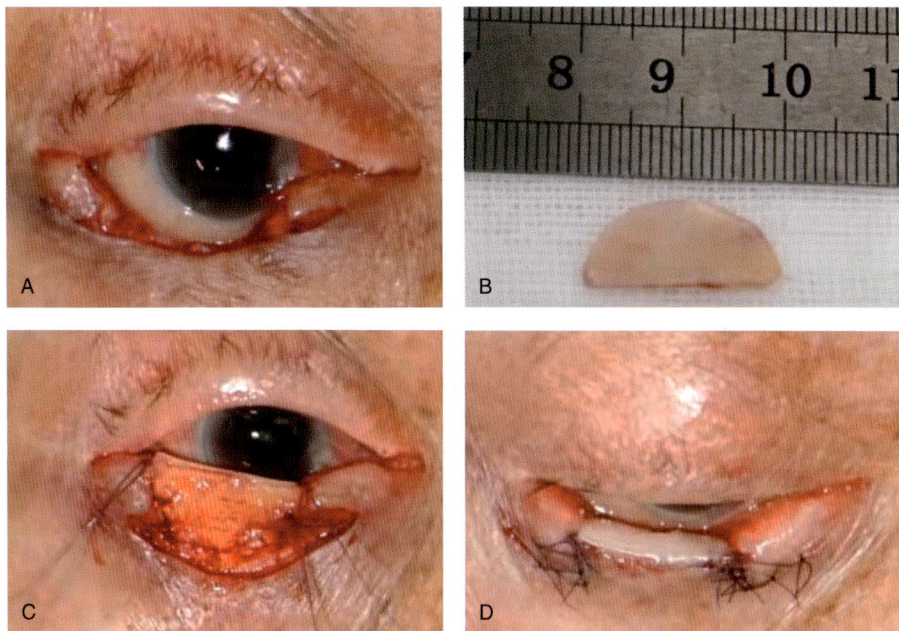

图 9-4　硬腭黏膜植片修复眼睑缺损的手术步骤
A. 暴露睑板缺损区域; B. 修剪硬腭黏膜植片; C. 6-0 可吸收线将
硬腭黏膜植片缝合于植床; D. 睑缘处与滑行皮瓣上缘缝合。

(二) 睑内翻退缩的矫正

1. 适应证　瘢痕性眼表疾病引起的睑内翻倒睫等;外伤或者手术(眼睑肿瘤切除)等引起的顽固性眼睑退缩。

2. 缝合技巧　对于化学伤致眼睑内翻、倒睫或眼睑退缩者,术中局部浸润麻醉后沿灰线切开,分离眼睑前、后层,将睑板向上推进,用取下的硬腭黏膜植片修复缺损处。将硬腭黏膜一端与睑板下缘缝合,另一端与眼睑皮肤缝合。注意黏膜植片须略超过皮肤,以避免皮肤内卷刺激角膜[18]。

五、硬腭黏膜移植术后护理与转归

硬腭黏膜移植术后黏膜的继发性收缩是较为常见的问题,除了术后定期复诊,患者自身的护理也至关重要,通过药物和加压包扎可一定程度减轻结膜瓣收缩程度。黏膜瓣的收缩通常在移植后 3 个月呈稳定状态。以下为硬腭黏膜移植术后护理方法。

1. 硬腭黏膜供区　嘱患者术后1~2周内每日使用氯己定含漱液漱口,术后前2天饮食以半流质为主,拆线前进软食。硬腭黏膜的缝线可于术后第7天拆除,拆线后注意取走碘仿纱条或油纱。

2. 眼部护理　眼睑重建术后7~10天可拆除眼睑缝线。术后1个月内每日换药并涂抗生素眼膏,防止黏膜瓣干燥,配合使用人工泪液;术后2周内局部可使用含糖皮质激素的滴眼液或眼膏,以减轻术后炎症反应。

据文献报道,在硬腭黏膜移植重建眼睑术后半年,黏膜植片在眼表基本趋于稳定状态。有研究者在裂隙灯显微镜下观察到大部分硬腭黏膜植片色淡红,较正常结膜色淡、质硬,与眼球贴附良好,且与残余睑板及结膜对合良好,两者相接处界限分明而平滑;激光扫描共聚焦显微镜检查可见位于睑缘的硬腭黏膜上皮层中的细胞结构较为混乱,夹杂有炎性细胞及部分激活的上皮细胞,而位于睑板中部的硬腭黏膜上皮层的细胞结构较睑缘部的上皮细胞结构清晰,排列规则,细胞边界清晰,几乎没有细胞激活现象及炎性细胞;同时光学显微镜观察硬腭黏膜移植半年后上皮无明显角化,上皮层结构无明显改变,可见少量杯状样细胞,上皮嵴平坦,钉突和乳头均不明显,胶原纤维排列较整齐致密,可见成纤维细胞、新生血管和少量淋巴细胞,未见异物巨细胞[19]。

六、典型病例

病例:患者,女,3岁,出生后发现右眼上睑缺损伴睑球粘连。

专科检查:视力检查不配合,右眼上睑中部及内侧睑缘睑板缺损,眼睑闭合不全,上方睑球粘连,角膜混浊,结膜轻度充血水肿,指测眼压 T_n。

诊断:变异型隐眼,右眼上睑缺损、睑球粘连。

治疗方案:右眼睑球粘连分离术 + 硬腭黏膜移植术 + 自体结膜移植术。

手术步骤:首先充分分离右眼粘连组织,解除眼球运动受限问题,皮肤肌肉做滑行肌皮瓣以修复眼睑前层缺损;测量眼睑后层睑板结膜缺损范围,同时消毒口腔内上硬腭处组织,根据睑板结膜缺损范围行亚甲蓝画线标记,硬腭黏膜下注射麻醉药物,用剥离子分离硬腭黏膜,伤口处放入油纱布,缝线固定,修剪剥离的硬腭黏膜,将其移植于上睑的睑板结膜缺损处,取下方球结膜并将其移植于上方球结膜缺损处。

术后随访:右眼上睑形态良好,睑缘完整,硬腭黏膜植片存活良好,与周围结膜及睑板对合良好,结膜无明显充血,角膜轻度混浊。术后1年眼睑形态良好,眼睑闭合可,睑球粘连无复发(图9-5)。

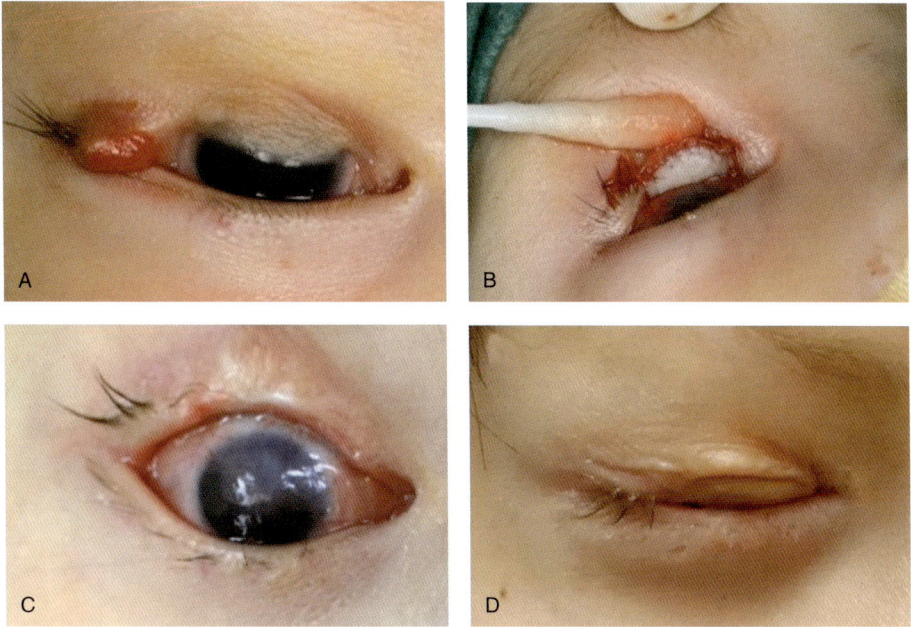

图 9-5　变异型隐眼眼睑重建术前与术后

A. 术前可见上睑睑缘睑板结膜缺损；B. 术中用硬腭黏膜移植替代睑板结膜；

C. 术后 1 年患儿上睑结构基本完整，形态良好；D. 术后患儿眼睑闭合可。

（陈良波　邵春益　傅　瑶）

------- 参 考 文 献 -------

［1］侯捷, 何剑峰. 自体硬腭黏膜移植修复眼睑缺损的临床观察. 广西医科大学学报, 2015 (1): 127-128.

［2］CHENG JX, ZUO L, HUANG XY, et al. Extensive full-thickness eyelid reconstruction with rotation flaps through "subcutaneous tunnel" and palatal mucosal grafts. Int J Ophthalmol, 2015, 8 (4): 794-799.

［3］YANG R, WANG F, SUN N. Application of fresh amniotic membrane transplantation in treatment of stenosis of conjunctival sac. Zhongguo Xiu Fu Chong Jian Wai Ke Za Zhi, 2004, 18 (4): 277-280.

［4］KWITKO S, MARINHO D, BARCARO S, et al. Allograft conjunctival transplantation for bilateral ocular surface disorders. Ophthalmology, 1995, 102 (7): 1020-1025.

［5］NAUMANN GO, LANG GK, RUMMELT V, et al. Autologous nasal mucosa transplantation in severe bilateral conjunctival mucus deficiency syndrome. Ophthalmology, 1990, 97 (8):

1011-1017.

［6］ SIEGEL RJ. Palatal grafts for eyelid reconstruction. Plast Reconstr Surg, 1985, 76 (3): 411-414.

［7］ 史俊虎, 刘杉, 白萍, 等. 自体游离硬颚黏膜重建眼睑的效果观察. 中国组织工程研究, 2017, 21 (12): 1921-1925.

［8］ 韩新鸣, 郑永生, 孙强, 等. 硬腭黏膜游离移植在全层眼睑缺损修复中的应用. 中国美容整形外科杂志, 2014, 25 (9): 558-561.

［9］ WU J, QING Y, CEN Y, et al. Frontal axial pattern flap combined with hard palate mucosa transplant in the reconstruction of midfacial defects after the excision of huge basal cell carcinoma. World J Surg Oncol, 2018, 16 (1): 120.

［10］ SILVER B. The use of mucous membrane from the hard palate in the treatment of trichiasis and cicatricial entropion. Ophthalmic Plast Reconstr Surg, 1986, 2 (3): 129-131.

［11］ COHEN MS, SHORR N. Eyelid reconstruction with hard palate mucosa grafts. Ophthalmic Plast Reconstr Surg, 1992, 8 (3): 183-195.

［12］ MANNOR GE, MATHERS WD, WOLFLEY DE, et al. Hard-palate mucosa graft in Stevens-Johnson syndrome. Am J Ophthalmol, 1994, 118 (6): 786-791.

［13］ SWAMY BN, BENGER R, TAYLOR S. Cicatricial entropion repair with hard palate mucous membrane graft: Surgical technique and outcomes. Clin Exp Ophthalmol, 2008, 36 (4): 348-352.

［14］ CHO RI. Correction of recalcitrant cicatricial lower lid retraction and entropion with transverse tarsotomy and tarsoconjunctival flap. Ophthalmic Plast Reconstr Surg, 2019, 35 (1): 91-94.

［15］ LARSEN SD, HEEGAARD S, TOFT PB. Histological and clinical evaluation of the hard palate mucous membrane graft for treatment of lower eyelid retraction. Acta Ophthalmol, 2017, 95 (3): 295-298.

［16］ WEARNE MJ, SANDY C, ROSE GE, et al. Autogenous hard palate mucosa: The ideal lower eyelid spacer？ Br J Ophthalmol, 2001, 85 (10): 1183-1187.

［17］ 杨蕊, 杨建刚, 王峰, 等. 眼睑恶性肿瘤切除术后自体硬腭黏膜移植眼睑再造. 中国修复重建外科杂志, 2006 (5): 519-521.

［18］ 朱惠敏, 李政康, 孙英, 等. 硬腭黏膜移植修复眼睑后层缺损的疗效观察. 上海交通大学学报 (医学版), 2011 (8): 1065-1068.

［19］ 刘桂琴, 黎明, 应方徽, 等. 硬腭黏膜移植重建眼睑后层半年后硬腭黏膜的转归. 中国实用眼科杂志, 2013 (4): 430-432.

第十章 角膜缘移植

一、角膜缘的解剖与功能

角膜缘是一个血供丰富、富含神经和黑色素的特殊区域,位于角膜与结膜、巩膜交界处,其前界为球结膜上皮和角膜上皮移行处,即球结膜反折线;后界为角巩膜沟,即在前界之后 1.5mm 处可认出的眼球表面的一条微凹的浅沟(即角膜与巩膜弯曲的交界)[1]。角膜缘与角膜区分于 Bowman 膜的终止处,与结膜区分于角膜缘,不含杯状细胞[2]。角膜缘宽约 1mm,呈乳头状并以放射的方式排列,仅含有上皮层和基底层,上皮层细胞呈小圆柱状,不规则排列,超过 10 层。基底层为小圆柱状或立方形细胞形成的单层结构,与表面平行,在基底部的乳头构成特殊的"栅栏"(limbal palisades of Vogt)样上皮结构,其含有的角膜缘干细胞(LSCs)是角膜上皮再生的来源细胞(图 10-1)[3]。角膜表面结膜化、新生血管化、持续性或复发性角膜上皮缺损和眼表炎症、角膜瘢痕形成都是角膜缘干细胞缺乏(LSCD)的主要表现[4]。LSCD 是导致角膜透明性降低的主要原因之一,这种情况下,角膜缘移植术是唯一有效的治疗方法。

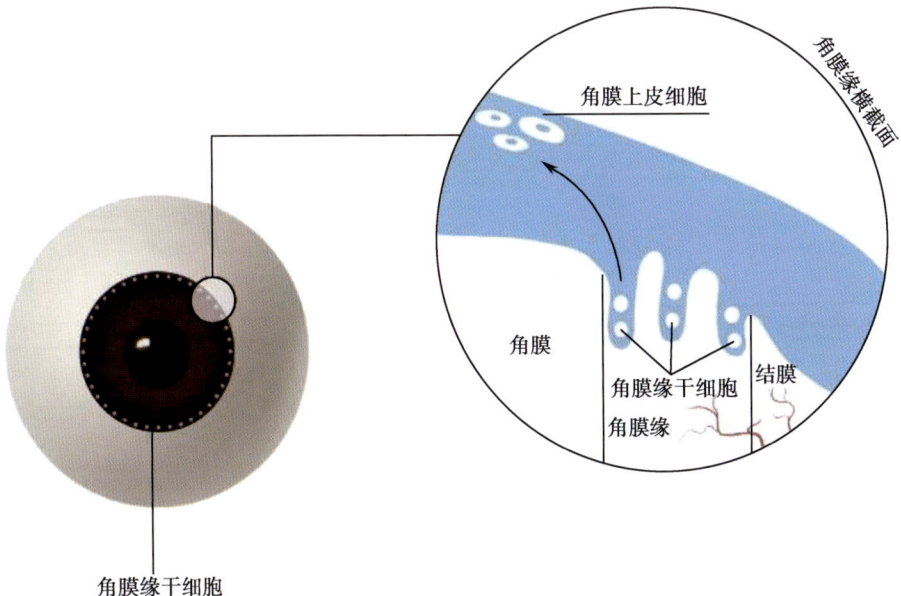

图 10-1　角膜缘解剖结构示意图

二、角膜缘移植术适应证与禁忌证

角膜缘移植术适用于所有需要健康角膜缘来稳定眼表的疾病。临床常见的主要适应证包括：①中、重度化学烧伤或热烧伤；②慢性接触性相关角膜上皮病；③假性翼状胬肉、翼状胬肉和复发性翼状胬肉；④ Terrien 边缘角膜变性；⑤慢性复发性角结膜炎；⑥眼瘢痕性类天疱疮；⑦ Stevens-Johnson 综合征；⑧多次角膜缘术后角膜表层瘢痕；⑨持久性角膜上皮缺损；⑩先天性无虹膜等[4-5]。

角膜缘移植术的禁忌证分为局部因素和全身因素。首先，全身性的、系统性的疾病如血糖控制不良的糖尿病、肝或肾功能不全、恶性肿瘤病史等，均会影响免疫抑制剂的应用效果，因此患有此类疾病的患者禁止行异体角膜缘移植术。局部的禁忌证具有相对性，如局部活动性炎症、严重干眼、潜在的角膜缘干细胞缺乏、眼睑异常等，如果这些疾病在术前可以治疗并改善，之后也可谨慎考虑行角膜缘移植术。其他禁忌证主要涉及供体来源问题和眼表损伤程度，如自体角膜缘移植术不适用于双侧严重眼表疾病者，单纯角膜缘移植术（simple limbal epithelial transplantation，SLET）也不适用于角膜缘干细胞缺乏伴结膜炎症和结膜瘢痕等严重结膜缺损者等。

三、角膜缘移植术前准备

（一）术前检查

1. 一般术前检查　术前应详细询问患者疾病的病因、家族史、外伤史、用药史、手术史等；详细检查全身情况，如有无高血压、糖尿病、自身免疫性疾病、感染、肿瘤以及是否为瘢痕体质等。若为异体角膜缘移植术（keratolimbal allograft，KLAL），应在 HLA 配型成功的基础上，检查有无全身应用免疫抑制剂的禁忌证。

2. 眼科检查　详细检查角膜缘病变的位置、大小、面积、病变累及深度，以及毗邻组织的情况，评估所需植片的形状和面积，制订可行的手术方案；眼表检查包括：①眼睑和睫毛的情况，有无眼球突出、眼睑闭合不全、倒睫，因为眼表暴露或者乱睫会导致眼表手术失败；②是否合并炎症，尤其是拟行异体角膜缘移植术的患者；③泪膜是否正常、有无干眼或者长期配戴角膜接触镜史；④眼表有无瘢痕和角化等。除了眼表检查外，术前还应测量眼压，因为异体角膜缘移植术和移植后所用的多种药物本身存在升高眼压的风险，而高眼压是导致失明的主要原因之一。若患者术前视力为指数及以下，还应检查光定位及色觉或激光视网膜视力[6]。结合其他实验室检查可进一步判断病情的严重程度，如眼前节光学相干断层扫描可定量评估病灶的范围及大小，协助制订手术方案；超声生物显微镜检查可明确前房、房角开放程度、晶状体及悬韧带的情况。

采用活体来源的供体植片进行移植时,还应详细检查供体眼情况,判断有无潜在角膜缘干细胞缺失、严重的干眼以及眼表明显角化等可能导致供体眼发生急性角膜缘干细胞缺乏的情况。

(二)术前准备

1. 术前沟通 应向患者说明手术方式、注意事项、并发症和预后,说明自体角膜缘移植或者异体角膜缘移植的必要性,并获得患者的书面知情同意。

2. 术前局部异常的纠正 手术前,应最大程度获得稳定的眼表,如术前须矫正眼睑闭合不全、睑内翻、睑外翻、倒睫和乱睫等导致角结膜暴露的因素,治疗并控制眼表炎症,异体角膜缘移植术前可先用一段时间的免疫抑制剂,最大程度地矫正严重干眼、青光眼及眼表角化等异常。总之,术前应尽可能为植片提供存活和生长的适宜环境,提高移植手术成功率。

四、角膜缘移植手术分类

从 1964 年 Barraquer 等[7]首次提出将健康眼角膜缘组织移植到患眼可改善眼表的概念起,角膜缘移植手术技术就不断地改进及优化。目前一些角膜缘移植手术方式因供体来源不同及角膜缘联合移植的组织不同而异,但各种方式的目的相同,即在不影响供体健眼的情况下(尸体来源的供体无须考虑)为患眼表面提供一种新的上皮来源,以帮助患者重建眼表。根据 Holland 和 Schwartz 等[8]的建议,角膜缘移植术分类如下(表 10-1)。

表 10-1 角膜缘移植手术分类

手术名称	英文缩写	移植组织
自体角膜缘移植术	KLAU	角膜缘 / 角膜
单纯角膜缘移植术	SLET	角膜缘
异体角膜缘移植术	KLAL	角膜缘 / 角膜
自体结膜角膜缘移植术	CLAU	角膜缘 / 结膜
尸体结膜角膜缘移植术	c-CLAL	角膜缘 / 结膜
亲属活体结膜角膜缘移植术	Lr-CLAL	角膜缘 / 结膜
非亲属活体结膜角膜缘移植术	Lnr-CLAL	角膜缘 / 结膜

五、自体角膜缘移植术

自体角膜缘移植术(KLAU)是将患者健眼的角膜缘组织移植到对侧患眼,这种方法可获取的角膜缘组织十分有限,并且单纯的角膜缘组织十分脆弱,移植操作过程十分困难。1997 年 Pellegrini 等[9]提出体外培养来源的角膜缘上皮移植术(CLET),即获取 2mm×2mm 大小的自体角膜缘供体进行体外扩增,再移植到受体眼。2012 年 Sangwan 等[10]又创建单纯角膜缘移植术(SLET),将获取的供体组织分成许多(8~15)小块,再均匀地黏放在羊膜上进行移植。迄今为止,SLET 治疗中、重度单眼角膜缘干细胞缺乏的效果非常显著,下面以 SLET 为例来详细介绍 KLAU。

(一) 适应证和禁忌证

SLET 的供体是自身健眼,所以此手术不适用于双眼角膜缘疾病的患者,并且在多数情况下,SLET 对单眼仅有部分干细胞缺乏患者的治疗效果更佳,其最大的优点是不存在免疫排斥反应,因此无需考虑免疫抑制剂使用的禁忌证。严重眼表疾病并伴有急性炎症者是 SLET 的相对禁忌证,可以辅助以羊膜移植术或者唇黏膜移植术,但仍应谨慎选择适宜的患者[11]。SLET 手术可获取的供体组织较小,所以即使供体眼仅有轻微的角膜缘干细胞缺乏改变,SLET 也应谨慎选择。

(二) 术前注意事项

SLET 可能给供体眼带来角膜缘干细胞缺乏的风险,所以术前应排除所有可以影响角膜缘的病变或者有暴露的危险因素,如长期局部用药或配戴隐形眼镜,或者有眼部手术史的患者[5]。因此,术前须谨慎选择适合的患者,并保守地获取角膜缘组织。即使是选择 KLAU,炎症也是影响植片存活的重要因素,在急性化学伤患者中,炎症反应严重者手术成功率较低,因此术前采取相应措施控制炎症、稳定眼表很重要。

(三) 手术方法

近年来,SLET 的手术方式还在不断改进,下面以目前最常用的手术方式为例进行介绍(图 10-2)。

1. 制备植片　在供体眼上方角膜缘进行标记,范围为 2mm×2mm,切开结膜,行结膜下分离至角膜缘,再向角膜方向分离 1mm 灰色区域,直至透明角膜处,将切取的角膜缘组织置于平衡盐溶液中保存备用。

2. 制备植床　在受体眼沿角膜缘外周 360° 切开结膜,去除角膜血管翳。术中可适当进行烧灼止血。羊膜片平铺于处理好的眼表并用生物黏合剂固定,羊膜的边缘要塞进后退的结膜下。

3. 移植

将获取的供体组织切成 8~10 个小块,上皮层向上并以环形方式分置在羊膜上,摆放应在角膜中心周围以避开视轴,植片用生物黏合剂固定。受体眼佩戴软绷带镜,同时用抗生素和糖皮质激素滴眼液点眼。

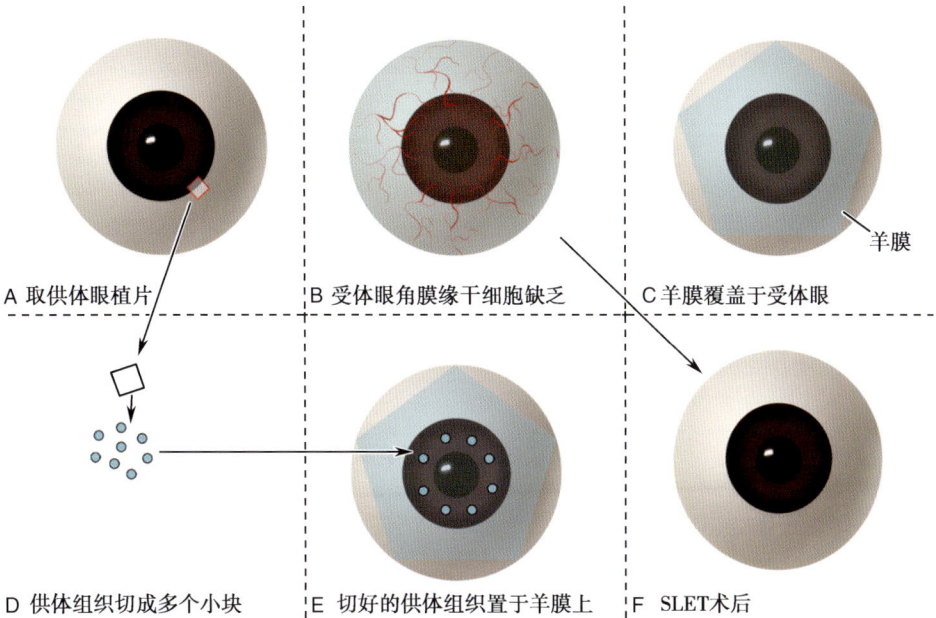

A 取供体眼植片　　　　　B 受体眼角膜缘干细胞缺乏　　　　C 羊膜覆盖于受体眼

羊膜

D 供体组织切成多个小块　　E 切好的供体组织置于羊膜上　　F SLET术后

图 10-2　单纯角膜缘移植术(SLET)示意图

(四) 术后并发症

SLET 术后供体眼一般不会发生严重的并发症,供体结膜下出血较为常见,但一般可以自发吸收。其他眼部并发症也较轻微,临床监测或者对症治疗后预后较好。SLET 术后受体眼最常见并发症的是角膜缘干细胞缺乏的局灶性复发,若不影响视力可密切监测,如角膜缘干细胞缺乏影响视轴并不断进展,可再次行 SLET 或者自体结膜角膜缘移植术(conjunctival limbal autograft,CLAU)。其他较常见的并发症是进行性结膜化和睑球粘连,可能导致手术失败。发生无菌性和细菌感染性角膜炎时可采取局部抗炎措施和用抗生素药物治疗。羊膜下出血通常为自限性,可自行吸收。其他罕见的并发症包括上皮增生、角膜新生血管复发、持续上皮缺损等,可以选择对症治疗或者再次手术。

六、自体结膜角膜缘移植术

Kenyon 等[12]在 1989 年报道的第一例现代自体角膜缘移植术即 CLAU,是将从患者健眼获取的相对较大的游离结膜角膜缘组织移植到对侧患眼,来治疗角膜缘干细胞缺乏。

(一) 适应证和禁忌证

CLAU 是自体组织移植,不需要应用免疫抑制剂,因此伴有全身系统疾病的患者不受免疫抑制剂带来的相关不良影响。由于 CLAU 获取的结膜角膜缘组织来自患者健眼,所以仅适用于单眼患病的患者,并且对仅有部分角膜缘缺乏的患者治疗效果更佳。CLAU 除移植角膜缘组织外还移植结膜组织,因此对角膜缘缺损并伴有 KLAU 无法解决的结膜损伤或者炎症的患者可以谨慎选择CLAU,或者辅助羊膜移植术 / 自体唇黏膜移植术,比如早期眼化学伤、相对重症的 Stevens-Johnson 综合征、相对重症的眼瘢痕性类天疱疮以及特异性角结膜炎等,这些患者除角膜缘受损外还常常伴有眼表炎症、穹隆部狭窄或者睑球粘连[13]。对于患眼视觉诱发电位各波形记录不到的患者应放弃 CLAU,以免增加侧健眼损伤的风险[14]。

(二) 术前准备

CLAU 术前准备与 KLAU 基本相同。值得强调的是,CLAU 术后也存在供体眼发生角膜缘干细胞缺乏的风险,所以术前应持保守态度谨慎选择患者,排除有潜在角膜缘病变风险的患者。此外,术前不应忽视眼压的评估,眼压异常有可能会导致移植成功后的视力丧失[14]。

(三) 手术方法

CLAU 手术的方式比较统一,下面就详细介绍其操作步骤(图 10-3)。

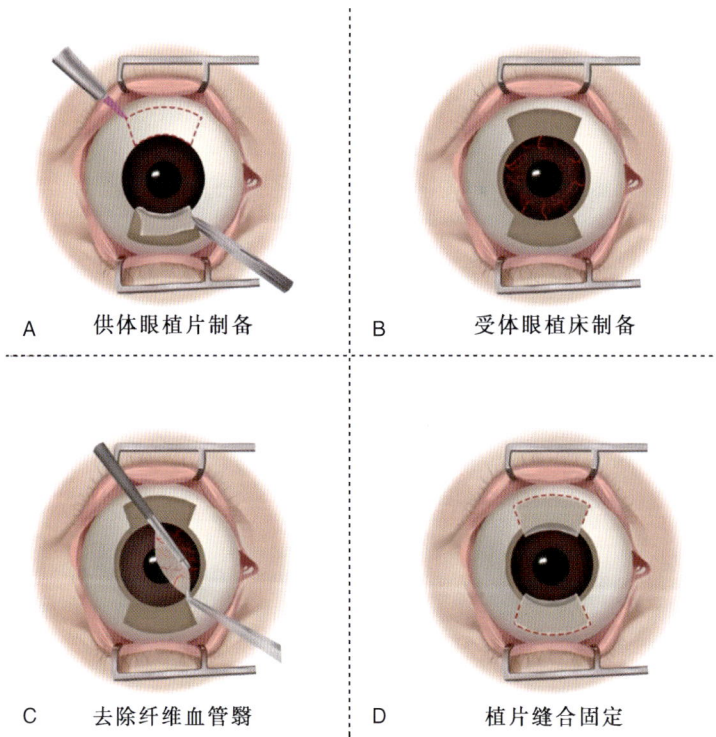

A　供体眼植片制备

B　受体眼植床制备

C　去除纤维血管翳

D　植片缝合固定

图 10-3　自体结膜角膜缘移植手术示意图

1. 制备植床 对于完全性角膜缘缺乏者,沿角膜缘外周360°环形切开球结膜,充分分离6:00和12:00位方向的结膜下组织使球结膜后退,如有瘢痕可再向外切除2~3mm的球结膜,为植片留出足够的空间。这个过程尽量不剪除结膜组织。然后去除异常的角膜上皮及纤维血管翳,为植片准备平整的表面,以利于其黏附和生长。术中可以适当烧灼止血,也可用稀释的肾上腺素(1:10 000)和凝血酶止血。操作过程中注意避免损伤上、下直肌。

2. 制备植片 在供体眼6:00和12:00位方向结膜下注射生理盐水或者麻醉剂,从Tenon囊开始分离结膜至角膜缘,切出两个跨角膜缘60°~90°、向外延伸2~4mm的梯形角膜缘移植片。植片近角膜侧应钝性分离到角膜缘内1mm处,保证植片携带足够的干细胞。获取的角膜缘组织放在平衡盐溶液中备用。供体眼创面可以不缝合,也可用10-0尼龙线间断缝合切口,如果取材范围较大,建议用羊膜移植术修补创面。佩戴绷带镜,局部应用抗生素眼膏。

3. 移植 按照原始解剖方位将植片置于植床6:00和12:00位的两个位置上。除角膜缘一侧外,其他植片边缘均用10-0尼龙线间断缝合,缝合应穿过巩膜浅层,植片远端缝合时应含带受体结膜组织,也可用生物黏合剂固定植片的基底面,并在远端缝合1~2针进行加固。佩戴绷带镜或覆盖羊膜,涂抗生素眼膏并包扎患眼。

(四) 术后并发症

CLAU手术供体眼最严重的并发症是医源性角膜缘干细胞缺乏(iatrogenic LSCD),供体眼被切取的组织越少,发生角膜缘干细胞缺乏的概率越低,但手术中过度缩减供体组织会导致手术的成功率下降和受体眼并发症增加,所以术前应该谨慎选择供体来源和合理获取供体组织。结膜下出血是相对常见的并发症,一般可自行吸收。其他并发症更少见,包括上皮异常和混浊、手术中微穿孔、角膜结膜化、丝状角膜炎以及角膜凹陷等。一般情况下,供体眼并发症都比较轻微,通过对症处理均可恢复。

上皮化延迟和持续上皮缺损是CLAU手术后受体眼最常见的并发症,应积极治疗,包括行羊膜移植术。进行性结膜角膜内生长也可能发生,必须及时处理,去除血管翳并进行AMT。出现结膜下出血、感染时须采取积极的对症处理。较严重的并发症,如角膜融解和上皮缺损继发穿孔等也可能发生。青光眼和视网膜脱离是其罕见并发症。

七、异体角膜缘移植术

异体角膜缘移植术(keratolimbal allograft, KLAL)由Tsubota等[15]于1995年首次采用,他们用4℃角膜保存液中平均存放了5天的角膜周边组织作为供体行异体角膜缘移植术,并取得了一定的疗效。KLAL供体虽然可取自于亲

97

属,但常用尸体眼球或者角巩膜片,所以尸体来源的角膜缘移植术(cadaveric KLAL)这个术语通常就缩减为 KLAL。

(一) 适应证和禁忌证

KLAL 与 KLAU 的最大不同就是供体眼来自同种异体,移植后的免疫排斥反应风险以及术后免疫抑制剂的长期应用使手术成功率明显下降。因此,KLAL 不适用于有全身性疾病、不耐受免疫抑制剂的患者。

KLAL 可以获取大量的角膜缘组织,因此适用于双眼角膜缘干细胞严重缺乏甚至是完全缺乏的患者以及由于双眼角膜缘干细胞缺乏而引起严重眼表疾病的患者。KLAL 也是单眼患病,但又担心因健眼需取干细胞而受到影响的患者的选择方法之一,更是无自身可用供源或者无亲属捐献供体组织的患者的唯一选择。

KLAL 适用于病变主要在角膜缘而未累及结膜,或者结膜损伤很小的患者。因为 KLAL 仅需移植很少的结膜,不足以覆盖弥漫性眼表损伤,例如眼表角化。先天性无虹膜症和大部分医源性角膜缘损伤的患者结膜基本完好,所以是 KLAL 的最佳适应证[16]。

KLAL 虽然对角膜缘干细胞缺乏伴轻、中度的结膜受损,比如化学伤、Stevens-Johnson 综合征和眼瘢痕性类天疱疮的患者同样有效,但植片的存活率很大程度取决于术前患者的眼表状态和炎症活动程度。对于早期化学伤、重症 Stevens-Johnson 综合征和重症眼瘢痕性类天疱疮的患者,若角膜缘干细胞完全缺乏并伴有急性眼表炎症,KLAL 的成功率就会明显下降,这类患者应谨慎采用 KLAL,或者选择结膜角膜缘移植手术,也可考虑 KLAL 联合羊膜移植术,以减轻炎症反应,提高植片存活率[17]。

重度干眼是 KLAL 的另一个相对禁忌证,比如严重水样泪液缺乏并伴有反射性流泪减少的患者,不仅泪液的润滑功能缺乏,泪液中必要的营养成分也缺失。这样的患者如行 KLAL,术后要常规应用自体血清以最大程度地提高眼表重建的成功率。瞬目异常或者无瞬目的患者术后可能发生持续性上皮缺损甚至继发感染和形成瘢痕,也应慎行 KLAL。

(二) 术前准备

KLAL 术后需要应用免疫抑制剂,因此术前应排查全身系统疾病,以免影响手术。稳定的眼表状态是影响 KLAL 成功率的一个重要因素[18],如果患者存在眼睑异常,例如眼睑异位、眼睑闭合不全、倒睫、乱睫等,行 KLAL 前均应进行矫正。另外,伴有急、慢性炎症的患者术前应严格控制炎症,以降低免疫排斥反应的发生率[19]。

(三) 手术方法

KLAL 手术的目的是给受体提供角膜缘干细胞,但是角膜缘干细胞所在的角膜缘组织狭长而脆弱,因此取材时须带有少许周边较结实的组织作为载体,确保角膜缘干细胞移植术后的稳定性。以下详细介绍其手术步骤(图 10-4)。

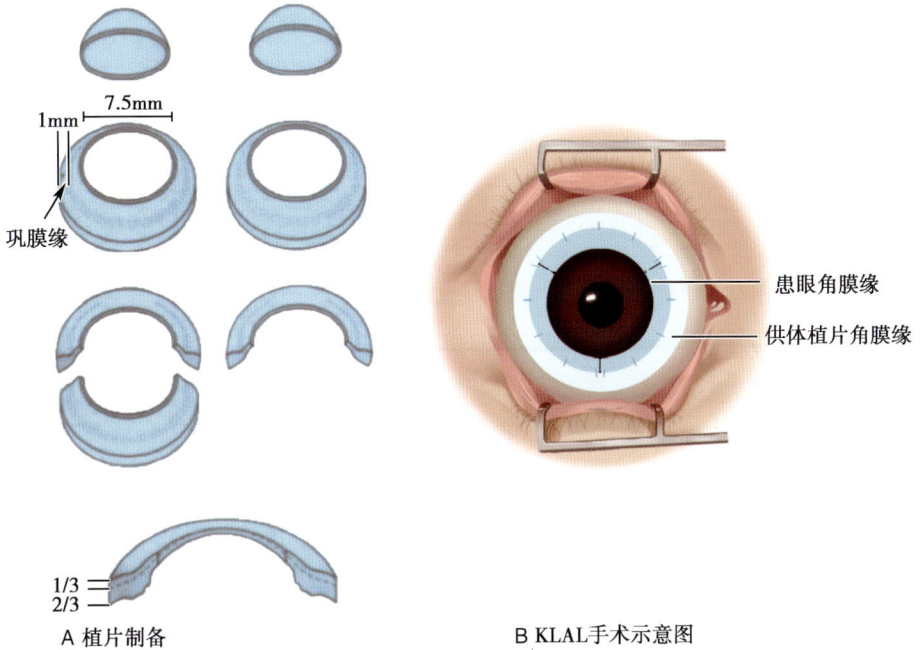

A 植片制备

B KLAL手术示意图

1mm

7.5mm

巩膜缘

患眼角膜缘

供体植片角膜缘

1/3
2/3

图 10-4 异体角膜缘移植手术示意图

1. 制备植床 开睑器撑开上、下眼睑,必要时行外眦切开,以充分暴露手术区。首先,沿角膜缘外周做 360° 的环形结膜切开。避免直接在穹隆部切开或者单纯分离粘连的组织,以免增加缺损面积更大并再次粘连的风险。然后,充分分离结膜下组织,使结膜后退至距角膜缘 4~5mm 处,为放置供体角膜缘组织提供足够大的植床。最后,行浅层角膜切除术,去除角膜表面异常的纤维血管翳和上皮。注意确保切削在角膜浅基质层,避免破坏深基质层。操作过程中可以适当烧灼止血,也可以用肾上腺素(1∶10 000 稀释)和凝血酶止血。操作中注意保护上、下直肌。

2. 制备植片 KLAL 的植片制备尚无统一的标准,并且 KLAL 因供体来源不同,所用植片的制备方法也不同,下面以较常用的来源于 4℃保存液中的供体角巩膜片为例,详细介绍植片制备方法[20]。

首先,采用常规角膜移植术的方法,一般用直径 7~8mm 的环钻钻取中央角膜,留下角巩膜外缘,钻取过程中避免损伤角膜缘干细胞。然后平分角膜环并去除其周边多余的巩膜组织,剩下大约 1mm 的巩膜边。接着板层切除植片,去除的深度达角膜环的后 1/2~2/3。此操作应在显微镜下进行,以确保去除包括后弹力层和内皮在内的深层基质,避免植片太厚而导致瞬目困难或者植片与角膜间出现阶梯,影响上皮修复。最后,把准备好的植片上皮面向上浸入保存液中备用。

过去的 KLAL 手术,一只受体眼仅用来自一只供体眼的角膜缘组织进行移植,容易在受体的角膜缘留下小缺口,导致结膜样组织入侵角膜表面。通过改进,现在的 KLAL 一般用 1.5 个供体角膜缘来完成一只受体眼的移植,这样移植组织的细胞数量相当于以前的 1.5 倍。

3. 移植方法　制备好的植片按解剖学方位置于受体眼角膜缘稍外侧处。先用 10-0 尼龙线间断缝合,固定每块植片的内缘,然后放平植片,再缝合植片的外缘。也可以用生物黏合剂固定植片的基底面,然后在外缘加固缝合 1~2 针。所有的植片两端应排列紧密,不要留下空隙。在缝合的过程中用黏弹剂和平衡盐溶液保持上皮湿润。最后把植片的外边缘缝合固定在受体结膜上。若有青光眼术后留下的功能性滤泡或者引流装置等,应注意保留。患眼戴绷带镜或用羊膜移植,涂抗生素眼膏包扎,并用眼罩保护患眼。

(四) 术后并发症

KLAL 最常见的并发症是免疫排斥反应,其临床诊断标准为:植片出现明显的扇形充血、水肿,角膜上皮出现缺损、糜烂或排斥线,同时伴有眼部刺激症状加重和 / 或视力下降[21]。为了防止植片排斥反应,长期使用免疫抑制剂是非常必要的。多数情况下,通过增加局部和全身免疫抑制剂可有效抑制免疫排斥反应,少数情况下,免疫排斥反应不可逆转并最终导致手术失败。

KLAL 术后较常见的并发症还有眼压升高,除使用降眼压的药物外,还可以根据情况进行手术干预,比如青光眼引流手术等。此外,上皮化延迟、持续性上皮缺损、新发上皮缺损等也是 KLAL 的并发症,可以通过积极改善眼表环境,比如可采用增加人工泪液使用次数、纠正眼睑异位、以及使用自体血清点眼等方法促进上皮愈合。尽管如此,持续性上皮缺损仍可能存在并导致角膜融解、变薄甚至穿孔。感染是 KLAL 的严重并发症之一,患者长期使用免疫抑制剂会增加感染风险,除细菌感染外,还可发生真菌和棘阿米巴等病原菌感染,应及时使用抗生素或抗真菌药物。其他报道还有移植物相关并发症,比如植片错位、异位、撕裂等,也有结膜囊肿发生者,应再次手术进行治疗。

八、异体结膜角膜缘移植术

异体结膜角膜缘移植术(conjunctival limbal allograft,CLAL)是将同种异体的带有结膜的角膜缘组织移植到患眼的手术方法。CLAL 按供体来源不同又可以分为亲属活体来源结膜角膜缘异体移植术(living related CLAL,Lr-CLAL)和尸体来源结膜角膜缘异体移植术(cadaveric CLAL,c-CLAL)。前者与 CLAU 相似,只是供体来源于亲属健眼,是目前单眼或者双眼角膜缘干细胞完全缺乏患者常采取的手术方法之一[22-23]。

(一) 适应证和禁忌证

CLAL 手术因为供体不来源于自身健眼,所以相较于 CLAU,CLAL 的适用范围可扩大到双眼角膜缘干细胞缺乏的患者。c-CLAL 手术可以获取的供体组织量较大,所以角膜缘干细胞缺乏伴有严重结膜损伤的患者也同样适用。CLAL 的禁忌证同 KLAL 基本一样均是同种异体移植,即使选择 HLA 配型最相近的供体,受体眼也会存在免疫排斥的风险,伴有炎症反应的眼睛发生免疫排斥的风险更大,所以应谨慎选择。CLAL 术后同样须全身应用免疫抑制剂,所以患者术前应排除全身重要系统性疾病,如未控制的糖尿病、肝或肾功能不全、恶性肿瘤等,都是潜在的禁忌证。此外,重度干眼、眼睑畸形和眼表角化也是 CLAL 的相对禁忌证,术前已治疗好转的患者可以谨慎选择。

(二) 术前准备

术前应排查并尽可能处理影响移植物存活的危险因素,如有活动性炎症的眼睛术前必须应用抗炎药物,存在眼睑异常的患者术前应进行矫正。值得注意的是,若是供体来源于亲属健眼,术前还应评估亲属是否有术后发生角膜缘干细胞缺乏的风险,保守获取供体组织。

(三) 手术方法

Lr-CLAL 手术技术与 CLAU 基本一致,首先处理受体眼,然后从亲属健眼获取植片,将其先浸没在平衡盐溶液中,然后再进行转移。在转移前供体可以用龙胆紫做非对称标记,以便记忆植片的解剖学方位。最后将供体组织移到准备好的植床上,用 10-0 尼龙线间断缝合,也可以用生物黏合剂固定植片基底层,然后再缝合,具体步骤参照上述所述的 CLAU 手术方法。

c-CLAL 手术是 KLAL 的延伸,两者的区别主要在于供体的获取,c-CLAL 手术获取的植片弧度至少 180°,并包括角膜缘向内至少 0.5mm 的角膜上皮的大片角结膜瓣。值得注意的是,尽管这种手术方式理论上能为结膜缺损的患者提供结膜来源,但除非移植组织十分年轻和新鲜,否则移植的结膜组织在移植后很难存活。

(四) 术后并发症

CLAL 并发症与 CLAU 基本一致,除了最常见的免疫排斥反应以外,上皮化延迟、持续性上皮缺损、结膜下出血、感染等也是其可见的并发症,罕见的并发症包括青光眼、视网膜脱离等。

九、异体结膜角膜缘 - 异体角膜缘联合移植术

异体结膜角膜缘 - 异体角膜缘联合移植术(combined conjunctival limbal and

keratolimbal allograft，C-KLAL）是把尸体角膜缘移植以及亲属活体结膜角膜缘移植联合在一起的手术方式，又称 Cincinnati 手术（Cincinnati procedure）[24]。严重结膜和角膜缘缺损的患者接受 C-KLAL 效果优于单纯 KLAL。

（一）适应证和禁忌证

C-KLAL 手术可以移植大量的角膜缘组织和结膜，通常用于双眼角膜缘损伤伴大面积结膜缺损的患者，例如瘢痕性眼表疾病：化学伤、Stevens-Johnson 综合征和眼瘢痕性类天疱疮等。严重的睑球粘连和干眼、无穹隆部以及倒睫是其相对禁忌证，可以直接影响植片的存活，应谨慎选择。另外，C-KLAL 是异体组织移植，存在限制免疫抑制剂使用的全身性疾病者是其禁忌证。

（二）术前注意事项

C-KLAL 手术前注意事项与 KLAL 和 Lr-CLAL 基本相同。此外，需要进行联合手术的患者其眼表病变范围均较大，应先进行结膜穹隆部重建和眼睑重建，最严重的患者还须进行黏膜移植，如唇黏膜移植术。

（三）手术技术

C-KLAL 手术操作步骤基本是 Lr-CLAL 手术与 KLAL 手术的联合，下面进行简单的介绍（图 10-5）。

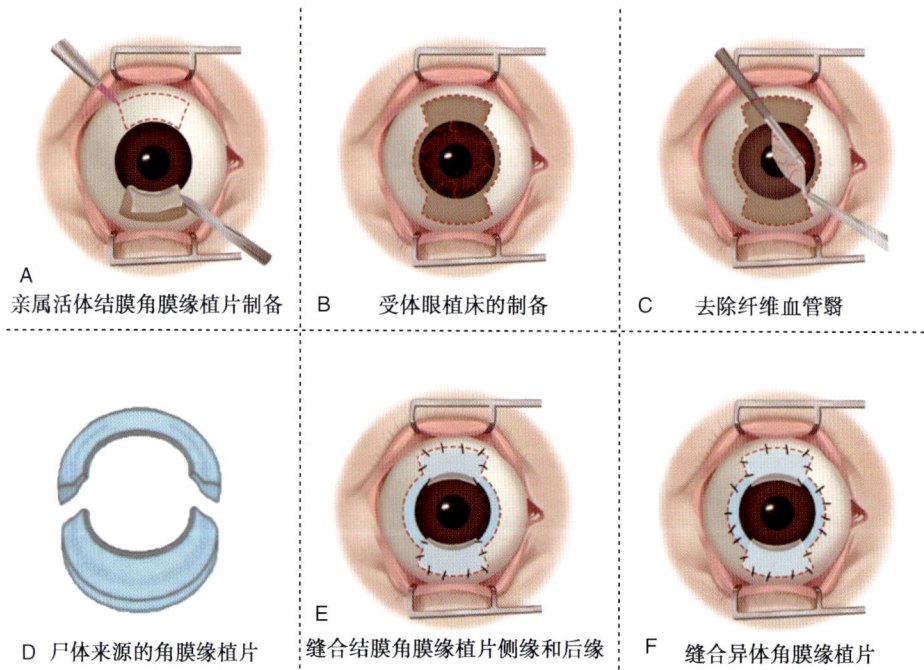

A　亲属活体结膜角膜缘植片制备　B　受体眼植床的制备　C　去除纤维血管翳

D　尸体来源的角膜缘植片　E　缝合结膜角膜缘植片侧缘和后缘　F　缝合异体角膜缘植片

图 10-5　异体结膜角膜缘 - 异体角膜缘联合移植手术示意图

1. 制备植片　亲属活体结膜角膜缘组织的获取与 Lr-CLAL 一致,尸体来源的角膜缘组织的制备同 KLAL。将制备好的供体组织均进行标记,置于保存液中备用。需要注意的是,这里的 KLAL 供体制备只需要一个角巩膜片的角膜缘组织。

2. 制备植床　首先分离睑球粘连,去除瘢痕组织,为供体提供空间。然后,沿角膜缘外周进行 360° 球结膜切开,后退结膜以空出植床。手术过程中尽可能不切除结膜组织。最后去除角膜表面异常的上皮以及纤维血管翳。手术中可以适当烧灼止血,也可用肾上腺素(1∶10 000 稀释)和凝血酶来止血。手术操作中注意保护直肌。

3. 移植方法　将 Lr-CLAL 植片按原始解剖学位置平放在受体眼 6∶00 和 12∶00 的位置。用 10-0 尼龙线间断缝合植片的侧缘和后缘,将 KLAL 植片按原始解剖学位置放在颞侧和鼻侧角膜缘,与已缝合的植片两端紧密连接,不留空隙。然后用 10-0 尼龙线缝合固定。避免缝合植片角膜缘侧边,以免造成角膜缘干细胞损失。

（四）术后并发症

C-KLAL 手术的并发症就是 Lr-CLAL 和 KLAL 并发症的合并。免疫排斥反应仍是最常见的并发症,其他并发症可能还包括上皮化延迟、持续性上皮缺损、结膜下出血、感染等。青光眼、视网膜脱离等罕见。

十、角膜缘移植术后处理

角膜缘移植术后的处理方法直接影响手术的成败,值得重视,下面将供体眼术后和受体眼术后处理分别阐述,受体眼又根据是否为异体移植详细描述。

1. 供体眼处理

对于供体来自活体的角膜缘移植术,供体眼术后应局部应用预防性抗生素和糖皮质激素药物;根据组织的再上皮化情况选择性局部使用润滑剂;如果术中用尼龙缝线或者可吸收线缝线固定结膜,则均要在缝线松动时取出;最后根据上皮愈合的情况逐渐减少局部用药量,直至停药。

2. 受体眼处理

（1）自体移植的受体眼处理:适时适度局部使用抗生素、糖皮质激素药物及不含防腐剂的人工泪液;必要时可以采取泪点栓塞等措施;选择性使用绷带镜并及时检查,确保镜片不会压迫植片;上皮愈合缓慢患者可用自体血清代替人工泪液,并减少或者停用糖皮质激素药物。术后 1 周内每天用裂隙灯显微镜检查眼表情况,及时处理过厚的结膜上皮,直至角膜缘上皮愈合;术后 10~14 天或者在缝线松动时拆除缝线;根据上皮愈合情况逐渐减少局部用药量,直至停药;如果植片上皮化延迟,须及时行羊膜移植术和 / 或部分睑裂缝合(融合)术。

（2）异体移植的受体眼处理：除上述自体移植术的处理方法外,异体移植术后最重要的处理事项就是免疫抑制剂的使用,以降低炎症反应及免疫排斥的风险。术后 3 个月内,全身或者局部应用免疫抑制剂,或者单一用药方式都难以充分发挥免疫抑制作用,应选择多种免疫抑制剂全身和局部联合用药的方法,如术后糖皮质激素联合环孢素（cyclosporin）全身用药；局部糖皮质激素和环孢素滴眼液点眼,也可辅助复合眼膏局部应用。用药期间应定期门诊复查,注意眼部炎症和眼压情况,根据植片情况调整用药并监测血药浓度和肝肾功能,以保证药物治疗的疗效和不良作用的预防。定期复查中若出现免疫排斥反应,可静脉滴注糖皮质激素药物进行冲击治疗,并增加糖皮质激素的局部用量。值得注意的是,糖皮质激素和免疫抑制剂要逐步减量,并长期维持用药。必要时咨询器官移植药物专家调整治疗方案。

对于眼表异体移植术后须行深板层或穿透角膜移植术以增进视力的患者,至少要等到角膜缘移植术后 3 个月眼表稳定之时再行手术,同时要谨慎选择供体角膜,排除任何上皮异常的供体材料,以免增加移植排斥风险,降低手术成功率[25]。

十一、角膜缘移植效果评价

对于角膜缘移植手术的效果,目前还没有统一的评价标准,但多数临床研究把眼表状态和最佳矫正视力的改善以及有无并发症作为评价手术效果的指标。

1. 眼表状态　要在裂隙灯显微镜下观察植片各部位对合和生长的情况,角膜缘上皮愈合情况,并且有无向角膜过度生长的情况,角膜新生血管的消退情况,角膜的透明度以及结膜的充血、水肿情况等。

2. 最佳矫正视力（BCVA）　用综合验光检测 BCVA,无法阅读视力表的患者通过数手指、对手动作或者光的感觉来评估 BCVA。

3. 并发症　包括受体眼和活体供体眼可能发生的并发症。活体供体眼的并发症发生概率低,一般较轻微,而受体眼并发症相对较多,并且直接影响植片的存活,例如出血、感染以及免疫排斥反应等等,因此对并发症的及时发现和正确处理十分重要。

十二、典型病例

（一）自体结膜角膜缘移植术（附手术视频：二维码 10-1）

病例： 患者男性,48 岁,右眼铁水烧伤后视物不清伴眼红、异物感 7 个月。

专科检查： 右眼视力手动 / 眼前,下方球结膜变性增生组织长入角膜约 2/3,充血明显,仅上方角膜透明（图 10-6A）,瞳孔圆,直径约 3mm,对光反射良好,晶状体轻度混浊,眼底看不清。左眼前后节正常。

诊断：右眼热灼伤、LSCD、假性胬肉。

治疗方案：取健侧眼(左眼)结膜角膜缘组织,行自体结膜角膜缘移植术(CLAU)。

术后随访：CLAU 后 3 个月检查,右眼视力 0.3,角膜透明,未见新生血管长入(图 10-6B)。

病例分析：CLAU 适用于单眼患病的患者,对部分角膜缘缺乏的患者治疗效果更佳。本例患者单眼受累,患眼下方角膜缘缺乏,上方角膜未受累,但其病变范围较大,单纯 SLET 不足以提供足够的植片组织,因此我们选择移植患者健侧眼结膜角膜缘,提供足够供体组织的同时避免植片免疫排斥的风险。患者术后视力恢复可,眼表维持稳定,随访期间未见病灶复发。

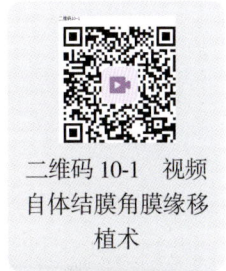

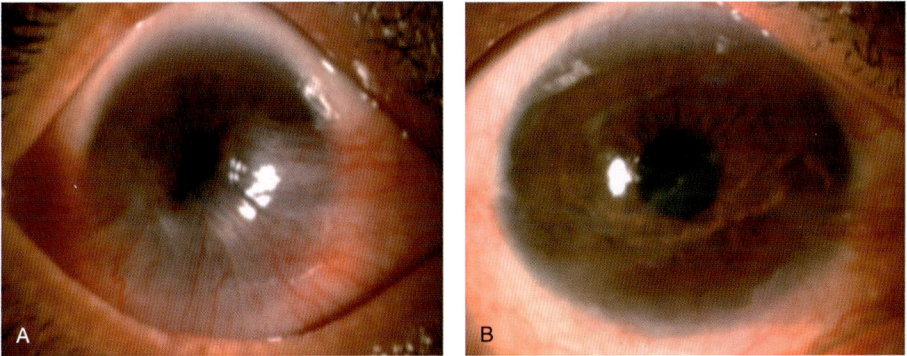

二维码 10-1 视频 自体结膜角膜缘移植术

图 10-6 自体结膜角膜缘移植病例
A. 铁水烧伤后结膜增生覆盖角膜下方约 2/3; B. CLAU 术后 3 个月角膜透明,眼表稳定。

(二) 异体角膜缘移植术(附手术视频：二维码 10-2)

病例：患者男性,32 岁,双眼碱烧伤后 2 年余。2 年前工厂化学液体烧伤双眼、颜面部,当时眼痛、流泪、红肿,视力下降明显,1 年前曾于外院行眼肉芽肿切除术,具体术式不详。

专科检查：双眼视力光感,双下睑外翻,左眼上穹隆部及内下穹隆部睑球粘连,角膜表面结膜化,角膜明显混浊,眼内结构窥不清,左眼下转受限(图 10-7A)。

诊断：双眼碱烧伤、LSCD、睑球粘连。

治疗方案：一期行睑球粘连分离术 + 羊膜移植术 + 唇黏膜移植术,二期行异体角膜缘移植术(KLAL),三期行穿透角膜移植术(角膜缘移植后 7 个月)。

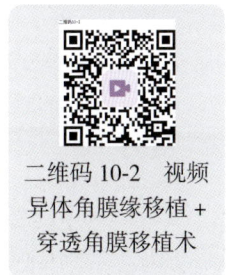

二维码 10-2 视频 异体角膜缘移植 + 穿透角膜移植术

术后随访：穿透角膜移植术后 2 个月，患者视力 0.06，角膜植片透明，无排斥反应，无睑球粘连复发（图 10-7D）。

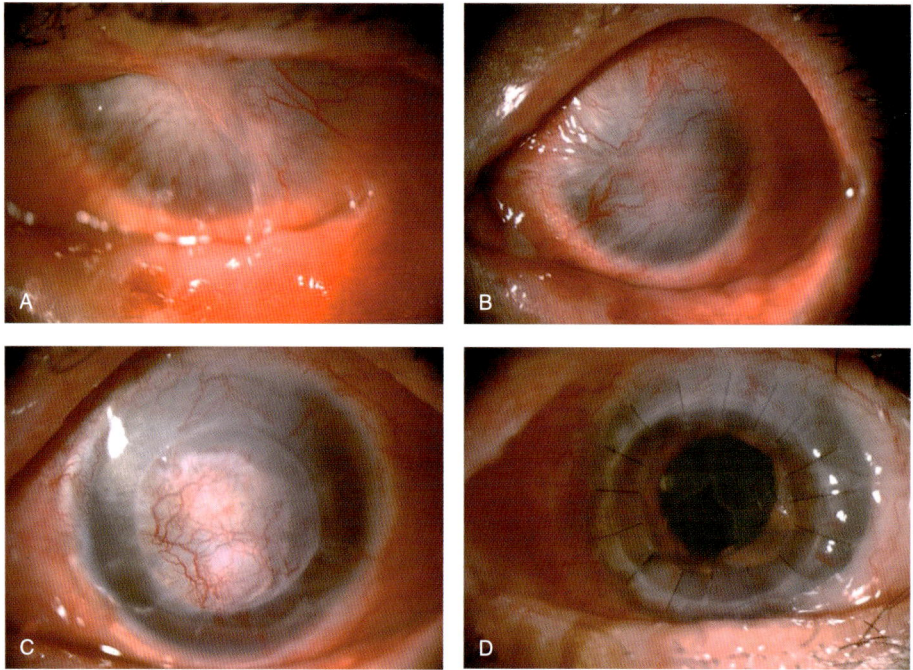

图 10-7　异体角膜缘移植病例

双眼碱烧伤后 2 年余左眼分期行睑球粘连分离术 + 异体角膜缘移植术 + 穿透角膜移植术
A. 双眼碱烧伤后 2 年余左眼睑球粘连，可见角膜缘干细胞缺失及角膜白斑；B. 睑球粘连分离术后 3 个月；C. KLAL 后 2 个月；D. 穿透角膜移植术后 3 周，植片透明。

病例特点：本例患者属重度眼化学伤晚期修复期，术前角膜混浊，睑球粘连严重。手术原则主要是先解除睑球粘连，重建眼表环境，其次是重构角膜缘。因患者为双眼化学伤及角膜缘干细胞缺乏，因此只能选择 KLAL，最后进行穿透角膜移植术，以提高视力。由于供体来源有限，我们对 KLAL 手术方式进行了改良。经典 KLAL 术中制备植床的方法是做角膜浅层切除，清除角膜表面薄层纤维血管组织，将 2 个或 3 个半环形角膜缘植片置于角膜缘外侧。我们采取指环状角膜移植的方式，先沿角巩膜缘向内做 2~3mm 宽的板层角膜切除以作植床，之后将制备好的板层环形植片平铺于植床上，植片角膜缘侧与受体眼角膜相吻合，从而实现一只供体角膜缘移植一只受体眼的目的。KLAL 术后 7 个月，患者行穿透角膜移植术，术后视力较前明显改善。

（余　菲　周天一　傅　瑶）

参 考 文 献

［1］ SANGWAN VS. Limbal stem cells in health and disease. Biosci rep, 2001, 21 (4): 385-405.

［2］ LAVKER RM, DONG G, CHENG SZ, et al. Relative proliferative rates of limbal and corneal epithelia. Implications of corneal epithelial migration, circadian rhythm, and suprabasally located DNA-synthesizing keratinocytes. Invest Ophthalmol Vis Sci, 1991, 32 (6): 1864-1875.

［3］ OUYANG H, NGUYEN DH, ZHANG K. Eye diseases and stem cells.//NARAYAN R. Encyclopedia of biomedical engineering. Elsevier: Oxford, 2019: 598-607.

［4］ PUANGSRICHAREM V, TSENG SCG. Cytologlogic evidence of corneal diseases with limbal stem cell deficiency. Ophthalmology, 1995, 102 (10): 1476-1485.

［5］ JENKINS C, TUFT S, LIU C, et al. Limbal transplantation in the management of chronic contact-lens-associated epitheliopathy. Eye (London, England), 1993, 7 (Pt 5): 629-633.

［6］ KRACHMER J H, MANNIS MJ, HOLLAND EJ. Cornea. 3 ed. Amsterdam: Elsevier, 2011.

［7］ HOLLAND EJ. Management of limbal stem cell deficiency: A historical perspective, past, present, and future. Cornea, 2015, 34 Suppl 10: S9-S15.

［8］ HOLLAND EJ, SCHWARTZ GS. The evolution of epithelial transplantation for severe ocular surface disease and a proposed classification system. Cornea, 1996, 15 (6): 549-556.

［9］ PELLEGRINI G, TRAVERSO CE, FRANZI AT, et al. Long-term restoration of damaged corneal surfaces with autologous cultivated corneal epithelium. Lancet (London, England), 1997, 349 (9057): 990-993.

［10］ SANGWAN VS, BASU S, MACNEIL S, et al. Simple limbal epithelial transplantation (SLET): A novel surgical technique for the treatment of unilateral limbal stem cell deficiency. Br J Ophthalmol, 2012, 96 (7): 931-934.

［11］ 李瑾, 林明, 傅瑶, 等. 羊膜和唇黏膜联合自体角膜缘移植重建眼表热化学烧伤后结膜穹窿的疗效观察. 上海交通大学学报 (医学版), 2011, 31 (8): 1061-1064.

［12］ KENYON KR, TSENG SC. Limbal autograft transplantation for ocular surface disorders. Ophthalmology, 1989, 96 (5): 709-722.

［13］ 傅瑶, 范先群, 李瑾, 等. 羊膜、自体唇黏膜和结角膜缘移植治疗严重睑球粘连. 中国实用眼科杂志, 2007, 25 (2): 187-189.

［14］ HOLLAND EJ, MANNIS MJ, LEE WB Ocular surface disease: Cornea, conjunctiva and tear film. Amsterdam: Elsevier (Singapore), 2013.

［15］ TSUBOTA K, TODA I, SAITO H, et al. Reconstruction of the corneal epithelium by limbal allograft transplantation for severe ocular surface disorders. Ophthalmology, 1995, 102 (10): 1486-1496.

［16］ HOLLAND EJ. Epithelial transplantation for the management of severe ocular surface disease. Trans Am Ophthalmol Soc, 1996, 94: 677-743.

［17］ TSENG SC, PRABHASAWAT P, BARTON K, et al. Amniotic membrane transplantation with or without limbal allografts for corneal surface reconstruction in patients with limbal stem cell deficiency. Arc Ophthalmol, 1998, 116 (4): 431-441.

［18］ SHIMAZAKI J, SHIMMURA S, FUJISHIMA H, et al. Association of preoperative tear function with surgical outcome in severe Stevens-Johnson syndrome. Ophthalmology, 2000, 107 (8): 1518-1523.

［19］ TSUBOTA K, FUKAGAWA K, FUJIHARA T, et al. Regulation of human leukocyte antigen expression in human conjunctival epithelium. Invest Ophthalmol Vis Sci, 1999, 40 (1): 28-34.

［20］ CHEUNG AY, HOLLAND EJ. Keratolimbal allograft. Curr Opin Ophthalmol, 2017, 28 (4): 377-381.

［21］ 晋秀明, 谢立信, 史伟云, 等. 异体角膜缘移植术后免疫排斥反应的临床研究. 眼视光学杂志, 2003, 5 (2): 114-116.

［22］ HOLLAND EJ, SCHWARTZ GS. Epithelial stem-cell transplantation for severe ocular-surface disease. New Engl J Med, 1999, 340 (22): 1752-1753.

［23］ DAYA SM, ILARI FA. Living related conjunctival limbal allograft for the treatment of stem cell deficiency. Ophthalmology, 2001, 108 (1): 126-133.

［24］ BIBER JM, SKEENS HM, NEFF KD, et al. The cincinnati procedure: Technique and outcomes of combined living-related conjunctival limbal allografts and keratolimbal allografts in severe ocular surface failure. Cornea, 2011, 30 (7): 765-771.

［25］ SOLOMON A, ELLIES P, ANDERSON DF, et al. Long-term outcome of keratolimbal allograft with or without penetrating keratoplasty for total limbal stem cell deficiency. Ophthalmology, 2002, 109 (6): 1159-1166.

第十一章　组织工程角膜上皮重建

组织工程学(tissue engineering,TE)是一门生命科学与工程学相结合的新兴融合学科,通过细胞与载体的结合而形成具有特定生物活性的三维复合体,用于人体各种受到损伤的组织或器官的修复和维护。种子细胞、材料和构建方法是组织工程学研究的主要内容。应用组织工程学技术,将具有向角膜上皮方向分化潜能或能够分化出类角膜上皮样细胞的种子细胞复合于材料中,培养出具有类角膜上皮层组织形态的三维复合体,用于角膜上皮层重建的技术称为组织工程角膜上皮重建技术。

体外种子细胞扩增环节可以极大地满足医者对组织取材量的需求,因而,组织工程角膜上皮重建技术是应对角膜供体来源有限和自体供区不足的利器。该技术可用于眼化学伤及热灼伤、Stevens-Johnson 综合征、干燥综合征等各种原因导致的角膜缘干细胞缺乏的治疗。正因为角膜缘干细胞缺乏病因各异,即使尽可能修复眼表环境,也无法完全预知植床的免疫状态及种子细胞成活情况,特定情形下实施多次移植手术不可避免。组织工程角膜上皮重建技术的兴起具有重要意义,但角膜上皮重建仍是一项耗时、费力的复杂工程。

一、角膜上皮重建的种子细胞

种子细胞是组织构建的基础,用于构建组织工程角膜上皮的种子细胞首先应具有干细胞特性,能在细胞移植后持续增殖;其次,种子细胞应有分化为角膜上皮细胞或角膜上皮样细胞的能力,从而承担或部分承担病患区域角膜上皮层的功能。

目前,角膜缘干细胞和口腔黏膜上皮细胞(oral mucosal epithelium cells,OMECs)作为种子细胞构建组织工程角膜上皮的相关技术已应用于临床。胚胎干细胞(embryonic stem cell,ESCs)、诱导多能干细胞(induced pluripotent stem cells,iPSCs)、皮肤上皮干细胞、羊膜上皮细胞,以及间充质干细胞也有望作为角膜上皮重建的种子细胞,目前仍处于实验室研究阶段。

(一)角膜缘干细胞

角膜缘干细胞(LSCs)的概念于 1971 年由 Davanger 等首次提出。1986 年 Schermer 等证实除角膜缘基底细胞外的所有角膜上皮细胞均表达分化标志物角蛋白 K3/K12,证明 LSCs 呈低分化状态。1993 年,Lindberg 用组织块培养法在体外成功获得了 LSCs 并验证了其功能[1]。LSCs 是角膜上皮细胞更新及再生的源泉[2],具有很强的自我复制能力,是目前组织工程角膜上皮重建最理想的种子细胞。

(二)口腔黏膜上皮细胞

口腔黏膜上皮细胞(OMECs)的形态和排列与角膜上皮细胞相近而且均为非角化细胞,口腔黏膜上皮基底层的细胞也表达上皮干细胞和上皮前体细胞标志物 p63、p75 和 β1-integrin。此外,口腔黏膜组织具有易于取材、易于培养的特点,是角膜上皮良好的替代种子细胞[3]。

(三)胚胎干细胞及诱导多能干细胞

胚胎干细胞(ESCs)是来源于早期胚胎的全能干细胞,具有全能发育性和高度的自我更新能力。2005 年,王智崇科研团队[4]应用去上皮的角膜缘基质为载体培养 ESCs 并将其移植到裸鼠皮下,2 周后形成复层上皮样细胞,电镜下观察具有角膜缘干细胞(LSCs)的部分形态学特征。诱导多能干细胞(iPSCs)[5]在基因型、细胞标志物、分化潜能等方面类似于 ESCs,于 2006 年由 Yamanaka 等通过逆转录病毒载体将 SOX2、OCT4、KLF4 和 c-MYC 四个转录因子导入小鼠皮肤成纤维细胞而成功构建[5],在发育生物学领域具有划时代的意义。

ESCs 的应用受到医学伦理学等方面的限制,并存在一些问题,如能否控制其向特定细胞类型进行分化、分化后的种子细胞扩增时是否存在致瘤性等,iPSCs 面对的伦理方面的阻力低于 ESCs,但目前 iPSCs 还面临着诱导成功率低、安全性不足等问题。目前两者也不具有应用于临床的条件。

(四)间充质干细胞

骨髓间充质干细胞和脂肪干细胞起源于中胚层,取材方便,来源广泛,属于成体干细胞,在各学科组织工程及再生医学中应用广泛。近年来的研究显示,间充质干细胞经过诱导分化可呈现部分角膜上皮细胞的特性,然而这两种细胞与角膜上皮发育自不同胚层,诱导分化的难度较大,目前仍处于实验室研究阶段。

二、角膜上皮重建的载体支架

角膜上皮重建的材料可作为载体支架,与种子细胞一同移植至植床并长期存在,也可在完成承载作用后降解或脱离上皮层,起到一个起承转合的作用。用于构建组织工程角膜上皮的材料必须满足无抗原性、无致癌性、不影响细胞生长,不影响角膜的透明性的要求。

目前已用于角膜缘干细胞缺乏患者角膜上皮重建的支架材料有羊膜、血纤维蛋白胶水、温敏材料和角膜接触镜,其他材料如胶原、丝素蛋白等有望在未来进入临床。

(一) 羊膜

羊膜是临床应用最为广泛的角膜上皮重建载体。羊膜由单层的羊膜上皮细胞、较厚的基底膜和无血管的基质组成,为胎儿囊的最内层,其获取需要经过医学伦理委员会的批准,从产科择期剖宫产的健康志愿者获得。羊膜使用前需要通过物理刮除或酶消化法进行处理,去除其本身的羊膜上皮细胞,并尽量完整地保留基底膜。羊膜基底膜的成分主要为Ⅳ型胶原、层粘连蛋白和纤连蛋白,这些成分可以促进干细胞的黏附、增殖和分化。羊膜的使用方法是将上皮种子细胞接种于羊膜基底膜面,使之生长于羊膜表面。羊膜作为载体具有可通透氧分、水分、离子、蛋白等代谢物质的特性,生物相容性极佳,还具有一定的抗炎功效,细胞复合羊膜移植后较易在植床存活。目前,关于羊膜作为角膜上皮重建材料的研究主要集中于其物理改造或修饰方面,如通过冷冻切削法将羊膜打薄,增加其透明性,同时将其与聚乙烯醇水凝胶交联,增加其力学强度等。

(二) 血纤维蛋白胶水

血纤维蛋白胶水取自伤口修复过程中的天然血清成分,也可作为载体用于角膜上皮重建[6]。使用方法是体外将血纤维蛋白原冻干粉和凝血酶原冻干粉配制成溶液后 1:1 混合,使其固化,形成一定厚度的凝胶,厚度可根据需要来调整。细胞贴附于纤维蛋白凝胶表面后可生长并形成复层,但培养过程中纤维蛋白凝胶易降解,须在培养液中添加抑肽酶,以抑制上皮细胞对纤维蛋白载体的降解。因凝胶具有一定的厚度,这种方法构建的组织工程上皮具有一定的力学性能,方便移植操作。另一方面,纤维蛋白凝胶可促进上皮细胞的黏附、增殖和迁移,有助于种子细胞适应新的生长环境。这种构建方法还有一个优点,就是在移植后的几天内纤维蛋白凝胶载体完全退化,载体的欠透明性对角膜屈光性能的负面影响可完全消除。

(三) 角膜接触镜

治疗性软性角膜接触镜也可用做载体以支持上皮细胞的生长,在含血清的培养基中甚至不需要饲细胞,上皮细胞就可以生长得很好。用软性角膜接触镜进行组织工程角膜上皮重建的方法比较简单,即将负载有上皮干细胞的角膜接触镜佩戴至 LSCD 患者眼表,摘除后上皮干细胞可在眼表稳定存活。

(四) 温敏材料

热感应型聚(N-异丙基丙烯酰胺)(PNIPAM)是近 20 年来相当热门的材料,其温度敏感特性可用于无损伤、非酶解的方法获取细胞。具体作用方式是,当温度大于 37℃时,PNIPAM 表现出疏水性,细胞可贴附于包被有 PNIPAM 材料的培养皿表面生长;当温度降至 32℃以下时,PNIPAM 表现出亲水性,细胞对其的贴附逐渐减弱,之后细胞层与其之间形成水合层,细胞完全脱离 PNIPAM,最终得到一个无载体的组织工程上皮片。这样的组织工程上皮片适用于对生物力学性能无要求的情形,对于角膜上皮重建而言,无载体反而不用担心透明度受到影响。

(五)其他

胶原作为天然细胞外基质和角膜基质的重要组成成分,具有生物相容性好、无抗原性等优点,但单独使用胶原时存在韧性差、强度小、透明性不佳的问题,还须进一步加工改进。近年来研究人员通过密度控制与交联等方式来控制其降解速率,并增强其韧性与强度,使得重建的组织在结构和透明度等方面达到与正常角膜相似的程度,如戊二醛交联的胶原 - 硫酸软骨素复合物、胶原 - 聚乙烯醇交联复合物、胶原 - 聚二丙烯酯交联复合物等[7],但交联剂的使用可能在植片移植后给机体带来一定的安全隐患。

丝素蛋白是从驯化蚕茧中获得的结构蛋白,它可以制备为具有确定厚度和材料特征的膜,这种膜具有高度透明、多孔、可降解、且易于处理的特性。体外实验发现,丝素蛋白可以较好地维持上皮干细胞的干性,将丝素蛋白用作其他材料的表面修饰可以改善细胞附着和增殖能力,有较好的应用前景。

角蛋白薄膜是从头发或羊毛中获得的角蛋白,经多步骤工序,包括角蛋白提取、中性和碱性透析、干燥和固化过程而制成,可用作细胞培养和组织工程的薄膜或支架[8]。通过改变蛋白质组成、添加软化剂或改变固化温度和持续时间,可以改变薄膜特性。与羊膜相比,角蛋白薄膜显示出更好的生物力学强度和透光性,应用前景广阔,但还需要进行进一步的研究加以验证。

壳聚糖是一种硬结晶的多糖,是节肢动物外骨骼的甲壳素中的提取物,属于一种新型的生物工程材料,具有无毒、无免疫原性、无刺激性、透明性较好、易被组织吸收及易降解等优良的生物学特性,能够支持上皮细胞、内皮细胞的贴附与生长[9]。纯壳聚糖膜硬度较高,加入交联剂后其强度可以得到改善,例如壳聚糖:明胶比例为 20:80 时,上皮细胞表型最佳。目前尚无体内使用该材料的报道。

三、角膜上皮重建方法

(一)上皮干细胞的原代培养

上皮干细胞的原代培养主要有两种方法:组织块培养法和消化培养法[10]。

1. 组织块培养法　组织块培养法是直接将取到的组织块在含抗生素的平衡溶液中漂洗后剪成适当大小(例如 2mm×2mm),将其上皮面朝下放置于培养皿中,加入少量培养液,控制培养液的量使之包绕于组织块但不能将组织块浮起。待上皮细胞爬出后再加足培养液。组织块培养法的缺点是有一定的成纤维细胞污染率。

2. 消化培养法　消化培养法是将组织块经中性蛋白酶 Dispase Ⅱ 消化后

分离出上皮片,之后用胰蛋白酶-EDTA消化打散,中和中止消化后离心获得纯上皮细胞,将之重悬进行培养。此法可以避免原代培养时有杂质细胞。悬浮细胞可接种于铺有小鼠3T3饲细胞层的培养皿,使用含血清培养液培养扩增,也可以用无血清培养基在无饲细胞的情况下进行培养扩增。后者可以避免异源物质,更适合用于移植用途。

(二)复合材料、构建复层上皮

将原代细胞继续扩增、传代,接种于组织工程材料表面,构建组织工程角膜上皮层,是进行组织工程角膜上皮移植前的必经步骤。体外培养上皮干细胞过程中应尽可能模拟体内生理环境,气-液界面法是上皮细胞体外复层上皮化的常用方法,将角膜上皮种子细胞接种在预铺有适宜支架材料的培养小室中,置于37℃、5% CO_2 的细胞培养箱中进行气-液界面1~2周,可得到用于重建的角膜上皮组织[11]。

(三)组织工程角膜上皮移植修复眼表

组织工程角膜上皮层移植到眼表主要有两种方法,一种是经典的组织工程方法,即借助于载体支架进行复合移植,另一种是采用温度反应式培养皿形成无载体的上皮膜片进行直接移植。这两种方法均已应用于临床(图11-1)。

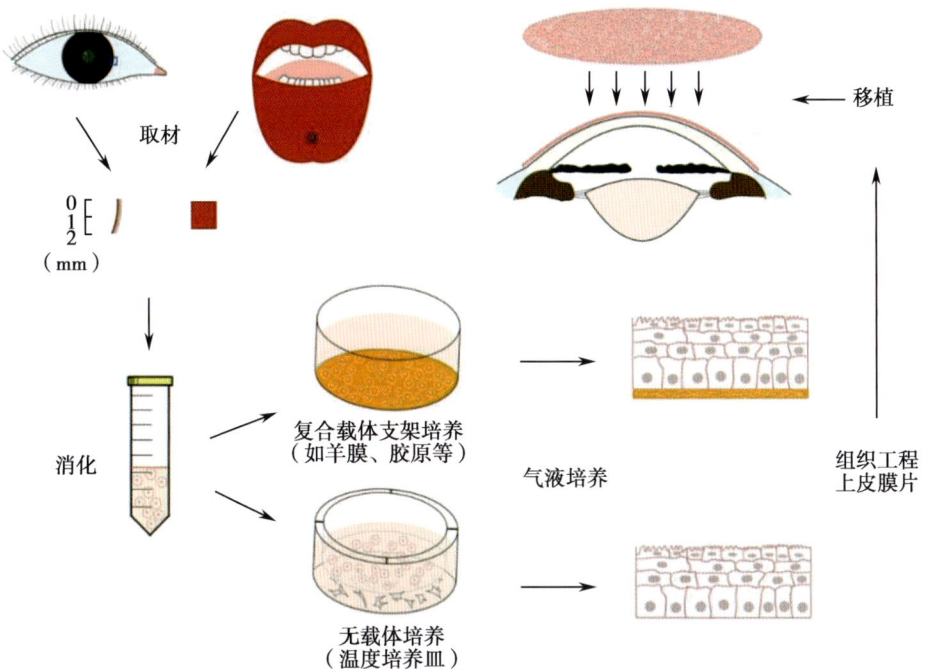

图 11-1　组织工程角膜上皮重建方法示意图

1. **复合载体支架移植** 羊膜是组织工程上皮层体外培养和临床移植手术最常用的载体。此外,上文提到的纤维蛋白胶、角膜接触镜也曾用于临床,但较少。羊膜和纤维蛋白胶复合的组织工程上皮移植是将组织工程上皮层直接缝合覆盖在去除纤维血管膜的角膜表面,此后羊膜与角膜基质融合,纤维蛋白胶降解消失。软性角膜接触镜为载体时是将细胞培养在接触镜的凹面,佩戴接触镜使得细胞覆盖于患者角膜表面,2 周后取出角膜接触镜。

2. **无载体的上皮细胞膜片移植** 将种子细胞接种于使用温敏材料PNIPAM 包被的细胞培养皿,可收获无载体的组织工程上皮膜片。将无载体的上皮膜片铺展开以覆盖角膜表面,加用绷带镜发挥保护作用,此后适时摘下绷带镜。此法移植的上皮种子细胞可稳定地存活于眼表角膜。2003 年,Nishida 等最先采用温度敏感型材料为载体体外构建上皮膜片,用于角膜缘干细胞缺乏患者的治疗[12]。此外,还有一种移植方法是眼表局部涂布种子细胞悬液,但这种方法目前技术尚不成熟,有待进一步探索,或可归属为一种广义上的组织工程干细胞移植。

四、体外培养来源的角膜缘上皮移植术

体外培养来源的角膜缘上皮移植术(CLET)是从健康眼、节段性角膜干细胞缺乏患眼或异体捐赠眼获取正常角膜缘组织,体外培养获得角膜缘干细胞(LSCs)种子细胞,利用细胞扩增复合材料,构建组织工程角膜上皮,最终进行移植,用于患眼眼表重建的一种方法。

(一)发展历程

1997 年,Pellegrini 等首先尝试了 CLET,他们获取患者自体健眼 LSCs 并经体外培养,获取角膜上皮细胞膜片并将其移植于碱烧伤角膜缘干细胞缺乏患眼的角膜,术后随访 2 年,患者角膜透明性良好,无角膜新生血管生成,视力得到明显改善,CLET 得到广泛关注[13]。2000 年,Tsai 等以羊膜为载体进行了 6 例自体 CLET,所有患者在术后 24 天之内角膜表面完全上皮化,视力明显改善,无新生血管形成和炎症反应等并发症[14]。2001 年,Rama 等对角膜缘干细胞缺乏患者进行以纤维蛋白胶为载体的自体 CLET,超过 75% 的患者取得了良好效果,此后此项技术得到迅速推广[6]。2020 年,一项 meta 分析对 CLET 的疗效进行评价,结果显示,单侧角膜缘干细胞缺乏患者接受自体 CLET 后角膜缘解剖结构和功能得到改善的概率分别占 69% 和 60%,低于自体角膜缘移植术(KLAU)的81% 和 74%[15]。然而,自体 CLET 术后的 5 年成功率为 71%,明显高于异体角膜缘移植术(KLAL)的 33% 及异体 CLET 的 0%[16]。

(二)应用现状

CLET 技术具有组织来源广泛、供体眼损伤小、可重复性强等优点。自体

CLET 效果虽不及 KLAU,却明显优于 KLAL 和异体 CLET。目前,CLET 主要应用于非双眼角膜缘干细胞缺乏而健眼不能提供足量角膜缘组织块用于 KLAU 的情形。对于遗传因素造成的角膜缘干细胞缺乏,基因技术有望在细胞培养过程中对细胞的基因表达进行纠错,CLET 未来可能有更广阔的应用前景。

五、培养的口腔黏膜上皮细胞移植术

培养的口腔黏膜上皮细胞移植术(cultured oral mucosal epithelial transplantation, COMET)是针对双眼角膜缘干细胞缺乏患者自体角膜缘干细胞来源缺乏,又期望避免异体角膜缘干细胞移植免疫排斥风险,所发展出的一种眼表角膜重建方法。

(一) 发展历程

2003 年,Nishida 等采用温敏材料体外构建口腔黏膜上皮细胞(oral mucosal epithelial cells,OMECs)膜片移植治疗了 4 例角膜缘干细胞缺乏患者,所有患者在术后 1 周内均实现角膜上皮化,角膜透明性明显改善,视力显著提高[12]。OMECs 作为角膜上皮重建的种子细胞开始引起研究者的关注。此后,国内外研究者陆续用 COMET 结合羊膜或其他载体进行移植并成功重建角膜上皮。值得注意的是,2011 年 Sen 等研究表明,培养的 OMECs 能够表达黏蛋白并改善眼表黏液分泌状态,有缓解干眼的潜能[17]。2012 年,Sotozono 等提出 COMET 能显著提高 SJS 患者的术后视力[18]。这些研究说明,OMECs 作为种子细胞还是基本合格的。二十年来的长期随访发现,COMET 术后远期观察角膜无一例外地发生浅层新生血管长入,角膜透明度降低,患者视力受到严重影响。OMECs 与角膜上皮细胞表型上存在一定差异,因此不能从功能上完全替代角膜上皮。笔者科研团队[19]尝试用微环境改善的方法诱导 OMECs 向角膜上皮方向转分化,以期实现功能性角膜上皮的重建(图 11-2),但如何提高 COMET 术后远期效果仍然是目前的研究热点。

(二) 应用现状

COMET 技术具有植片自体来源、供区自愈能力强、可重复性好等优点,目前主要应用在眼表微环境差的双眼角膜缘干细胞缺乏患者。COMET 面临的问题是移植后远期效果不佳,主要是角膜外周新生血管化、点状上皮脱落及屏障功能差、多层透光率小于角膜上皮细胞而易发生光的折射和弥散[18,20]。关于如何改善口腔黏膜上皮的移植效果,仍有待深入探索及临床试验验证。

六、组织工程角膜上皮重建未来发展趋势

近年来,组织工程角膜上皮重建技术在治疗角膜缘干细胞缺乏方面取得了重大进展。CLET 和 COMET 是经过临床验证并广泛应用的组织工程干细胞疗法。若谈到该领域当前研究的重点,我们认为主要有两个方面,一是寻找替代角

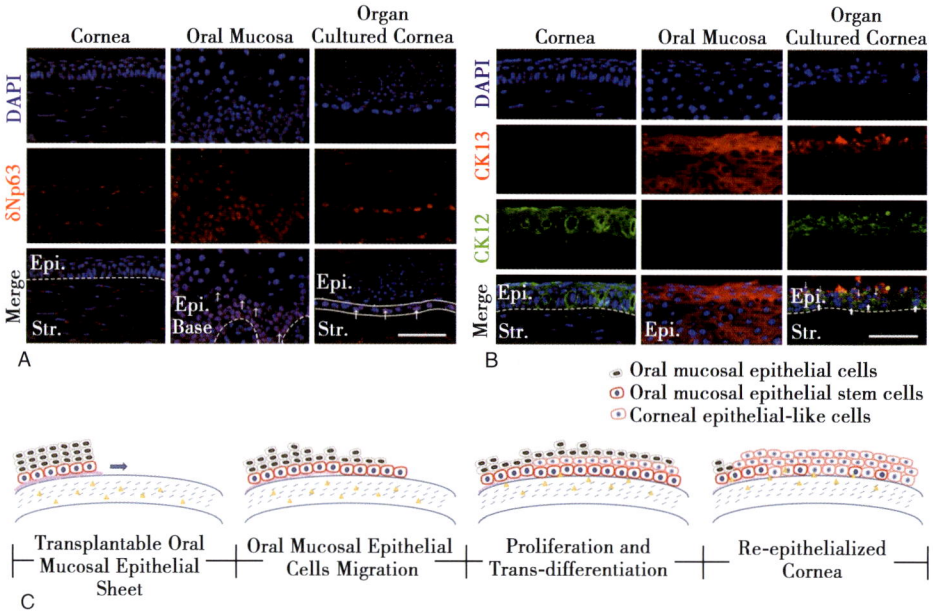

图 11-2　角膜器官培养的 OMECs 转分化示意图

角膜器官培养的 OMECs 转分化表达角膜上皮表型；A. 干细胞标志物 δNp63（红色）以及细胞核 DAPI（蓝色）的免疫荧光图；B. 角化蛋白 CK13（红色）和角化蛋白 CK12（绿色）免疫荧光图；细箭头示 CK12 和 CK13 上皮细胞共染；粗箭头指示仅 CK12 阳性的细胞；虚线代表上皮和基质之间的边界（比例尺：50μm）；C. 器官培养复层上皮化示意图。（图片引自 *Experimental Eye Research*.2022,215：108934.）

膜缘干细胞的自体上皮干细胞来源及相关的表型转分化研究，目的是面对双眼角膜缘干细胞缺乏患者时避免异体移植的免疫排斥；另一方面是培养条件的标准化和载体材料控释体系的建立。组织工程技术的发展，为难治性角膜盲患者复明提供了多重方案。

（严晨曦　傅　瑶）

参 考 文 献

［1］ LINDBERG K, BROWN ME, CHAVES HV, et al. In vitro propagation of human ocular surface epithelial cells for transplantation. Invest Ophthalmol Vis Sci, 1993, 34 (9): 2672-2679.

［2］ DUA HS, AZUARA-BLANCO A. Limbal stem cells of the corneal epithelium. Surv

Ophthalmol, 2000, 44 (5): 415-425.

［3］ O'CALLAGHAN AR, DZIASKO MA, SHETH-SHAH R, et al. Oral mucosa tissue equivalents for the treatment of limbal stem cell deficiency. Adv Biosyst, 2020, 4 (7): e1900265.

［4］ 王智崇, 葛坚, 黄冰, 等. 诱导胚胎干细胞向角膜上皮细胞分化的实验研究. 中国科学 C 辑, 2005, 35 (2): 164-171.

［5］ TAKAHASHI K, YAMANAKA S. Induction of pluripotent stem cells from mouse embryonic and adult fibroblast cultures by defined factors. Cell, 2006, 126 (4): 663-676.

［6］ RAMA P, BONINI S, LAMBIASE A, et al. Autologous fibrin-cultured limbal stem cells permanently restore the corneal surface of patients with total limbal stem cell deficiency. Transplantation, 2001, 72 (9): 1478-1485.

［7］ DENG C, LI F, HACKETT JM, et al. Collagen and glycopolymer based hydrogel for potential corneal application. Acta Biomater, 2010, 6 (1): 187-194.

［8］ BORRELLI M, JOEPEN N, REICHL S, et al. Keratin films for ocular surface reconstruction: Evaluation of biocompatibility in an in-vivo model. Biomaterials, 2015, 42: 112-120.

［9］ GROLIK M, SZCZUBIAŁKA K, WOWRA B, et al. Hydrogel membranes based on genipin-cross-linked chitosan blends for corneal epithelium tissue engineering. J Mater Sci Mater Med, 2012, 23 (8): 1991-2000.

［10］ O'SULLIVAN F. Primary culture of cornea-limbal epithelial cells in vitro. Methods Mol Biol, 2020, 2145: 29-37.

［11］ MEYER-BLAZEJEWSKA EA, KRUSE FE, BITTERER K, et al. Preservation of the limbal stem cell phenotype by appropriate culture techniques. Invest Ophthalmol Vis Sci, 2010, 51 (2): 765-774.

［12］ NISHIDA K, YAMATO M, HAYASHIDA Y, et al. Corneal reconstruction with tissue-engineered cell sheets composed of autologous oral mucosal epithelium. N Engl J Med, 2004, 351 (12): 1187-1196.

［13］ PELLEGRINI G, TRAVERSO CE, FRANZI AT, et al. Long-term restoration of damaged corneal surfaces with autologous cultivated corneal epithelium. Lancet, 1997, 349 (9057): 990-993.

［14］ TSAI RJ, LI LM, CHEN JK. Reconstruction of damaged corneas by transplantation of autologous limbal epithelial cells. N Engl J Med, 2000, 343 (2): 86-93.

［15］ SHANBHAG SS, NIKPOOR N, RAO DONTHINENI P, et al. Autologous limbal stem cell transplantation: A systematic review of clinical outcomes with different surgical techniques. Br J Ophthalmol, 2020, 104 (2): 247-253.

［16］ BORDERIE VM, GHOUBAY D, GEORGEON C, et al. Long-term results of cultured limbal stem cell versus limbal tissue transplantation in stage III limbal deficiency. Stem Cells Transl Med, 2019, 8 (12): 1230-1241.

［17］ SEN S, SHARMA S, GUPTA A, et al. Molecular characterization of explant cultured human oral mucosal epithelial cells. Invest Ophthalmol Vis Sci, 2011, 52 (13): 9548-9554.

［18］ BURILLON C, HUOT L, JUSTIN V, et al. Cultured autologous oral mucosal epithelial cell sheet (CAOMECS) transplantation for the treatment of corneal limbal epithelial stem cell deficiency. Invest Ophthalmol Vis Sci, 2012, 53 (3): 1325-1331.

［19］ GONG D, YAN C, YU F, et al. Direct oral mucosal epithelial transplantation supplies stem cells and promotes corneal wound healing to treat refractory persistent corneal epithelial defects. Exp Eye Res, 2022, 215: 108934.

［20］ PRABHASAWAT P, CHIRAPAPAISAN C, JIRAVARNSIRIKUL A, et al. Phenotypic characterization of corneal epithelium in long-term follow-up of patients post-autologous cultivated oral mucosal epithelial transplantation. Cornea, 2021, 40 (7): 842-850.

第十二章　组织工程结膜重建

一、结膜重建的细胞来源

（一）结膜上皮细胞

结膜上皮由数层非角化的鳞状上皮细胞及嵌插其中的杯状细胞组成。目前自体来源的结膜上皮细胞体外扩增培养是组织工程结膜重建种子细胞的主要来源。但结膜上皮细胞来源有限，体外扩增能力难以满足临床需求，亟待寻求新的种子细胞来源。

（二）结膜上皮干细胞

结膜上皮干细胞的定位尚不十分明确，多项研究显示，穹隆部结膜、球结膜、睑结膜和睑缘等部位都存在结膜上皮干细胞，但在分布比例上存在差异，以下穹隆部和睑缘内眦处较为集中[1]。长期以来，结膜上皮干细胞尚缺乏有效的体外富集方式。近期研究显示，低亲和力神经营养因子受体 p75 能够作为合适的干细胞表面标志物用于结膜上皮干细胞的体外富集，研究显示，富集得到的 p75 阳性结膜上皮细胞具备良好的干细胞特性和体外增殖能力，并且在动物模型中能较好地修复大面积结膜缺损[2]。结膜上皮干细胞的成功富集有望改善目前结膜重建种子细胞来源不足的现状。

（三）诱导其他组织来源细胞转分化

体外诱导其他组织来源细胞转分化为结膜上皮样细胞的优点是丰富了组织工程结膜重建种子细胞的来源，而不足之处在于目前的诱导效果仍不甚理想，无法替代结膜黏蛋白的分泌功能。

（四）羊膜上皮细胞

羊膜上皮细胞在特定条件下有定向分化为结膜上皮细胞并应用于组织工程结膜重建的潜能[3]。将结膜基质打碎制成组织匀浆，添加在羊膜上皮细胞培养体系中，结果显示羊膜上皮细胞出现了部分结膜上皮细胞表型，可检测到角蛋白 K4、K13 的表达，以及微量 MUC5AC 的表达，接种于去细胞羊膜后能够成功构建结膜组织，并在动物实验中取得一定的修复效果。

（五）口腔黏膜上皮细胞

分离人口腔黏膜上皮细胞后将其接种于去细胞羊膜上进行体外诱导转分化培养，3~4 周后进行结膜上皮干细胞标志物和分化标志物检测以及细胞超微结构分析。结果显示，细胞间可形成紧密连接，并表达角蛋白 K3、K4、K13、K15

以及干细胞标志物 p63 和 p75,但未检测到眼表重要转录因子 PAX6 的表达[4]。口腔黏膜上皮细胞有望作为结膜重建良好的替代细胞来源,但仍须探索更加有效的转分化条件。

(六) 其他组织来源细胞

其他来源细胞如表皮干细胞、牙髓上皮细胞、鼻黏膜上皮细胞、脂肪干细胞等均有望诱导转分化为结膜上皮样细胞。目前,关于结膜上皮细胞诱导转分化的研究仍处于初步阶段,具有十分广阔的研究前景。

二、结膜重建的载体支架

(一) 生物支架

1. 羊膜　羊膜厚度为 0.02~0.5mm,可分为五层:羊膜上皮细胞层、基底膜层、致密层、成纤维细胞层和海绵层。羊膜表面光滑,无血管、神经及淋巴组织,具有一定的弹性和机械强度,目前已作为常用的生物敷料应用于多个外科治疗领域[5]。羊膜在结膜重建手术中的应用已经有许多年的历史,应用羊膜作为结膜重建载体支架的优势主要包括:①羊膜基底膜与结膜上皮基底层的组织结构和成分十分相似,包含大量 Ⅰ、Ⅲ、Ⅳ、Ⅴ 型胶原以及纤维粘连蛋白、层粘连蛋白等成分[6];②羊膜组织中富含多种有利于结膜上皮细胞生长的细胞因子,具有诱导细胞上皮化和促进伤口愈合的作用[7];③羊膜本身具备优良的抗纤维化和抗炎的特性[8]。

但将羊膜作为支架材料用于结膜重建手术仍然存在一些问题,如羊膜降解速度过快,移植后易融解脱落;其机械强度较差,难以达到支撑穹隆部的力学强度要求;羊膜来源有限且存在潜在的传染病传播风险;目前还缺乏统一规范的制备方法和储存标准等。因此,探究改善羊膜生物学性能的有效方式成为研究的方向。采用双层羊膜复合纤维蛋白黏合成复合支架可以显著提高支架的机械性能,并已在动物模型中显示出良好的治疗效果[9](图 12-1)。

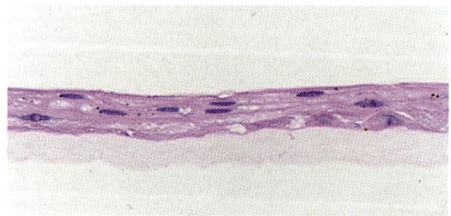

图 12-1　羊膜复合结膜上皮细胞体外构建组织工程结膜

2. 脱细胞结膜基质　脱细胞结膜基质是由人结膜组织经过低渗洗涤剂和核酸酶缓冲液等脱细胞处理后制备的一种支架材料,可以完好地保留结膜基质组织中含有的 Ⅳ 型胶原、层粘连蛋白和纤维连接蛋白等成分[10]。研究发现,将人结膜上皮细胞接种于脱细胞结膜基质后进行体外培养后结膜上皮细胞在支架上生长分化良好,并且可以检测到杯状细胞的存在和 MUC5AC 的表达。

近期有研究报道了脱细胞猪结膜基质的制备方法,并在动物模型和临床手术中进行了应用。结果显示,脱细胞猪结膜基质有效去除了主要异种抗原,保留了丰富的基质成分和完整的纤维排列结构,具有良好的机械性能和组织相容性,动物实验和临床移植效果也较为理想[11]。笔者研究团队报道了将兔结膜下成纤维细胞体外培养制备得到的兔结膜来源的脱细胞基质膜片也可用于眼表损伤的修复。研究检测到其具备十分优良的生物相容性,能够通过为结膜上皮干细胞提供有利于锚定的三维微环境,有效维持干细胞的低分化状态并显著促进干细胞原位扩增,从而达到良好的结膜损伤修复效果[12]。

(二) 生物合成支架

相比于天然生物支架,生物合成支架具备来源不受限、质量可控制、性能易优化等优势,比合成高分子支架材料具备更加优良的生物相容性和安全性,是比较理想的载体支架类型,有望应用于临床完善目前结膜重建的手术治疗方式。

1. 胶原蛋白　胶原作为结膜基质的主要成分,是结膜重建的优良支架材料。相比于羊膜,生物合成的胶原支架具备来源丰富、质量可控、易保存、无传染病传播风险等优点。研究显示,将结膜上皮细胞接种于胶原支架后可以形成分化良好的数层上皮组织,并可检测到结膜上皮细胞干性标志物及 MUC5AC 的表达。然而,普通合成胶原支架的机械性能仍有待提高,为解决这一问题,压缩胶原蛋白支架可在一定程度上增加胶原基质的力学性能[13]。将结膜基质成纤维细胞与胶原结合构建复合支架结构的方法获得了良好的结膜重建效果[14],有望优化目前的结膜重建方式。

2. 纤维蛋白　采用血清来源的人纤维蛋白作为底物构建载体支架进行眼表重建已有报道。纤维蛋白支架具备良好的生物相容性,且制备方法相对简单,具备较好的临床应用价值。但是由于纤维蛋白属于血液来源的特点,目前仍存在术后疾病传播风险等安全性问题,有待进一步完善。

(三) 合成高分子材料支架

1. 聚乳酸 - 羟基乙酸聚合物支架(poly lactic-co-glycolic acid scaffolds, PLGA)　PLGA 由乳酸和羟基乙酸两种单体随机聚合而成,是一种可降解的功能性高分子有机聚合物材料,具有良好的生物相容性和成膜性能,广泛应用于包括结膜重建在内的多项医用工程领域。体外实验已经证明,结膜上皮细胞在 PLGA 支架上生长良好。

2. 静电纺丝支架　静电纺丝支架是利用静电纺丝技术构建的利于细胞生长的新型支架材料,目前已能够实现纳米级别和亚微米级别的超细纤维制备。丝素蛋白静电纺丝支架材料具备良好的亲水性和透明度,结膜上皮细胞接种后增殖分化良好,能够表达丰富的角蛋白和黏蛋白成分,并可在体外构建 3~5 层复层结膜上皮组织[15](图 12-2)。

3. 合成水凝胶支架　合成水凝胶的特点是可以促进生物分子在水相材料中的扩散,生物相容性好,机械性能可控,是较有应用潜力的一种新型支架材料,水凝胶支架的独特优势是能够通过载附生长因子等药物成分优化结膜重建效果。蛋白质和多肽的预吸附以及氨基表面功能化可以实现对合成水凝胶材料表面细胞黏附功能的改善目的[16],有利于材料性能的优化。

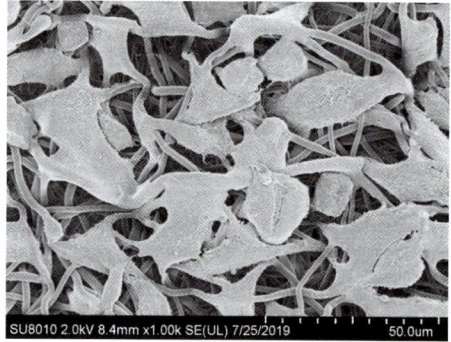

图 12-2　结膜上皮细胞在静电纺丝上的生长

三、组织工程结膜重建的方法及应用

(一)结膜重建的原则

理想的眼表重建材料须具备一定的稳定性和弹性,且其优良的生物相容性不会引起机体的炎症和排斥反应[17]。如果患者眼表干细胞受损,移植的材料还应具备能够自我更新的上皮细胞层。这种材料不仅仅替代受损的组织、最大程度地降低术后炎症,它还应该参与引导所携带的供者细胞形成新的组织(图 12-3)[18]。

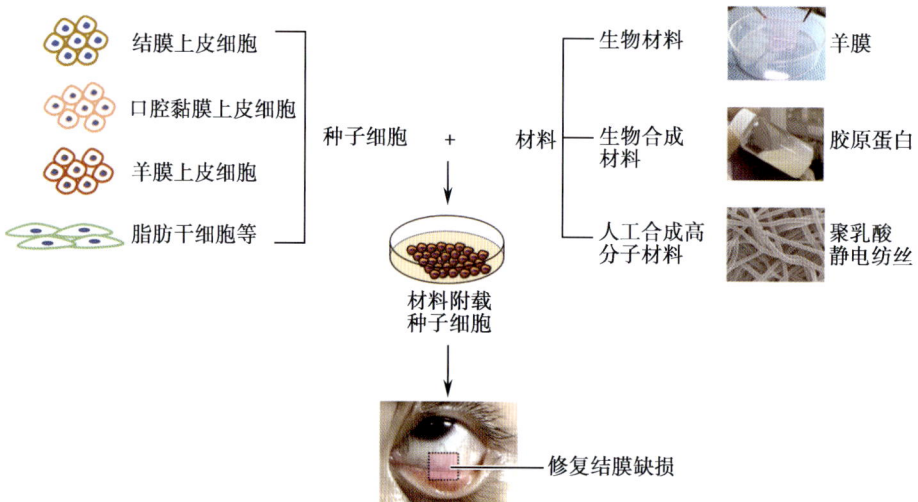

图 12-3　结膜组织工程重建方法

(二) 无细胞附载的人工合成材料替代结膜基质

严重的结膜瘢痕和挛缩是引起眼表慢性炎症的主要因素。为了解决结膜瘢痕,移植组织工程替代物被认为是降低结膜穹隆部缩短、抑制瘢痕形成的最有效手段。采用PLGA形成的多孔支架材料等用于兔子结膜缺损模型研究将修复效果和没有接受移植的结膜缺损进行对比,以观察修复效果,实验结果显示,这些人工材料的应用有效促进了结膜伤口的愈合[19]。为了进一步改善人工材料的生物相容性,有研究团队将聚乳酸形成的电纺丝膜附着纤维素材料用于眼表修复,同时利用银离子的抗菌性能以减少术后抗生素的应用[20]。但是,由于这些材料缺乏上皮层,因此不适用于临床上需要上皮层的患者。

(三) 附载上皮层的胶原基质

成纤维细胞、细胞外基质、上皮基底膜等均能有效地保持和维持分化的上皮细胞的表型和功能,是结膜组织工程材料中重要的组成成分。体外培养过程中发现,人工基底膜能够促进上皮细胞紧密连接的形成,增强细胞极性,诱导基底膜的形成[21]。结膜上皮细胞与成纤维细胞共培养可以提高过碘酸希夫染色(periodic acid Schiff stain,PAS)阳性细胞的比例,促进杯状细胞的分化。气液平面的构建同样可以模拟体内环境,增加杯状细胞的数量。这些方法对体外扩增结膜上皮细胞、改善组织工程重建载体的性能具有良好的提示作用。

(四) 羊膜联合细胞层移植

1. 羊膜附载扩增的结膜上皮细胞 羊膜是体外培养结膜上皮细胞的重要载体,结膜上皮细胞能够在羊膜上形成复层结构。有研究者将羊膜上扩增的自体结膜上皮细胞移植在22名翼状胬肉术后患者的眼表,证实与单纯移植羊膜的患者相比,这些患者迅速产生了完整的上皮,修复速度大大提升[22]。

2. 羊膜附载口腔黏膜上皮细胞 口腔黏膜上皮细胞容易获得,且能够形成和结膜类似的复层、非角化上皮。口腔黏膜上皮细胞种植在羊膜上可以形成4~5层复层上皮[23]。临床上,羊膜附载口腔黏膜上皮细胞已用于角膜重建疗法,相信其在结膜组织工程重建中也会有很好的治疗效果。

四、问题与展望

结膜重建属于眼表重建的重要一环,对恢复眼表微环境的稳定具有重要意义。自体来源的组织例如结膜、口腔黏膜等在结膜重建中优势显著,因为它们的结构完整,既包含基质,又包含上皮,同时也不会引起机体的排斥反应。但是当结膜大面积缺损或患者有自身免疫性瘢痕病时,组织来源严重受限。为了避免来源受限的弊端,人工合成材料不断被研究和开发。虽然在动物模型中人工材料展现出了良好的修复效果,但是这些材料均不具备足够的弹性,无法重塑结膜穹隆部。此外合成材料缺乏上皮组织,其在慢性炎症情况下的降解速率尚须深入研究探讨。

相对而言,羊膜符合绝大多数结膜重建的目标,是理想的结膜组织工程材料。羊膜组织非常轻薄,颜色外观接近正常结膜,且具有一定的弹性,不会引起宿主的排斥反应,并且临床上已在角膜、结膜重建中呈现出了强大的优势。作为促上皮细胞生长的优良载体,羊膜附载结膜上皮细胞、口腔黏膜上皮细胞已经成功地用于眼表重建。然而,羊膜的获取渠道比较受限,需要严密评估供体来源,以防可能存在的病原体的传播及移植后眼表的慢性炎症。此外羊膜容易融解、脱落,患者预后欠佳。

结膜的修复对恢复眼表健康极为重要。因此,未来的结膜组织工程材料须注重以下几点:①材料须具备足够的稳定性和弹性;②材料的生物相容性要好,不能诱发机体炎症或排斥反应;③对于结膜干细胞缺乏的患者,材料须具备能够自我更新的上皮细胞层;④上皮细胞层须有杯状细胞,因为杯状细胞分泌的黏蛋白是构成泪膜的重要组成部分,对眼表的稳定举足轻重。

(吴念轩　严　丹　傅　瑶)

参 考 文 献

［1］ WEI ZG, COTSARELIS G, SUN TT, et al. Label-retaining cells are preferentially located in fornical epithelium: Implications on conjunctival epithelial homeostasis. Invest Ophthalmol Vis Sci, 1995, 36 (1): 236-246.

［2］ WU N X, YAN C X, CHEN J Z, et al. Conjunctival reconstruction via enrichment of human conjunctival epithelial stem cells by p75 through the NGF-p75-SALL2 signaling axis. Stem Cells Translational Medicine, 2020, 9 (11): 1448-1461.

［3］ YANG SP, YANG XZ, CAO GP. Conjunctiva reconstruction by induced differentiation of human amniotic epithelial cells. Genet Mol Res, 2015, 14 (4): 13823-13834.

［4］ MADHIRA SL, VEMUGANTI G, BHADURI A, et al. Culture and characterization of oral mucosal epithelial cells on human amniotic membrane for ocular surface reconstruction. Mol Vis, 2008, 14: 189-196.

［5］ TRELFORD JD, TRELFORD-SAUDER M. The amnion in surgery, past and present. Am J Obstet Gynecol, 1979, 134 (7): 833-845.

［6］ ENDO K, NAKAMURA T, KAWASAKI S, et al. Human amniotic membrane, like corneal epithelial basement membrane, manifests the alpha5 chain of type Ⅳ collagen. Invest Ophthalmol Vis Sci, 2004, 45 (6): 1771-1774.

［7］ KOIZUMI N, INATOMI T, SOTOZONO C, et al. Growth factor mRNA and protein in preserved human amniotic membrane. Curr Eye Res, 2000, 20 (3): 173-177.

［8］ SOLOMON A, ROSENBLATT M, MONROY D, et al. Suppression of interleukin 1alpha and interleukin 1beta in human limbal epithelial cells cultured on the amniotic membrane stromal matrix. Br J Ophthalmol, 2001, 85 (4): 444-449.

［9］ CAI M, ZHANG J, GUAN L, et al. Novel implantable composite biomaterial by fibrin glue and amniotic membrane for ocular surface reconstruction. J Mater Sci Mater Med, 2015, 26 (3): 149.

［10］ KASBEKAR S, KAYE SB, WILLIAMS RL, et al. Development of decellularized conjunctiva as a substrate for the ex vivo expansion of conjunctival epithelium. J Tissue Eng Regen Med, 2018, 12 (2): 973-982.

［11］ ZHAO L, JIA Y, ZHAO C, et al. Ocular surface repair using decellularized porcine conjunctiva. Acta Biomater, 2020, 101: 344-356.

［12］ WU N X, GONG D N, CHEN J, et al. Design of functional decellularized matrix for conjunctival epithelial stem cell maintenance and ocular surface reconstruction. Materials & Design, 2022: 111278.

［13］ HUIFANG ZHOU, QIAOZHI LU, QIONGYU GUO, et al. Vitrified collagen-based conjunctival equivalent for ocular surface reconstruction. Biomaterials, 2014, 35 (26): 7398-7406.

［14］ LEVIS HJ, BROWN RA, DANIELS JT. Plastic compressed collagen as a biomimetic substrate for human limbal epithelial cell culture. Biomaterials, 2010, 31 (30): 7726-7737.

［15］ RAMA P, BONINI S, LAMBIASE A, et al. Autologous fibrin-cultured limbal stem cells permanently restore the corneal surface of patients with total limbal stem cell deficiency. Transplantation, 2001, 72 (9): 1478-1485.

［16］ QINKE YAO, YANG HU, FEI YU, et al. A novel application of electrospun silk fibroin/ poly (L-lactic acid-co-3-caprolactone) scaffolds for conjunctiva reconstruction. RSC Adv, 2018, 8 (33): 18372-18380.

［17］ HASSAN E, DESHPANDE P, CLAEYSSENS F, et al. Amine functional hydrogels as selective substrates for corneal epithelialization. Acta Biomater, 2014, 10 (7): 3029-3037.

［18］ LU Q, AL-SHEIKH O, ELISSEEFF JH, et al. Biomaterials and tissue engineering strategies for conjunctival reconstruction and dry eye treatment. Middle East Afr JOphthalmol, 2015, 22 (4): 428-434.

［19］ SCHRADER S, NOTARA M, BEACONSFIELD M, et al. Tissue engineering for conjunctival reconstruction: Established methods and future outlooks. Curr Eye Res, 2009, 34 (11): 913-924.

［20］ YAN D YAO Q, YU F, et al. Surface modified electrospun poly (lactic acid) fibrous scaffold with cellulose nanofibrils and Ag nanoparticles for ocular cell proliferation and antimicrobial application. Mater Sci Eng C Mater Biol Appl, 2020, 11 (6): 2404-2411.

［21］ HENDERSON HWA, COLLIN JRO. Mucous membrane grafting. Dev Ophthalmol, 2008,

41: 230-242.

［22］ ANG LP, TAN DT, CAJUCOM-UY H, et al. Autologous cultivated conjunctival transplantation for pterygium surgery. Am J Ophthalmol, 2005, 139 (4): 611-619.

［23］ UEDA M, HATA K, HORIE K, et al. The potential of oral mucosal cells for cultured epithelium: A preliminary report. Ann Plast Surg, 1995, 35 (5): 498-504.

第十三章　角膜知觉重建

在临床实践中神经营养性角膜炎患者可出现角膜知觉减退和严重的角膜病变[1]。角膜神经损伤不但降低经神经传递的营养性神经因子水平而导致角膜上皮细胞营养的缺失,而且角膜失去知觉还引起反射性瞬目减少及泪液分泌量下降,导致角膜干燥而易遭受机械性损伤。临床上神经营养性角膜炎首先表现为角膜上皮的损伤,因角膜神经功能障碍,调节角膜营养、上皮修复的机制失代偿,角膜上皮修复较正常人明显减慢,甚至不能完全修复[1]。如果角膜上皮损伤持续进展,一旦累及角膜基质层,即出现角膜溃疡。神经营养性角膜炎病程迁延不愈,治疗周期长,预后较差,最终角膜发生穿孔,威胁视力,导致失明,严重影响患者视功能和生活质量[2]。对于神经营养性角膜炎,常规的药物疗法及其他保护性措施常常无法达到满意的恢复程度,因此可通过角膜知觉重建来恢复角膜知觉。本章将从暴露性角膜炎及神经营养性角膜炎引起的角膜知觉减退性病变出发,着重介绍角膜知觉减退的治疗及重建方法。

一、角膜知觉重建的适应证

神经营养性角膜炎是一组由三叉神经受损引起的退行性角膜病变,也是角膜知觉重建的主要适应证之一。神经营养性角膜炎主要表现为角膜知觉下降或缺失,并可导致角膜上皮缺损、溃疡及穿孔[1]。角膜上皮和神经系统是相互支持的关系,当多种原因导致角膜神经受损后会严重影响角膜的营养供应,角膜上皮受损后难以愈合。此外因为眼表神经反射功能受损,泪液生成速率及瞬目频率均降低,最终形成自发性角膜上皮缺损并严重危害视功能。

(一) 病因

创伤、感染、手术损伤或先天性疾病均有可能损伤角膜神经并导致神经营养性角膜炎[3-4],其中最常见的致病因素有角膜疱疹病毒感染、眼表热灼伤或化学伤、长期配戴角膜接触镜以及脑神经手术损伤[5](表13-1)。

表 13-1　神经营养性角膜炎的常见致病因素

致病因素	相关病变类型
先天性疾病	Riley-Day 综合征
	Goldenhar-Gorlin 综合征
	Mobius 综合征
	家族性角膜感觉减退

致病因素	相关病变类型
系统性疾病	糖尿病
	麻风病
	维生素 A 缺乏
	淀粉样变性病
	多发性硬化
中枢神经系统疾病	中枢神经系统肿瘤
	动脉瘤
	卒中
	中枢神经系统退行性病变
	手术损伤
眼部疾病	疱疹病毒感染
	物理或化学灼伤
	表面麻醉药滥用
	药物毒性引起的损伤
	慢性眼表损伤或炎症
	眼科手术损伤
	其他可引起角膜神经损伤的感染
	长期佩戴角膜接触镜
	眼部肿瘤
	角膜营养不良

除以上原因外,研究发现,暴露性角膜炎与神经营养性角膜炎的发生高度相关。暴露性角膜炎因眼睑闭合不全引起角膜表面干燥,眼睑闭合不全既可出现于眼睑缺损、眼球突出、睑外翻、面神经麻痹、麻醉状态等情况,也可出现于习惯性不完全性眨眼[6]。角膜表面长期干燥后可出现角膜上皮脱落、缺损并继发感染,引起角膜炎症。角膜上皮与角膜神经之间通过分泌可溶性肽类营养物质维持并促进上皮结构的完整及上皮细胞的生长,因此当角膜上皮长期缺损且无法愈合时,角膜神经也会受损且难以修复。同时,眼睑闭合不全导致泪膜长期不稳定,眼表泪液含量减少刺激角膜表面温度感受器和痛觉感受器,引起炎性介质如 P 物质、神经激肽 A 和内皮素等的进一步释放,诱发神经源性炎症[7]。据研究,约 80% 反复出现角膜上皮损伤、角膜糜烂的患者会导致角膜知觉减退及角膜神

经损伤,因此对于暴露性角膜炎患者应同时评估其角膜神经的分布情况,并及时处理暴露因素。

（二）临床表现

神经营养性角膜炎主要表现为反复眼红、视物模糊以及眼表知觉减退或缺失,发病早期通常表现为眼干涩不适、畏光,无法长时间阅读等,当晨起或处于使用空调环境、乘坐飞机、长时间使用电脑等情况下,以上症状加重,此时由于角膜知觉减退或缺失,疼痛或不适感反而减轻甚至消失。当病变影响到角膜中央区域时可出现视力下降。根据Mackie对神经营养性角膜炎的分期,神经营养性角膜炎可分为三期[1],以下为各期具体特征（图13-1）。

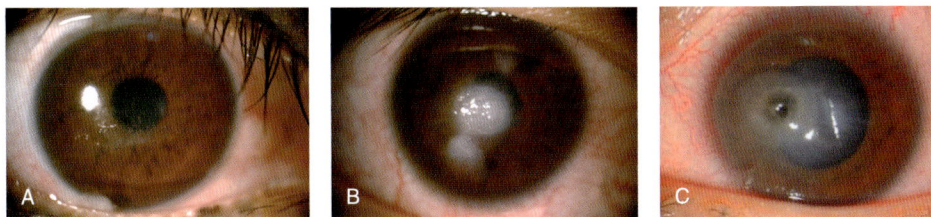

图13-1　神经营养性角膜炎的分期及表现
A. 早期；B. 中期；C. 晚期。

1. 早期　病变程度较轻,通常引起角膜上皮异常但不引起角膜上皮缺损。
（1）下睑结膜可被孟加拉红染色。
（2）泪膜破裂时间缩短。
（3）眼表黏液黏度增加。
（4）角膜上皮可见点状荧光染色着色。
2. 中期　病变加重,可引起角膜上皮缺损,但未引起基质层严重损伤。
（1）上皮病变:上皮缺损常呈椭圆形并多出现于角膜的中央或上部,边缘光滑,缺损周边上皮细胞疏松。
（2）基质病变:基质水肿,后弹力层出现褶皱。
（3）眼部炎症反应:可伴有前房炎症反应。
3. 晚期　病变较严重,角膜基质层融解,可出现角膜穿孔。

（三）诊断

神经营养性角膜炎的诊断主要依靠相关病史、全身检查及眼科检查。相关病史可参考致病因素及临床表现,全身检查的重点在于脑神经功能的检查以三叉神经受损部位的定位。眼科检查可分为眼部检查及特殊检查。

1. 眼部体格检查

(1)眼睑：眼睑可无异常，也可因眼部原发疾病出现睑内翻、睑外翻或上睑下垂，可伴有倒睫。有眼表肿瘤或物理、化学伤病史者可见眼睑瘢痕。

(2)结膜：神经营养性角膜炎患者的结膜较为苍白，如果出现结膜充血，则表明有继发性感染引起的炎症反应。有慢性自身免疫性疾病或者重度干眼的患者可伴有结膜下纤维化。

(3)角膜：根据 Mackie 分期，病情由轻至重可出现角膜上皮缺损、基质水肿、基质层融解、角膜穿孔等。继发于感染或者有反复角膜溃疡的神经营养性角膜炎可出现角膜新生血管或角膜瘢痕。

(4)前房：可出现前房闪辉、角膜后沉积物、前房积脓等。

(5)虹膜：可出现虹膜萎缩。

2. 染色检查　荧光素染色可检测角膜上皮缺损的情况，由于神经营养性角膜炎早期可引起泪膜稳定性异常，因此可以进行 BUT 和 Schirmer 试验以评估泪膜情况。

3. 特殊检查

(1)角膜知觉与神经：包括角膜知觉检测及采用角膜激光扫描共聚焦显微镜评估角膜神经等。详见本章角膜知觉和神经的检测。

(2)眼前节 OCT：前节 OCT 可从形态及量化两方面评估中、重度神经营养性角膜炎角膜厚度变化，也可用于测量角膜溃疡深度以及基质层厚度变化。

(四) 鉴别诊断

神经营养性角膜炎及其他类似疾病的主要鉴别诊断要点在于是否出现角膜知觉的减退或缺失，结合其他特殊检查即可判断。

1. 暴露性角膜炎　因眼睑缺损、眼球突出等各种因素导致眼睑无法完全覆盖整个眼表。

2. 感染性角膜炎　常有诱因和感染相关病史，急性发作时出现结膜充血或混合性充血、角膜溃疡、前房积脓等，实验室辅助检查可明确诊断，反复发作的病毒性角膜炎晚期也会引起神经营养性角膜炎。

3. 浅层点状角膜炎　角膜上皮点状缺损，情况严重时可出现片状缺损，常伴随结膜充血及分泌物增多。

(五) 治疗

神经营养性角膜炎的治疗主要分为药物治疗、非手术干预和手术治疗。根据病程及病变严重程度，各分期的治疗目标也有所不同[2]。早期病变阶段治疗目标主要是防止上皮细胞进一步受损，促进上皮细胞修复。中期病变阶段治疗目标主要是促进上皮再生并防止角膜基质层融解。晚期当病变进入严重阶段时,治疗目标主要是防止角膜穿孔、促进病灶修复,其具体措施有局部停用含防腐剂的眼表药物,可用人工泪液或自体血清滴眼液点眼、暂时性睑缘缝合、异常眼睑形态矫正、角膜绷带镜佩戴及角膜知觉重建手术等[8]。

二、角膜知觉和神经的检测

角膜知觉和神经的检测与评估对于知觉重建方式的合理选择以及知觉重建效果的衡量至关重要。

(一) 角膜知觉检查

角膜知觉减退或缺失是神经营养性角膜炎的特征性症状之一,因此,角膜知觉检查是诊断及评估神经营养性角膜炎程度的必要检查之一[9]。神经营养性角膜炎患者对于外界刺激不敏感,表现为眨眼频率下降或主观感受不明显。临床上可以使用 Cochet-Bonnet 角膜知觉检查仪(图 13-2)来量化角膜知觉程度,通常将角膜分为中央、上方、颞侧、下方、鼻侧五个区域,以前端长度变化范围为 5~60mm 的尼龙纤维丝触碰患者角膜各区域,观察患者的眨眼反射能力及评估主观感受来评估患者的角膜知觉。该数值越高则表示知觉越好,正常知觉为 55~60mm。此检查方法安全,结果的可重复性高。

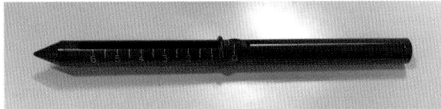

图 13-2　Cochet-Bonnet 角膜知觉检查仪

(二) 角膜激光扫描共聚焦显微镜检查

角膜激光扫描共聚焦显微镜检查可记录角膜各层中的各类细胞、上皮下神经纤维的形态(图 13-3)[10-11],后期可通过电脑测绘软件量化评估角膜神经纤维密度及弯曲度、神经分支的数量、神经主干的直径,以及是否成角、是否有神经纤维瘤等[12]。神经营养性角膜炎通常表现为上皮下神经纤维稀疏乃至完全缺失[13](图 13-4)。

三、角膜知觉重建的方法

对于由神经营养性角膜炎或重度暴露性角膜炎引起的角膜知觉减退或缺失可以考虑进行角膜知觉重建。角膜知觉重建主要分为药物治疗、非手术干预及手术重建[1,6,14]。

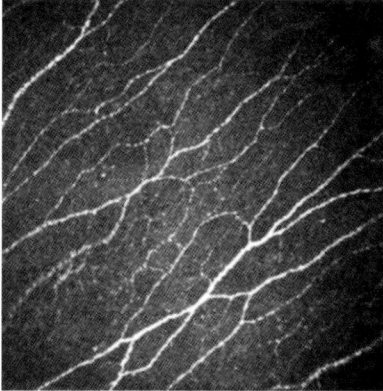

图 13-3　角膜激光扫描共聚焦显微镜
下较丰富的角膜神经纤维

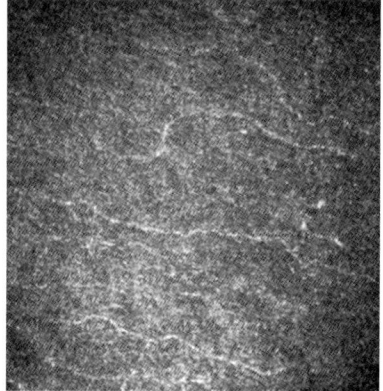

图 13-4　角膜激光扫描共聚焦显微
镜下稀疏纤细的角膜神经纤维

(一) 药物治疗

1. 抗感染　主要原则是解除感染、减少刺激性或含防腐剂药物使用、减轻炎症反应。如果患者有明显感染症状,可根据病原菌类型(细菌、真菌或病毒)针对性用药。如果不能判断病原菌类型可经验性使用阿奇霉素治疗。顽固性角膜上皮缺损者则可使用广谱抗菌药物点眼。应尽量避免使用有毒性的氨基糖苷类抗生素,如庆大霉素。

2. 减少眼表刺激　局部停用含防腐剂的眼表药物,以避免防腐剂的刺激和毒性作用。同时建议患者避免在眼周涂抹化妆品,以减少刺激,并且可佩戴湿房镜或护目镜,日常饮食中可适量摄入 Omega-3 脂肪酸、亚油酸或亚麻籽油。

3. 减轻炎症反应　除停止使用含防腐剂眼表药物外,可用专门的眼部加热、按摩器械,并注意清洁眼周。糖皮质激素是减轻炎症反应的关键药物,常用的有泼尼松龙和地塞米松。也可低剂量使用基质金属蛋白酶抑制剂如四环素或大环内酯类抗生素。应避免长期或大剂量使用糖皮质激素类药物,易导致角膜基质层修复过程减缓,增加角膜基质融解或穿孔的风险。

4. 维持眼表湿润　可使用人工泪液以维持角膜及结膜组织的湿润。临床上推荐采用不含防腐剂的人工泪液,如玻璃酸钠滴眼液等。其他药物如瓜尔胶凝胶、眼用脂质体或大豆油、矿物油化合物也可提高眼表脂质层稳定性。对于耐药性的病例,也可以使用 0.9% 生理盐水或平衡盐溶液点眼。当其余治疗手段均无明显效果时,自体血清滴眼液可作为治疗的最后选择。富血小板血浆含有丰富的神经生长因子,有利于促进角膜神经的再生,可作为辅助手段酌情使用。对于合并丝状角膜炎的患者,可适当使用 5%~10% 乙酰半胱氨酸。

5. 防止角膜基质层融解　口服四环素及使用乙酰半胱氨酸点眼可抑制中性粒细胞胶原酶及上皮细胞明胶酶的表达,抑制 α-1 抗胰蛋白酶的降解。抗坏血酸局部或系统性给药可辅助胶原合成并清除氧自由基。枸橼酸钠滴眼剂的局部应用可抑制中性粒细胞脱颗粒并抑制胶原酶活性。

6. 其他新型生物制剂　许多新型药物治疗角膜营养性不良病变的效果已经临床试验验证并可付诸临床实践,如重组人神经生长因子(recombinant human nerve growth factor,rhNGF)、5%lifitegrast 滴眼液、Cacicol20、基质再生剂(regenerating agents,RGTA)、胸腺肽 β4、辅酶 Q_{10}、P 物质等。rhNGF 是一种经过临床随机对照试验验证的具有高循证证据等级的治疗神经营养性角膜炎的药物。研究发现,rhNGF 可以快速促进角膜损伤的愈合,应用 8 周的角膜完全愈合率可达 72%,未达到完全愈合的患者中 57% 以上患者病灶缩小面积大于 50%。目前,rhNGF 已在欧洲 32 家临床中心及美国的 11 家临床中心通过了药物临床试验并应用于临床。

(二) 非手术干预

1. 眼睑闭合　临床上可采用非创伤性的操作如医用胶带、绷带包扎、肉毒素注射等,使眼睑下垂遮盖角膜,减少角膜暴露面积,以部分缓解症状。

2. 治疗性接触镜　治疗性角膜接触镜可保护角膜组织,且可以使得药物在接触镜与角膜之间停留更长时间。常见的接触镜材料主要有硅水凝胶或透气性硬性接触镜。然而需要注意的是,神经营养性角膜炎患者因为其角膜知觉减退或缺失,所以与普通人相比,神经营养性角膜炎患者对于感染症状不敏感,这类患者可以预防性使用无防腐剂的抗生素滴眼液点眼,预防感染。

(三) 手术干预

1. 泪道栓塞　泪道栓塞可延长泪液在眼表的停留时间,缓解角膜干燥并有助于角膜上皮修复,泪道栓塞可分为暂时性和永久性。然而,使用泪道栓塞方法应注意并发症的发生,如化脓性肉芽肿、细菌感染、栓子脱出等。

当暂时性泪道栓塞有显著效果且患者未出现溢泪时,可考虑行永久性泪道栓塞术,如采用永久性栓子或烧灼法使泪点闭塞。

2. 睑缘缝合术　睑缘缝合术可以使眼睑闭合,对角膜起到保护作用,防止角膜上皮因眨眼摩擦引起损伤。重度神经营养性角膜炎的患者行睑缘缝合术是一种优先选择的方案。睑缘缝合术分为暂时性眼睑闭合和永久性闭合,暂时性闭合分为部分性和完全性,永久性闭合又称睑缘融合术,具体选择何种术式应根据患者眼表情况及病变严重程度决定。

3. 清创联合羊膜移植术　在部分病例中,破损的角膜上皮边缘可变厚或卷曲,并导致缺损进一步扩大,这种情况下应对缺损的角膜上皮边缘进行清理,并适当人为扩大缺损范围,以利用周围上皮细胞的自身修复能力使逐步缩小缺损范围。

羊膜具有抗原性低、可促进上皮再生并抑制炎症反应等作用,可与睑缘缝合术联合使用。可将羊膜修剪成合适的缺损部位形状和大小并固定于缺损部位。羊膜可使角膜基质细胞在羊膜基质中生长,促使角膜缺损部位组织再生。

4. 组织黏合剂　组织黏合剂已广泛用于角膜缺损及穿孔的治疗。对于一些较小的穿孔(小于 3mm)可在穿孔部位使用组织黏合剂,然后覆盖以绷带镜或羊膜以防止其移位。组织黏合剂分为人造(氰基丙烯酸酯)和生物制剂(纤维蛋白黏合剂)。氰基丙烯酸酯黏合剂在液体中可快速聚合,在眼表形成牢固的保护层,此时须覆盖以绷带镜,除了防止移位外也可防止上睑与黏合剂摩擦而引起疼痛。纤维蛋白黏合剂在液体中聚合较慢,因此不适用于修补较大的组织缺损患者。其优点主要是较为舒适且无毒性。

5. 结膜瓣覆盖术　结膜瓣覆盖术可有效减缓角膜上皮缺损到穿孔的进程,也可减轻炎症反应并且减轻对药物的依赖。结膜瓣覆盖术分为完全性和部分性,当患者角膜基质层损伤严重或视力预后较差时可选用完全性结膜瓣覆盖术,如溃疡较小或处于周边部位时可选用部分性结膜瓣覆盖术。值得注意的是,结膜瓣覆盖术后仍有角膜穿孔的风险,且该手术的可逆性较差。

6. 角膜移植术　当角膜溃疡穿孔时可以考虑进行角膜移植术,在行角膜移植术前应确保眼部感染性炎症得到控制。角膜移植术仅用于穿孔的修补,但不能恢复角膜知觉和部分神经纤维,发生再次穿孔的可能性大。

7. 神经移植术　目前角膜神经移植术主要用于因肿瘤、外伤、手术或疱疹病毒感染引起的神经损伤导致的神经营养性角膜炎,且适用于伴有严重的角膜知觉缺失、其他治疗方法均无明显效果的患者[15]。该手术通过直接或间接神经转位的方式直接定位,改善角膜知觉,促进角膜再神经化,是一种较为理想的手术方式[16]。

四、角膜神经移植术

(一) 发展及创新

Samii 于 1972 年首次提出角膜神经移植手术的概念,并在 1981 年将这种手术编入教科书,提出可利用腓肠神经来连接枕大神经和相近的眼部神经,有 3 位患者接受了这种手术并恢复了一定的神经营养功能,但知觉未能完全恢复[17]。

2009 年,Terzis 等提出了直接神经移植术,主要用于单侧面瘫且角膜知觉缺失的患者。此法是利用健侧滑车上或眶上神经进行神经转位,经鼻梁上所做的皮下隧道接合到患侧角膜缘。接受该术式的 6 例患者术后角膜知觉均有改善[18]。

2014年,Borshel等提出了利用腓肠神经连接健侧眶上神经或滑车上神经至患侧角膜缘的间接神经转位手术方法[19],接受手术的3例患者均实现了角膜感觉的重建[20](图13-5)。同年,意大利Biglioli等报道了1例应用Terzis等描述的技术进行直接神经转位重建知觉的病例,该例采用了对侧眶上和上耳蜗神经转移至角膜周围的方法[21]。2016年,Jacinto等对睫状长神经损伤导致的神经营养性角膜炎患者行角膜神经移植术,主要是利用同侧眶上或滑车上神经进行直接神经转位[22]。

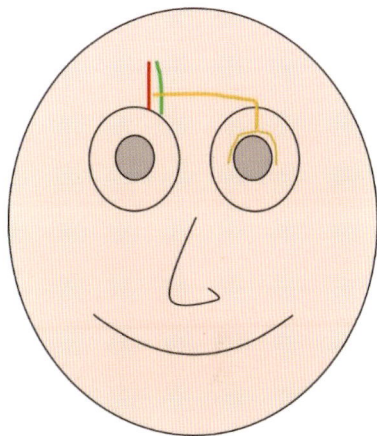

图13-5　Borschel所采用的间接神经转位术式示意图

红色为眶上神经;绿色为滑车上神经,黄色为腓肠神经。

(二)手术步骤(附手术视频:二维码13-1)

1. 术前准备　术前预防性用抗生素滴眼液点眼,冲洗结膜囊及泪道,修剪睫毛,供区小腿备皮,手术当天术前用抗生素静脉滴注预防感染。

2. 截取腓肠神经　足外踝后做切口,以抽剥器分离腓肠神经12~14cm,以proline线标记腓肠神经远端,置于生理盐水纱布中备用。

3. 健侧神经离断　于健侧眉下做一1~2cm横行切口,暴露眼轮匝肌,显露皱眉肌下缘,分离滑车上神经、眶上神经浅支及深支并离断。

二维码13-1　视频
角膜知觉重建术

4. 健侧神经与供体神经吻合　患侧眉下做一1~2cm横行切口,两侧眉下切口之间做一皮下隧道,将供体神经穿入,以proline线标记的远端从健侧切口穿出,近端于患侧切口穿出。腓肠神经远端修剪外膜后分离为2~3神经束,分别与滑车神经、眶上神经浅支及深支端端吻合,并用冻干人纤维蛋白黏合剂固定于眼眶周围组织。

5. 患侧神经的分束与固定　沿眶上壁与内侧壁方向做一隧道,从上睑结膜穹隆部穿出,牵引神经穿过该穹隆部出口,将腓肠神经剥去髓鞘并分4~5束,修剪末端后,沿巩膜上结膜下筋膜隧道穿至角膜缘,均匀分散埋于角巩膜缘四周并固定。

6. 睑缘融合　为减少眼表暴露,保护移植的神经及角膜,将患眼外侧1/3眼睑进行睑缘融合(图13-6)。

(三)围手术期护理及药物辅助治疗

1. 手术切口处理　术后双侧眉下切口常规不进行加压包扎,健侧眉下可放置引流条,谨防血肿压迫神经端端吻合处。

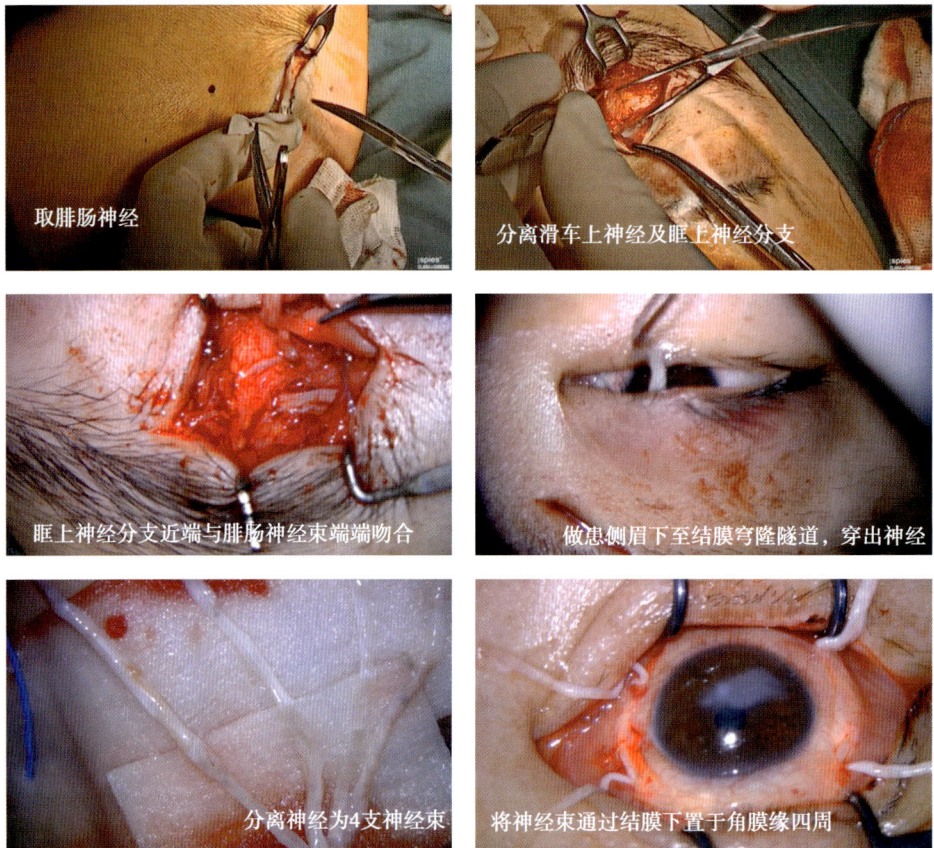

图 13-6　角膜神经移植术手术步骤

2. 供区伤口处理　供区小腿加压包扎,可放置引流条,3 天左右换药;眉下切口及睑缘融合处外固定缝线术后 1 周拆线,供区小腿切口术后 2 周拆线。

3. 术后用药　术后用 0.3% 玻璃酸钠滴眼液、左氧氟沙星滴眼液、小牛血去蛋白提取物眼用凝胶点眼,妥布霉素地塞米松眼膏睡前涂结膜囊;2 周后改为0.1% 玻璃酸钠滴眼液、小牛血去蛋白提取物眼用凝胶点眼及红霉素眼膏睡前涂结膜囊。可口服胞磷胆碱、甲钴胺片等药物促神经修复。

(四) 术后观察及随访

术后 1 周拆除头面部缝线并观察伤口情况,术后 2 周拆除小腿缝线并观察伤口及眼部情况;术后 3 个月、6 个月及之后的每 6 个月复查角膜知觉、视力,并采用角膜激光扫描共聚焦显微镜观察角膜神经再生情况。

（五）术后并发症及处理

1. 神经暴露　结膜下包埋的供体神经暴露于结膜外，多由结膜处缝线反应、缝线脱落或结膜愈合不良引起，患者通常有眼红、畏光等表现。应针对引发神经暴露的原因进行处理，可行对侧结膜瓣移植修补缺损。

2. 结膜脱垂　上睑结膜因医源性损伤或水肿而脱垂至上睑睑缘外。术后1个月内通常保守治疗待其水肿消除，如无改善则可剪除少量脱垂的结膜。

3. 结膜下神经瘤　指移植神经的神经鞘组织增生。可应用抗炎药物及人工泪液点眼并观察，若神经瘤过大则可手术切除。

4. 上睑下垂　手术中医源性损伤提上睑肌或 Müller 平滑肌导致的上眼睑下垂。可临床观察 1~2 个月，如无改善则择期行上睑下垂矫正术。

5. 神经痛　周围神经分布区域疼痛。可观察随访，如严重影响生活则到神经内科就诊治疗。

6. 角膜新生血管　术中须于角巩膜缘做巩膜至角膜层间隧道以制造神经生长通路，可能会造成角膜缘毛细血管侵入角膜。可应用药物保守治疗。

7. 感染性结膜炎　由细菌或病毒感染引起的结膜充血、分泌物增多、畏光、眼红等症状。可应用抗菌或抗病毒药物进行治疗。

8. 感染性角膜炎　由于细菌、病毒等病原体感染引起的角膜炎症，可见角膜上皮缺损甚至角膜溃疡。应积极抗感染治疗。

角膜神经移植术在理论上是一种理想的、直接定位改善角膜知觉的手术，大部分接受此手术的患者在术后 6 个月可检测到角膜知觉的改善及角膜神经的生长，该手术是目前对角膜知觉下降及丧失较理想的重建方法。

五、典型病例

患者男，46 岁，因右侧听神经瘤行颅脑手术后右侧面瘫 7 年。其间患者反复发作"角膜炎"，药物治疗效果不明显。裂隙灯显微镜下可见瞳孔区斑翳，角膜上皮缺损，新生血管长入，结膜充血明显；角膜知觉测定各区域均为 0mm，角膜激光扫描共聚焦显微镜提示角膜上皮下神经纤维纤细（图 13-7）。

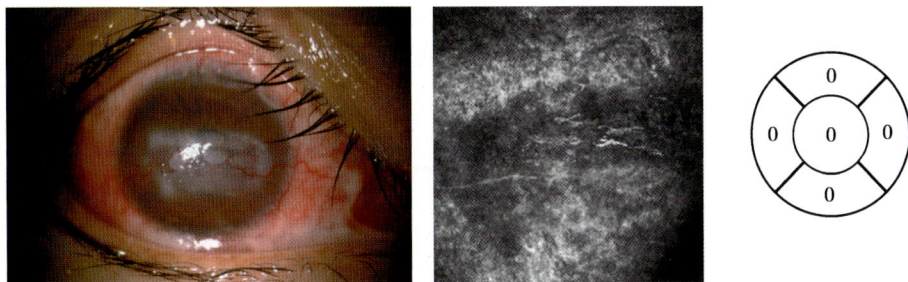

图 13-7　患者术前眼前节照相、角膜激光扫描共聚焦显微镜图像及角膜知觉检查

　　患者接受右眼角膜神经移植术后 1 年,角膜斑翳变薄,结膜轻度充血;角膜各区域知觉均有改善,角膜神经纤维密度增加(图 13-8)。

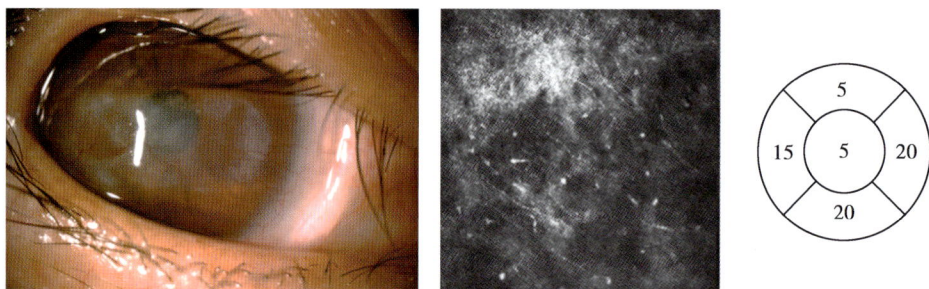

图 13-8　患者神经移植术后 1 年眼前节照相、角膜激光扫描共聚焦显微镜图像及角膜知觉检查

（李　瑾　吴　越　王　炜）

参 考 文 献

［1］ HARMINDER D, DALIA S, ELISABETH M, et al. Neurotrophic keratopathy. Prog Ret Eye Res, 2018, 66: 107-131.

［2］ OKADA Y, REINACH PS, KITANO A, et al. Neurotrophic keratopathy: Its pathophysiology and treatment. Histol Histopathol, 2010, 25 (6): 771-780.

［3］ KHAN A, AKHTAR N, KAMRAN S, et al. Corneal confocal microscopy detects corneal nerve damage in patients admitted with acute ischemic stroke. Stroke, 2017, 48 (11): 3012-3018.

［4］ MANTELLI F, NARDELLA C, TIBERI E, et al. Congenital corneal anesthesia and neurotrophic keratitis: Diagnosis and management. Biomed Res Int, 2015, 2015: 805876.

［5］ LAMBIASE A, SACCHETTI M, MASTROPASQUA A, et al. Corneal changes in neurosurgically induced neurotrophic keratitis. JAMA Ophthalmol, 2013, 131 (12): 1547-1553.

［6］ BRAD BOWLING. Kanski's clinial ophthalmology. 9 edi. Philadelphia: Elsevier Saunders, 2016.

［7］ SACCHETTI M, LAMBIASE A. Neurotrophic factors and corneal nerve regeneration. Neural Regen Res, 2017, 12: 1220-1224.

［8］ ANTONIO Z, MARCO C, GIUSEPPE V, et al. Neurotrophic keratopathy: Pros and cons of current treatments. Ocul Surf, 2019, 17 (4): 619-623.

［9］ PETEL DV, TAVAKOLI M, CRAIG JP, et al. Corneal sensitivity and slit scanning in vivo confocal microscopy of the subbasal nerve plexus of the normal central and peripheral human cornea. Cornea, 2009, 28 (7): 735-740.

［10］ BITIRGEN G, AKPINAR Z, MALIK R A, et al. Use of corneal microscopy to detect corneal nerve loss and increased dendritic cells in patients with multiple sclerosis. Jama Ophthalmol, 2017, 135 (7): 777-782.

［11］ CRUZAT A, QAZI Y, HAMRAH P. In vivo confocal microscopy of corneal nerves in health and disease. Ocul Surf, 2017, 15 (1): 15-47.

［12］ ZHANG J, ZHAO Z, SHAO C, et al. Degeneration of corneal sensation and innervation in patients with facial paralysis: A cross-sectional study using in vivo confocal microscopy. Current Eye Research, 2019, 44 (11): 1209-1215.

［13］ MULLER RT, ABEDI F, CRUZAT A, et al. Degeneration and regeneration of subbasal corneal nerves after infectious keratitis: A longitudinal in vivo confocal microscopy study. Ophthalmology, 2015, 122: 2200-2209.

［14］ BHAMA P, BHRANY A D. Ocular protection in facial paralysis. Curr Opin Otolaryngol Head Neck Surg, 2013, 21 (4): 353-357.

［15］ MALHOTRA R, ELALFY MS, KANNAN R, et al. Update on corneal neurotization. Br J Ophthalmol, 2019, 103 (1): 26-35.

［16］ TING DSJ, FIGUEIREDO GS, HENEIN C, et al. Corneal neurotization for neurotrophic keratopathy: Clinical outcomes and in vivo confocal microscopic and histopathological findings. Cornea, 2018, 37 (5): 641-646.

［17］ SAMII M. Autologe Nerven-transplantation im trigeminusereich. Med Mitt, 1972, 46: 189-194.

［18］ TERZIS JK, DRYER M, BODNER B. Corneal neurotization: A novel solution to neurotrophic keratopathy. Plast Reconstr Surg, 2009, 123 (1): 112-120.

［19］ ELBAZ U, BAINS R, ZUKER RM, et al. Restoration of corneal sensation with regional nerve transfers and nerve grafts: A new approach to a difficult problem. JAMA Ophthalmol, 2014, 132 (11): 1289-1295.

［20］ BAINS RD, ELBAZ U, ZUKER RM, et al. Corneal neurotization from the supratrochlear nerve with sural nerve grafts: A minimally invasive approach. Plast Reconstr Surg, 2015, 135 (2): 397-400.

［21］ BIGLIOLI F. Facial reanimations: Part I—recent paralyses. Br J Oral Maxillofac Surg, 2015, 53 (10): 901-906.

［22］ JACINTO F, ESPANA E, PADILLA M, et al. Ipsilateral supraorbital nerve transfer in a case of recalcitrant neurotrophic keratopathy with an intact ipsilateral frontal nerve: A novel surgical technique. Am J Ophthalmol Case Rep, 2016, 4: 14-17.

第十四章　眼 睑 重 建

　　眼睑结构的完整和功能的健全是维持眼表稳态的基础和重要因素,其中眼睑的睑板腺组织能够分泌睑酯,是泪膜的重要组成部分;眼睑闭合和瞬目功能对保护眼球、防止泪膜蒸发和维持泪液动态平衡等起到了重要作用。先天性眼睑畸形的患者,如先天性眼睑缺损、Goldenhar 综合征、眶面裂等,出生时眼睑结构就不完整,不仅影响外观,还破坏了眼表环境的稳态,导致干眼、角膜上皮脱落、暴露性角膜炎、角膜变性等一系列并发症,严重影响患儿视力,须早期进行干预,实施眼睑重建手术,使其恢复相对正常的外观和功能。此外,创伤或眼睑恶性肿瘤切除手术也会造成眼睑结构的破坏,如何在创伤修复和肿瘤切除手术过程中对眼睑整体结构和功能进行重建,以维持眼表环境的稳定也尤为重要。本章将主要介绍眼睑缺损修复的常见手术方法。

一、眼睑的前层与后层

　　眼睑由外向内主要分为五层:皮肤层、皮下组织层、肌层、结缔组织层、结膜层。临床上常以灰线作为眼睑前后层的分界,前层主要包括皮肤、皮下组织、眼轮匝肌、眶隔;后层主要包括提上睑肌、下睑缩肌、Müller 肌、睑板、结膜。在眼睑缺损的修复手术中,根据缺损区域累及前层或后层等不同,手术方法也显著的不同。

二、眼睑重建的基本原则

　　眼睑重建原则上是以最小的创伤达到最佳的修复效果,即能直接缝合的眼睑缺损就不使用组织移植的方法进行修复;缺损范围大需要进行组织移植者,则尽量选取眼睑自身组织或周边局部皮瓣进行修复,使移植区域皮肤的厚薄、质地、色泽与周边皮肤相近;远位皮瓣和皮片移植后常与周围组织外观差别较大,应作为最后的选择。眼睑重建手术的目标包含三个方面:①保护眼球和眼表;②恢复足够的眼睑功能;③达到良好的外观效果。

　　针对不同患者的不同眼睑缺损状态,重建手术包括:重建光滑的黏膜内层,以保护角膜;外层皮肤和肌肉的重建;光滑睑缘结构,去除角化的组织和倒睫,减少对眼表的摩擦;上睑垂直向的运动不受限,避免上睑下垂和眼睑闭合不全;维持正常的眼睑水平向张力和内外眦韧带的位置;维持眼睑和泪点与眼球的解剖位置关系。

手术前应首先评估缺损范围,包括缺损部位的大小、位置、深度、形状特征,同时需要考虑患者的年龄,老年患者的眼睑皮肤比较松弛,小范围的组织分离往往可以修复较大范围的缺损;而年轻患者的眼睑皮肤相对紧致,可能需要更广泛的手术分离。如果眼睑全层缺损累及睑缘,可以根据其缺损范围的百分比进行分级,并以此作为选择不同重建方法的依据(表 14-1)。

表 14-1 眼睑缺损累及睑缘的修复方式

缺损范围	修复方式
轻度眼睑缺损(<25%)	直接对位缝合
中度眼睑缺损(25%~50%)	利用周围组织瓣滑行和转移修复
重度眼睑缺损(>50%)	远处复合组织瓣修复和游离组织移植修复

同时根据缺损累及的层次不同,眼睑缺损可以分为前层缺损、后层缺损和全层缺损。前层眼睑缺损主要是指前层皮肤-肌肉缺损,如果缺损范围小,可以采用 V-Y 术式,以推进局部皮瓣滑行的方案进行修复;如缺损范围较大,则可以采用鼻侧或颞侧异位皮瓣或游离植皮的方法来进行修复。眼睑后层缺损主要是指睑板和结膜的缺损,因其与眼表角膜直接接触,因此重建的核心是选择有一定力学强度的睑板替代物以及具有光滑表面的结膜替代物。目前,临床上常用前、后层缺损移植组织如下(表 14-2)。

表 14-2 可供移植组织

游离移植片	前层	后层
全厚皮片	耳郭后 锁骨上 上臂内侧 腹股沟侧(儿童) 上睑(眼睑皮肤松弛)	带鼻中隔软骨的鼻黏膜 口腔颊黏膜或唇黏膜 硬腭黏膜移植片 结膜移植片 睑板结膜移植片
血管化组织瓣	对侧眼睑 眼周组织 邻近组织 远位皮片或皮瓣	睑板结膜(滑行)瓣

全层眼睑缺损的重建是前、后层手术修复技术的有机结合。前层皮肤肌肉重建后在颜色、质地和厚度上应与邻近的眼睑皮肤尽量接近,如缺损范围过大,可使用自体游离植皮;后层重建需要选择有一定力学强度的睑板替代物,同时与眼球直接接触的后层移植物表面应光滑,最好还能够提供黏液以发挥润滑眼

表的作用。此外,前层和后层替代组织不能同时作为游离组织,至少其中一层为有血管(或血管吻合)的带蒂组织。

三、眼睑前层缺损的修复方法

眼睑前层缺损主要是指前层皮肤-肌肉缺损,常用局部皮瓣或者游离皮片移植来进行修复。常见的局部皮瓣修复眼睑前层缺损的方法包括鼻部易位皮瓣、颞颊部易位皮瓣、上下睑转位皮瓣、Mustardé 颊部旋转皮瓣[1-3]和游离皮片移植。手术方法简述如下。

1. 鼻部易位皮瓣　鼻部易位皮瓣适用于靠近鼻侧的下睑的较小范围缺损。手术时在局部麻醉下沿下睑缘下 2mm 处设计与睑缘平行的手术切口,沿切口线切开皮肤和皮下组织,充分游离松解下睑瘢痕,使下睑完全复位,同时暴露缺损范围。在鼻旁设计鼻部易位皮瓣,根据缺损的大小决定皮瓣的宽度和长度,沿标记线切开皮肤和皮下组织,分离皮下组织,形成易位皮瓣及颊部推进瓣,将易位皮瓣转移到下睑缺损处,将颊部推进瓣向鼻侧推进,分层缝合切口(图 14-1)。

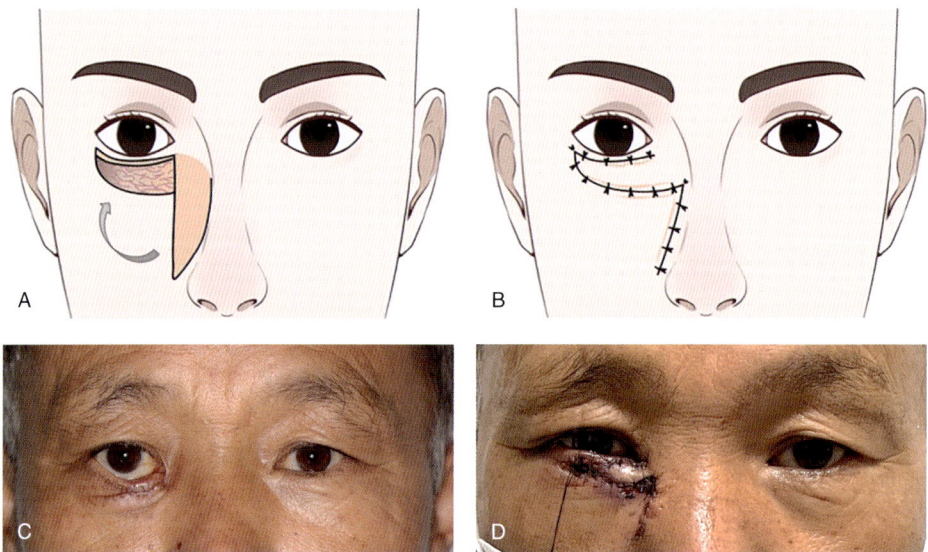

图 14-1　鼻部易位皮瓣
A、B. 手术示意图;C. 瘢痕性下睑外翻病例术前;D. 鼻部旋转皮瓣术后。

2. 颞颊部易位皮瓣　颞颊部易位皮瓣适用于靠近颞侧的下睑较小范围缺损。局部麻醉下沿下睑缘下 2mm 处设计与睑缘平行的手术切口,沿切口线切开皮肤和皮下组织,充分游离松解下睑瘢痕,使下睑完全复位,同时暴露缺损范围。在颞颊部设计易位皮瓣,根据缺损的大小决定皮瓣的宽度和长度,沿标记线切开皮肤和皮下组织,分离皮下组织,形成颞颊部易位皮瓣与颊部推进瓣,将易位皮瓣转移到下睑缺损处,将颞颊部皮肤缺损区两侧皮瓣向中央推进,分层缝合切口(图 14-2)。

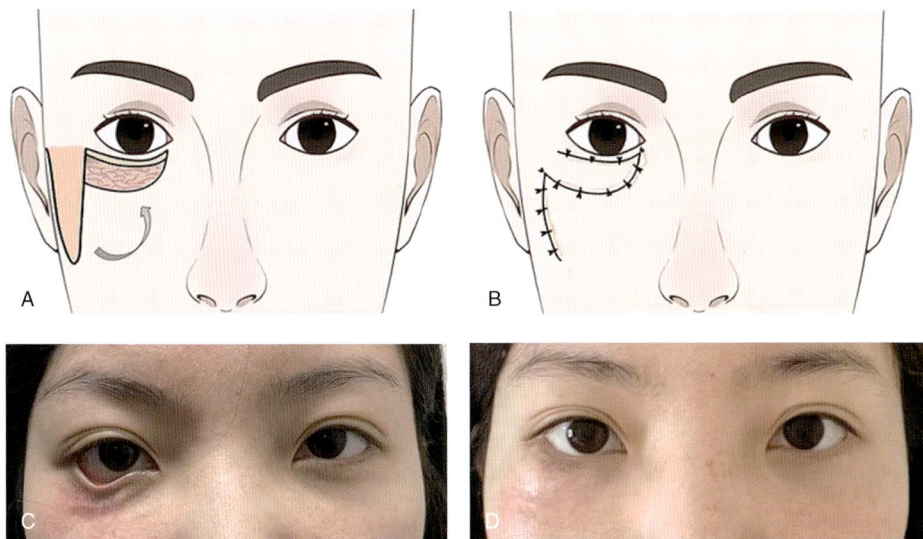

图 14-2 颞颊部异位皮瓣
A、B. 手术示意图;C. 瘢痕性下睑外翻病例术前;D. 颞颊部旋转皮瓣术后。

3. 上下睑转位皮瓣 上下睑转位皮瓣适用于靠近颞侧的下睑较小范围缺损、同时上睑皮肤较为松弛的患者。局部麻醉下沿下睑缘下 2mm 处设计与睑缘平行的手术切口,沿切口线切开皮肤和皮下组织,充分游离松解下睑瘢痕,使下睑完全复位,同时暴露缺损范围。根据缺损范围在上睑颞侧设计上睑旋转皮瓣,沿标记线切开皮肤,沿轮匝肌下进行分离,形成肌皮瓣并转移到下睑缺损处,分层间断缝合切口(图 14-3)。

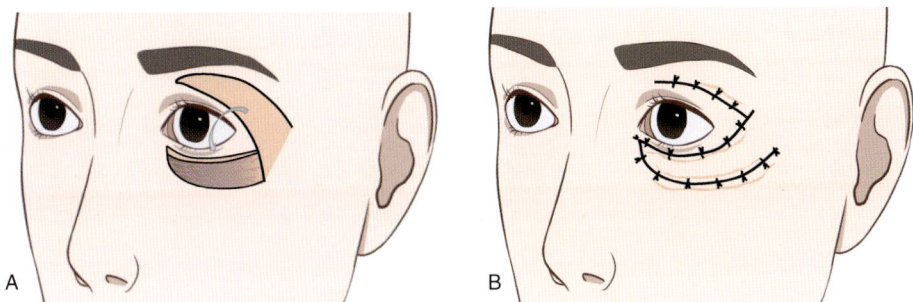

图 14-3 上下睑转位皮瓣手术示意图

4. Mustardé 颊部旋转皮瓣　Mustardé 颊部旋转皮瓣适用于下睑大于 70% 范围的缺损修复,因手术创伤较大,不做常规使用。将下睑缺损处修剪成三角形,鼻侧缘近于垂直;旋转皮瓣切口从外眦开始向颞上方走行,至发际前转向下方,在耳前垂直向下至耳垂处,皮下深层分离,皮瓣向鼻侧缺损区旋转滑行,直至皮瓣能完全覆盖缺损为止,分层间断缝合切口(图 14-4)。

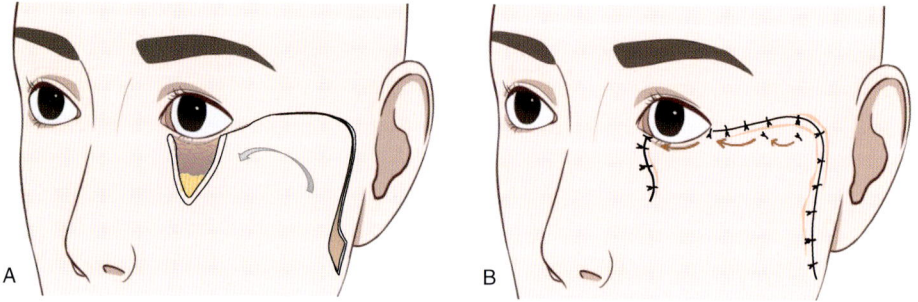

图 14-4　Mustardé 颊部旋转皮瓣手术示意图

5. 游离皮片移植　自体游离皮片移植也是前层眼睑重建的常用方法之一,特别适用于烧伤后大面积眼睑皮肤缺损造成的瘢痕性睑外翻,其优点是可以获取足够大的植片,缺点是移植后皮片易挛缩,易发生色素沉着。手术在麻醉下沿下睑缘下 2mm 处设计与睑缘平行的手术切口,沿切口线切开皮肤和皮下组织,充分游离松解下睑瘢痕,使下睑完全复位,同时暴露缺损范围。在供区获取较缺损为大的全厚皮片,移至创面后缝合固定,并进行打包加压固定(图 14-5)。

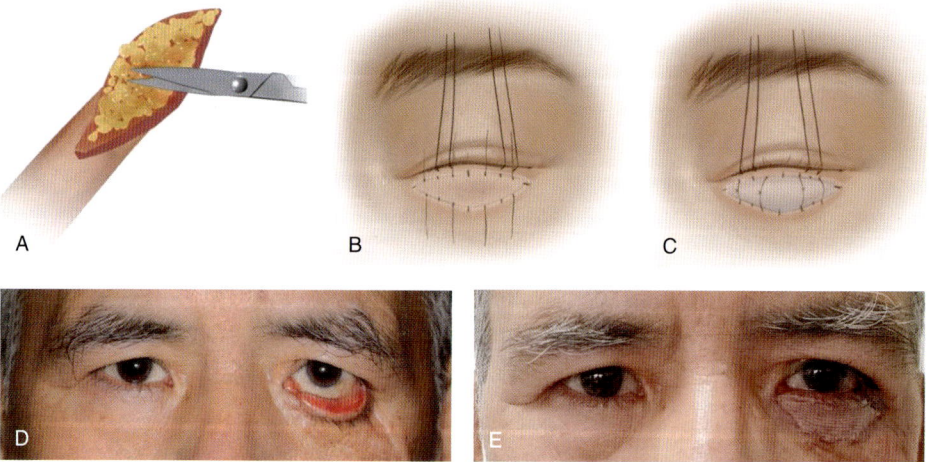

图 14-5　游离皮片移植修复眼睑前层缺损
A~C. 手术过程示意图;D. 瘢痕性下睑外翻病例术前;E. 下睑游离植皮术后。

四、眼睑后层缺损的修复方法

眼睑后层包括提上睑肌、下睑缩肌、Müller 肌、睑板、结膜。与前层缺损常使用游离皮片或局部皮瓣不同,眼睑后层缺损重建的关键是睑板替代物和结膜替代物的获取。目前临床上常用的睑板结膜替代物是硬腭黏膜组织(图 14-6),于 1985 年首次用于眼睑后层缺损的修复[4],而由于口腔黏膜富有弹性,同时含有丰富的组织间液,可以提供光滑湿润的表面环境,被认为是结膜缺损较合适的替代物。近年来陆续有一些其他种类的组织或者生物材料作为替代物的研究和应用研究,如羊膜、异体巩膜、脱细胞猪真皮基质、多孔聚乙烯等,也取得了一定的临床疗效[5-8]。

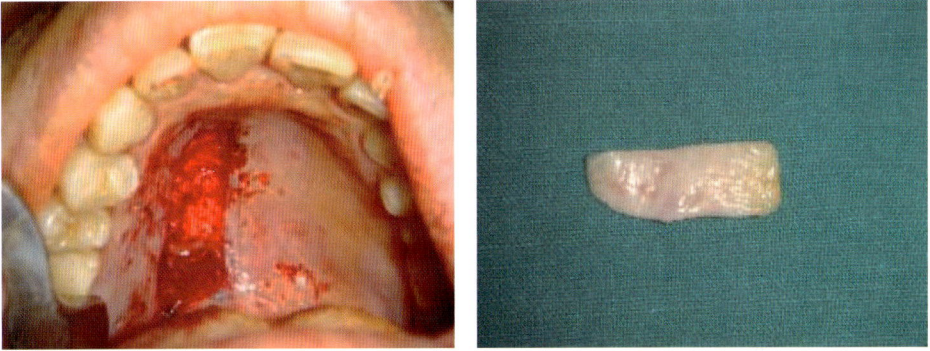

图 14-6　硬腭黏膜组织的获取

五、眼睑全层缺损的修复方法

眼睑全层缺损的重建实际上就是前层缺损和后层缺损修复技术的联合应用,手术的核心包括:前层皮肤组织的再覆盖、支撑结构的替代,以及后层光滑黏膜面的重建。轻度的全层缺损可以直接拉拢缝合,必要时可以松解外眦韧带,一般对眼睑的形态影响较小。对于中、重度缺损,后层的重建是关键,临床上一般使用睑板结膜瓣对中度缺损进行后层修复,而重度缺损则需要硬腭黏膜移植和口腔黏膜移植来进行修复。后层缺损修复后再根据实际情况选择局部皮瓣、邻位皮瓣、游离皮片等方法进行前层修复。

1. 直接对位缝合　年轻人小于 25% 的眼睑缺损、老年或眼睑松弛患者小于 40% 的缺损都可以选择直接缝合法。睑板是眼睑的支架,在缝合之前应仔细处理创面,如有必要可去除多余组织,使睑板处切口垂直于睑缘,并仔细对齐缝合;为避免猫耳现象,皮肤处的切口应仔细设计成 "V" 形或五角形。若是眼睑周围的组织张力过大,也可采取外眦分离术将其直接闭合,从外眦韧带上、下支之间做一个 4~5mm 的水平切口,并根据实际需求断离其中一支或完全断离,也可以将眶隔沿切口完全切断,从而使眼睑获得更大的活动度,避免形成过大张力(图 14-7)。

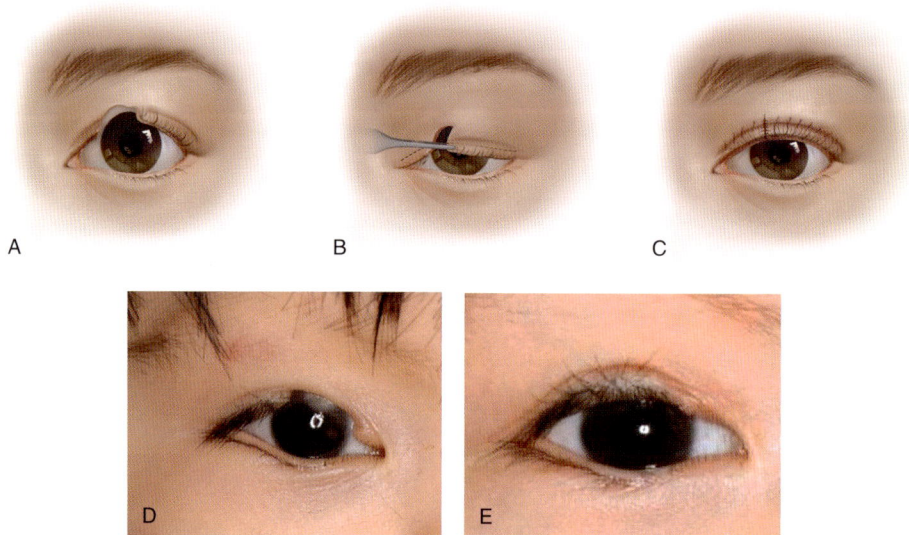

图 14-7　眼睑缺损的直接缝合法
A~C.手术示意图;D.先天性上睑缺损病例术前;E.直接对位缝合眼睑重建术后。

2. Tenzel 旋转皮瓣移植　中度眼睑缺损尤其是中央区缺损的修复常可用外侧半圆旋转肌皮瓣来完成,缺损处创面的准备同直接缝合术,使睑板处切口垂直于睑缘;肌皮瓣须沿外眦画出半圆形标志线,如修复上睑缺损用向下画的半圆形,修复下睑缺损用向上画的半圆形,直径根据缺损大小决定;此外,如果缺损范围大亦可联合外眦松解术,切开后潜行分离至外侧眶缘,随后切断外眦韧带分支,肌皮瓣向内旋转对齐,直接缝合,穹隆部结膜上移作为皮瓣衬里,然后皮瓣内缘与外侧眶缘内侧缝合固定,防止外眦移位[9](图 14-8)。

3. Hughes 睑板结膜瓣移植　Hughes 术式是广泛全层下睑缺损常用的重建技术,此术式由眼整形先驱 Wendel Hughes 于 1937 年率先报道[10]。手术分为两期,一期是"眼睑共享"手术,包括上睑睑板结膜瓣移行至下睑而修复下睑缺损的后层,前层重建的选择可选邻近皮瓣或自体游离皮片移植;二期是分离上下眼睑,通常在一期手术的 2~8 周后进行,具体时间取决于术者的经验及选择,以及患者的年龄和状态。有文献报道,间隔 7 天行二期手术仍可得到较好的结果[11-13]。由于两次手术之间须暂时封闭眼睑,所以对于处于视力发育期的儿童来说应谨慎选择,避免长期遮盖诱发弱视,同时此方法也非独眼患者的首选。具体手术方法如下。

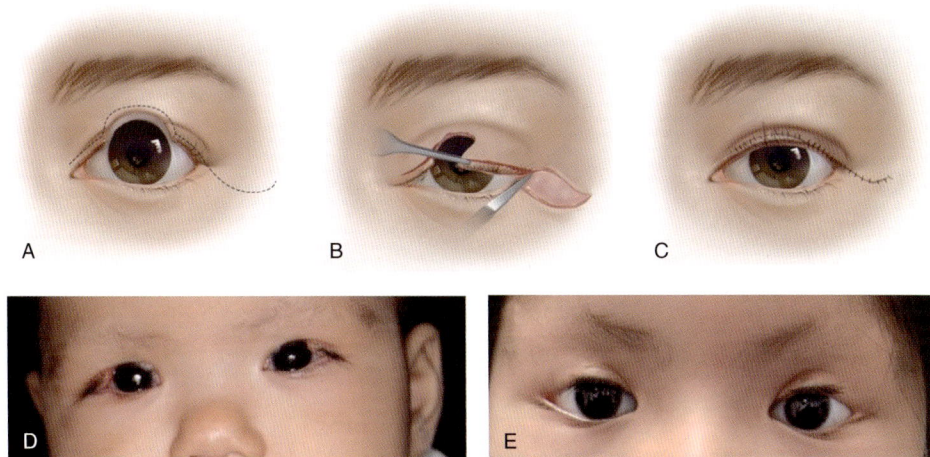

图 14-8 Tenzel 皮瓣修复眼睑缺损
A~C. 手术示意图；D. 先天性上睑缺损病例术前；
E. Tenzel 皮瓣联合外眦韧带切开眼睑重建术后。

第一期：距上睑睑缘 3~4mm 处水平切开结膜和睑板，切口的长度由下睑缺损的宽度而定，注意需要提供足够的水平张力，从而避免术后褶皱。沿切口两端垂直切开睑板，钝性分离睑板结膜瓣，用剪刀将垂直切口延伸至上穹隆部，尽可能将上睑提肌腱膜和 Müller 肌从结膜上剥离。受侧缺损面处理整齐，将睑板结膜瓣向下移行至缺损处睑板，睑板上缘应与下睑剩余部位睑缘齐平，随后进行对位缝合。如果眼睑皮肤足够松弛，可使用缺损下方肌皮瓣前徙修复前层，或可使用上睑移位肌皮瓣，耳后、锁骨上或是对侧上睑的游离皮肤移植片。

第二期：于重建的下睑缘上方 1~2mm 处分离移植瓣，缝合下睑结膜于前层皮肤，以防角膜刺激。上睑结膜缺损可自然愈合，如有必要可通过松解术确保 Müller 肌回到上结膜囊，避免术后上睑下垂或退缩（图 14-9）。

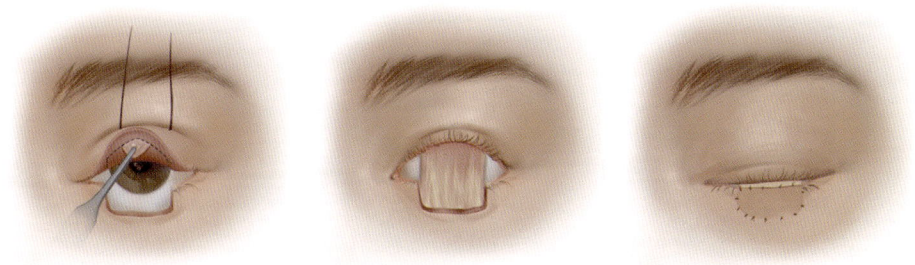

图 14-9 Hughes 睑板结膜瓣修复眼睑缺损手术示意图

反式 Hughes 术可用于下睑修复上睑缺损,首先分离上睑睑球粘连,暴露缺损范围,修剪创面,然后分离下睑睑板结膜瓣,滑行至上睑以修复眼睑后层,然后前层用游离皮片移植进行重建(图 14-10)。

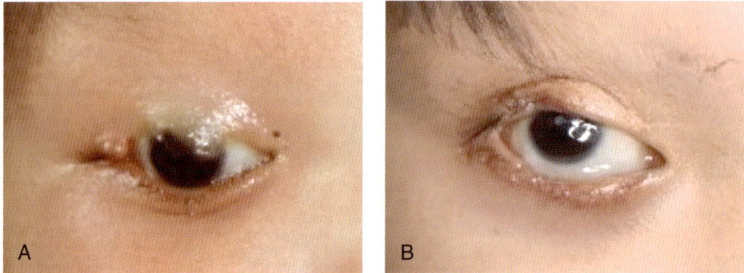

图 14-10 反式 Hughes 睑板结膜瓣联合游离皮片移植修复上睑全层缺损
A. 先天性上睑缺损病例术前;B. 反式 Hughes 睑板结膜瓣眼睑重建术后。

4. 自体游离睑缘睑板移植 对于上睑较大范围的缺损,也可使用下睑游离睑缘睑板结膜瓣移植进行修复,此方法适用于下睑横向张力较为松弛的患者。首先制作游离睑缘睑板植片,制作前应先测量上睑全层缺损的宽度及长度,依据测量结果在下睑中外侧进行前后层分离,后层行五边形切除,获取包含睑缘的游离睑板移植物,下睑创缘对位缝合,游离睑缘睑板则与上睑缺损两侧残留睑板组织对位缝合。缝合时应防止缝线在结膜面外露摩擦角膜,最后上下睑前层使用邻近肌皮瓣进行重建(图 14-11)。

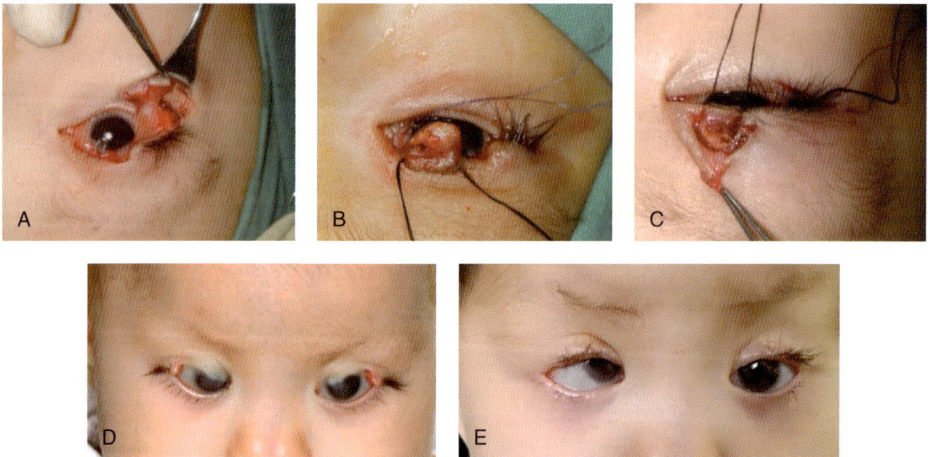

图 14-11 自体游离睑缘睑板移植修复眼睑缺损
A~C. 自体游离睑缘睑板移植手术过程;D. 先天性上睑缺损病例术前;
E. 取下睑游离睑缘睑板移植修复上睑术后。

5. Cutler-Beard 法 Culter-Beard 法是一种下睑复合前徙瓣修复上睑大于 50% 到完全缺损的手术方法。在下睑缘保持完整的同时,分离下睑全层的皮肤 - 肌肉 - 结膜瓣并滑行至上睑缺损处[14-15]。Cutler-Beard 改良术包括额外的后层重建,解决了原先皮瓣无睑板支撑而较易发生术后睑内翻的问题,可使用异体巩膜、韧带移植、自体耳软骨或是自体筋膜夹心于结膜与肌皮瓣之间的方法。此法也分两期进行,二期手术在一期术后 2~8 周进行。二期手术时可利用睑板结膜瓣或是自体硬腭加强睑缘稳定性。

具体步骤如下:距下睑 4~5mm 做全层水平切开,其长度与上睑缺损宽度近似,自水平切口的两端用剪刀向下眶缘处全层剪断,长约 15mm,形成皮肤 - 肌肉 - 结膜瓣,分离出结膜瓣过下睑缘桥下方至上睑缺损处,断端上方与结膜缘和提上睑肌腱膜做连续缝合。如果未包含睑板,可利用异体巩膜或自身软骨移植,随后将肌皮瓣经下睑缘桥下方拉至上睑缺损处缝合。二期手术分离上下睑,修复上睑睑缘(图 14-12)。

与 Hughes 手术相类似,两次手术暂时的视野阻隔是其短板,同时此术式也不适合于下睑活动度不佳的患者。

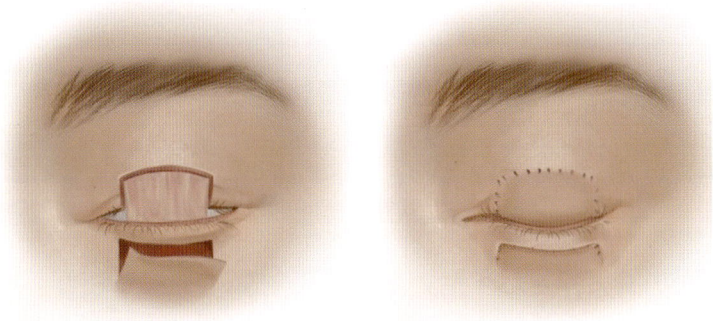

图 14-12 Cutler-Beard 法修复眼睑缺损示意图

六、典型病例

病例资料:患者,女性,43 岁,发现左眼睑缘肿物 1 年余,逐渐长大,后因肿物破溃来我院就诊。

专科检查:双眼矫正视力 1.0,左眼颞侧睑缘均可见不规则肿物(图 14-13A),边界欠清晰,略隆起,部分有色素沉着,大小约 5mm × 10mm,双眼角膜透明,前房清,瞳孔圆,晶状体透明,视网膜平伏,眼压右眼 14mmHg,左眼 15mmHg。

诊断:左眼眼睑肿物(病理诊断睑板腺癌)。

　　治疗过程: 患者入院后完善检查,排除手术禁忌后,于全麻下行左眼眼睑肿物切除 + 眼睑缺损重建术,采用 Mohs 法——在病理检测下切除肿物,术中冰冻病理报告肿物为睑板腺癌,切至切缘肿瘤细胞检查结果阴性后可见下睑全层缺损近 80%,故采用硬腭黏膜移植修补后层(睑板结膜)缺损(图 14-13B),同时联合颧颊部易位皮瓣修复前层(皮肤肌肉)缺损(图 14-13C)。手术顺利,术后予以抗炎疗法等对症治疗。患者术后切口对合良好,缝线在位,无下睑内翻以及外翻。

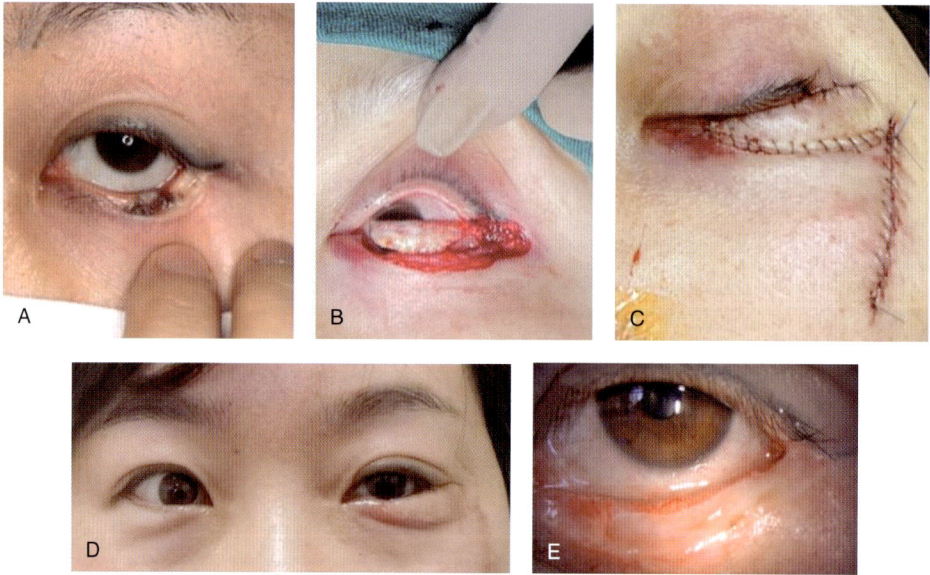

图 14-13　睑板腺癌切除术后眼睑重建

　　术后随访: 患者于术后半年复查,肿瘤无复发,左眼矫正视力 1.0,下睑形态良好,无睑内翻以及睑外翻畸形,易位皮瓣无坏死(图 14-13D),硬腭黏膜存活状态良好(图 14-13E)。

(陆　阳　傅　瑶)

参 考 文 献

[1] ALGHOUL M, PACELLA SJ, MCCLELLAN WT, et al. Eyelid reconstruction. Plast Reconstr Surg, 2013, 132 (2): 288e-302e.

[2] ROGERS BO. History of oculoplastic surgery: the contributions of plastic surgery. Aesthetic Plast Surg, 1988, 12 (3): 129-152.

［3］ RAO GP, FRANK HJ. Surgical management of lower-lid basal cell carcinoma involving the medial canthus: A modification of the Mustardé cheek rotation flap. Ophthalmic Plast Reconstr Surg, 1998, 14 (5): 367-369.

［4］ SIEGEL RJ. Palatal grafts for eyelid reconstruction. Plast Reconstr Surg, 1985, 76 (3): 411-414.

［5］ LIAO SL, WEI YH. Correction of lower lid retraction using tarSys bioengineered grafts for graves ophthalmopathy. Am J Ophthalmol, 2013, 156 (2): 387-392.

［6］ SCHRADER S, NOTARA M, BEACONSFIELD M, et al. Tissue engineering for conjunctival reconstruction: established methods and future outlooks. Curr Eye Res, 2009, 34 (11): 913-924.

［7］ LEE EW, BERBOS Z, ZALDIVAR RA, et al. Use of dermamatrix graft in oculoplastic surgery. Ophthalmic Plast Reconstr Surg, 2010, 26 (3): 153-154.

［8］ WEN D, WANG H, LIU H. Transplantation of the allogeneic conjunctiva and conjunctival extracellular matrix. Bratisl Lek Listy, 2014, 115 (3): 136-139.

［9］ TENZEL RR. Reconstruction of the central one half of an eyelid. Arch Ophthalmol, 1975, 93 (2): 125-126.

［10］ HUGHES W L. A new method for rebuilding a lower lid: Report of a case. Arch Ophthalmol, 1937, 17 (6): 1008-1017.

［11］ JUNIAT V, RYAN T, O'ROURKE M, et al. Hughes flap in the management of lower lid retraction. Orbit, 2022, 41 (6): 733-738.

［12］ EAH KS, SA HS. Reconstruction of large upper eyelid defects using the reverse hughes flap combined with a sandwich graft of an acellular dermal matrix. Ophthalmic Plast Reconstr Surg, 2021, 37 (3S): S27-S30.

［13］ LEIBOVITCH I, SELVA D. Modified Hughes flap: Division at 7 days. Ophthalmology, 2004, 111 (12): 2164-2167.

［14］ CUTLER NL, BEARD C. A method for partial and total upper lid reconstruction. Am J Ophthalmol, 1955, 39 (1): 1-7.

［15］ RAHMI D, MEHMET B, CEYDA B, et al. Management of the large upper eyelid defects with cutler-beard flap. J Ophthalmol, 2014, 2014: 424567.

第三篇　临床应用篇

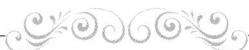

第十五章　睑球粘连

一、睑球粘连的定义

睑球粘连是临床上常见的难治性眼表疾病,指眼睑的睑结膜与眼球的球结膜的部分或者全部粘连,有时甚至发生于睑结膜与角膜之间,可导致穹隆部狭窄、眼球运动受限、复视,甚至视力下降,严重影响视功能和外观。

二、病因及病理机制

(一)病因

1. 免疫性疾病　眼瘢痕性类天疱疮[1]、Stevens-Johnson 综合征/中毒性表皮坏死松解症(toxic epidermal necrolysis,TEN)[2-3]、晚期特应性结膜炎和干燥综合征等。

2. 外伤　机械伤、热烧伤、化学伤等[4-5]。

3. 先天性疾病　隐眼畸形[6]、Goldenhar 综合征等。

4. 医源性损伤　常见于翼状胬肉术后复发。

(二)病理机制

各种病因可导致眼表结膜组织受损,炎性细胞浸润,结膜充血水肿。损伤后 1~2 周为组织早期再生修复阶段,新生血管生成、多形核白细胞(polymorphonuclear,PMN)浸润、成纤维细胞增殖。损伤后 3 周,眼组织处于晚期再生修复阶段。炎症或损伤仅限于结膜上皮层且病程短者,结膜可修复,恢复正常解剖结构,如炎症或损伤严重,可破坏结膜杯状细胞,黏蛋白分泌减少,破坏上穹隆部结膜处的副泪腺 Krause 和 Wolfring,导致基础泪液分泌减少,可致干眼;炎症或损伤至固有层可引起纤维化、瘢痕化。睑球粘连通常发生在互相接触、受损伤的、缺乏上皮的睑结膜和球结膜之间,有时甚至发生在睑结膜和角膜之间,其病理表现为成纤维细胞过度增殖、胶原蛋白过度分泌,形成局部的纤维组织增生和瘢痕粘连。由于损伤的原因不同,采取的治疗措施不同,后续睑球粘连发生的时间亦不同。

三、临床表现及严重程度分级

睑球粘连的主要表现为眼睑与眼球部分或者全部粘连,导致穹隆部狭窄、眼球运动受限、复视、眼睑闭合不全、视力下降甚至丧失。睑球粘连的临床表现与粘连的部位及严重程度有关,当睑球粘连累及泪腺区导管或破坏上穹隆部的副泪腺时可能导致重度干眼;睑球粘连累及下穹隆部常常引起泪湖的消失和泪液的补充不足,继而导致眼部异物感、溢泪等[7]。眼表病理因素未得到及时纠正而进一步进展时可能会引起角膜并发症,出现视力下降。严重睑球粘连往往还伴有眼前段损伤,包括角膜混浊、前房变浅、虹膜前粘连、房角狭窄、眼压升高等。

目前,睑球粘连严重程度分级主要根据粘连的范围,陈家祺教授基于穹隆部受累范围提出的分级标准如下:Ⅰ度为睑球粘连总面积小于结膜穹隆部的1/3,穹隆部虽然粘连,但部分尚存在;Ⅱ度指睑球粘连的总面积为结膜穹隆部的1/3~2/3,穹隆部部分存在或者极浅,粘连组织常与角膜相粘;Ⅲ度为睑球粘连,眼表结膜缺损,角膜部分或全结膜化面积达2/3以上,甚至由于眼睑和眼表完全粘连而造成全结膜囊缺失[8]。Tseng等提出了基于睑球粘连长度、宽度以及结膜炎症程度的分级标准。粘连长度:Ⅰ度指大于等于睑结膜;Ⅱ度指小于睑结膜的长度但大于等于睑板的长度;Ⅲ度指小于睑板的长度;Ⅳ度约等于0,即睑缘粘连。粘连宽度:a. 小于等于眼睑长度的1/3;b. 大于1/3但小于等于2/3的眼睑长度;c. 大于2/3的眼睑长度。炎症程度分为$0,1^+,2^+,3^+$[9]。

笔者研究小组对79例眼烧伤后的睑球粘连患者进行晚期眼表病变分析,提出了一个针对眼烧伤后睑球粘连的严重程度分级标准。将晚期眼表病变分为眼睑病变、结膜病变和角膜病变3部分,其中眼睑病变包括摩擦因素如眼睑内翻、倒睫及乱睫等,暴露因素如睑缘缺损、眼睑闭合不全等;结膜病变包括结膜充血、睑球粘连的长度、穹隆部粘连范围以及泪腺区粘连;角膜病变包括角膜缘干细胞缺乏、角膜新生血管化及角膜混浊。同时,研究小组将每一种眼表病变按严重程度分为0~3级并进行定义说明[10]。

1. 眼睑病变

(1)摩擦因素:摩擦因素包括睑内翻、倒睫和乱睫。在临床上将摩擦因素按严重程度分为0~3分,0分为没有摩擦,1分为病变区域小于眼睑长度的1/3,2分为病变区域是眼睑长度的1/3~2/3,3分为病变区域超过眼睑长度的2/3(图 15-1)。

(2)暴露因素:暴露因素包括睑外翻和睑缘缺损。在临床上将暴露因素按严重程度分为0~3分,0分为没有暴露,1分为病变区域小于眼睑长度的1/3,2分为病变区域是眼睑长度的1/3~2/3,3分为病变区域超过眼睑长度的2/3(图 15-1)。

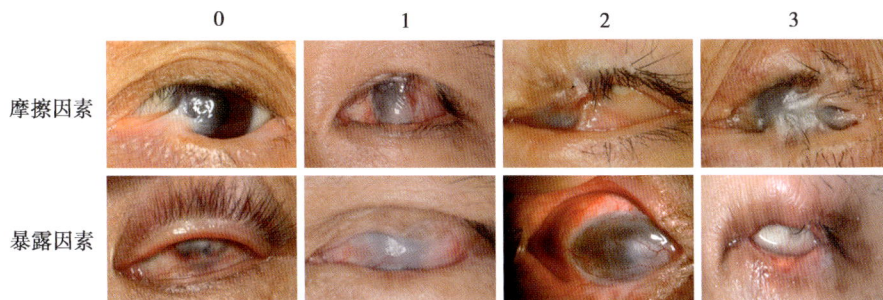

图 15-1　眼睑病变的分级评分

2. 结膜病变

(1)结膜充血：在临床上将结膜充血按严重程度分为 0~3 分,0 分为无充血,1 分为结膜轻度充血(结膜血管轻度或部分充血),2 分为结膜中度充血(弥漫性结膜血管充血),3 分为结膜重度充血(结膜血管明显充血)(图 15-2)。

(2)睑球粘连长度：将睑球粘连的长度定义为睑球粘连从睑缘到角膜缘的最短距离,在临床上将睑球粘连长度按严重程度分为 0~3 分,0 分为最短距离大于或等于睑结膜的正常长度,1 分为最短距离小于睑结膜的正常长度但大于或等于睑板的长度,2 分为小于睑板的长度,3 分为睑缘粘连(图 15-2)。

(3)穹隆部粘连范围：将上穹隆部和下穹隆部的长度看作一个整体,比较粘连穹隆占穹隆部整体范围的比例,在临床上将穹隆部粘连的严重程度分为 0~3 分,0 分为没有粘连,1 分为所累及的穹隆小于穹隆部总体长度的 1/4,2 分为所累及的穹隆是穹隆部总体长度的 1/4~1/2,3 分为所累及的穹隆大于一半穹隆部总体长度(图 15-2)。

(4)泪腺区粘连：泪腺区就是泪腺和副泪腺导管开口的区域,通常位于上穹隆部。因此,在临床上将泪腺区粘连按严重程度分为 0~3 分,0 分为泪腺区不存在粘连,1 分为小于 1/3 的泪腺区发生粘连,2 分为 1/3~2/3 泪腺区发生粘连,3 分为大于 2/3 的泪腺区发生粘连(图 15-2)。

3. 角膜病变

(1)角膜缘干细胞缺乏：在临床上将角膜缘干细胞缺乏按严重程度分为 0~3 分,0 分为角膜缘未受累,1 分为角膜缘受累范围小于角膜缘的 1/3,2 分为 1/3~2/3 的角膜缘受累,3 分为超过 2/3 的角膜缘受累(图 15-3)。

(2)角膜新生血管化：在临床上将角膜新生血管化按严重程度分为 0~3 分,0 分为角膜表面无新生血管形成,1 分为角膜缘可见新生血管形成,2 分为新生血管长至角膜但未超过瞳孔缘,3 分为新生血管长至角膜中心(图 15-3)。

(3)角膜混浊：在临床上将角膜混浊按严重程度分为 0~3 分,0 分为无混浊,

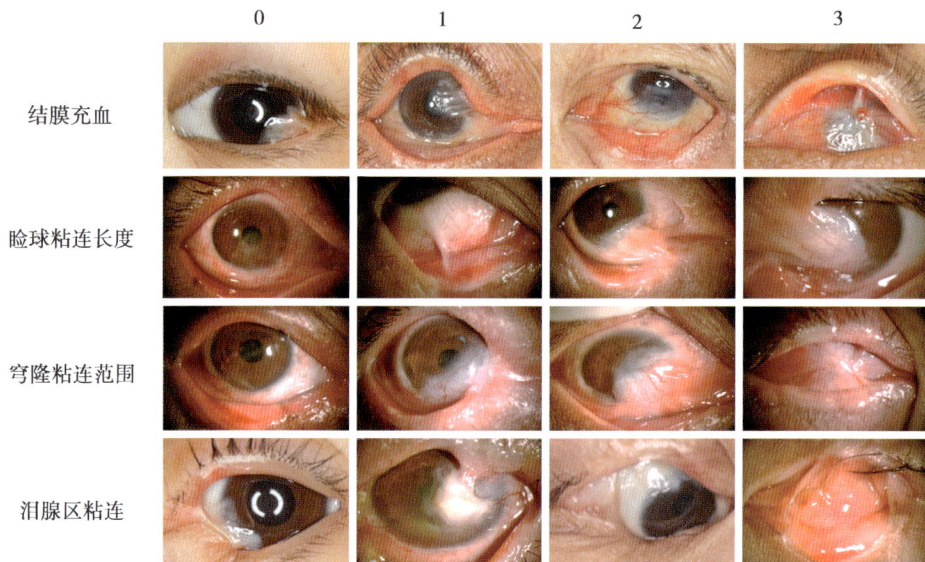

图 15-2 结膜病变的分级评分

1分为虹膜细节局部模糊不可见,2分为只有瞳孔边缘可见,3分为虹膜和瞳孔的所有细节完全不可见(图15-3)。

在角膜表现难以评估的重度睑球粘连眼中,我们对角膜新生血管化及角膜混浊程度直接评为3分。

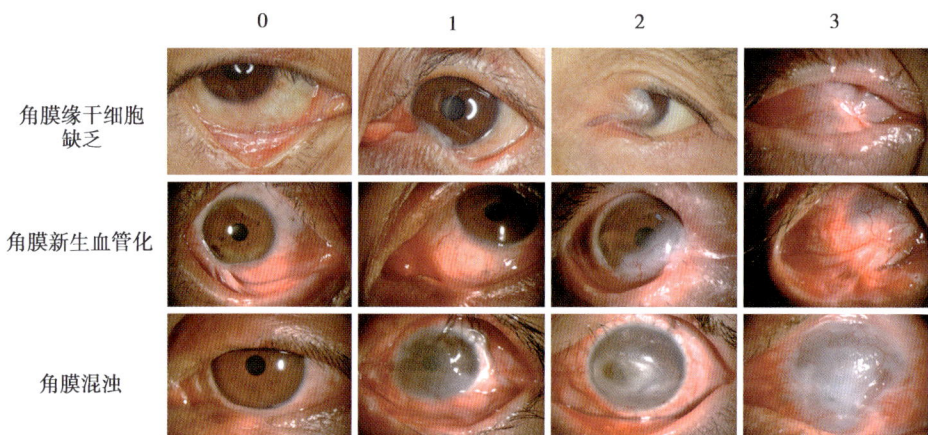

图 15-3 角膜病变的分级评分

将9项评分加在一起得出总分为0~27,其中27分代表了睑球粘连眼表损伤最严重的情况。将1~9分定为轻度损伤(Ⅰ级),10~18分定为中度损伤(Ⅱ

级),19~27分定为重度损伤(Ⅲ级),得分越高,患者的睑球粘连和眼表损伤程度就越严重。对患者的视力、手术方案以及预后与严重程度评分进行相关性分析,发现患者严重程度评分越高,视力小于0.1的患者比例越高,选择如口腔黏膜移植术等复杂手术方案的患者也越多,患者整体预后也越差。同时,分别对9项眼表病变与视力、手术方案及预后进行相关性分析,发现暴露因素、结膜充血、睑球粘连长度、穹隆部累及范围、泪腺区粘连、角膜缘干细胞缺乏、角膜新生血管化和角膜混浊这8个眼表后遗症与视力、手术方案及预后均有相关性($P<0.05$)。

四、辅助检查

对睑球粘连严重程度进行评估,常规的眼部检查都是必需的,包括裂隙灯显微镜检查、视力、眼压、眼前节照相、眼前节相干光断层扫描(anterior segment optical coherence tomography,AS-OCT)[11]、眼部B超、超声生物显微镜检查(ultrasound biomicroscopy,UBM)[12-13]、眼球运动,如果可能的话要进行眼后段检查。睑球粘连的患者往往伴有干眼,须检查Schirmer、BUT和睑板腺功能等。眼睑的检查也必不可少,包括眼睑的形态是否正常、有无外翻或内翻倒睫、有无眼睑闭合不全等。

眼外伤尤其是化学伤及热烧伤导致的睑球粘连常伴有较为严重的眼前段损伤。然而,睑球粘连常合并结膜瘢痕化、角膜混浊、角膜新生血管化等眼表组织变性,常规的眼科检查如裂隙灯显微镜检查受到限制,影响眼科医生检查患眼角膜、前房、虹膜及晶状体等眼前段的结构,进而影响对疾病诊断及严重程度的判断,可应用UBM及AS-OCT进行评估。

重度睑球粘连的患者结膜囊十分狭窄,常规UBM检查无法完成,推荐采用24cm大口径水杯来完成检查,将其一端甚至两端放置于眼睑皮肤表面可得到清晰的眼前段图像,便于术前病情的评估和手术方案的选择[14]。

笔者研究小组对33例睑球粘连眼的UBM检查结果进行分析,发现睑球粘连合并角膜基质混浊、角膜基质变薄、角膜层间积液、虹膜前粘连、前房变浅、房角狭窄、晶状体回声增高、前房渗出等眼前段损伤(图15-4)。不同程度睑球粘连患眼的眼前段损伤程度也不同。中度睑球粘连合并眼前段损伤相对较少较轻,可能有角膜混浊或房角狭窄;重度睑球粘连则常合并有虹膜粘连、前房浅、角膜变薄等2种或2种以上眼前段改变。

因此,术前采用UBM检查睑球粘连并判断患者眼前段损伤情况是有必要的,UBM的检查结果能为疾病严重程度、手术方案制订及预后判断提供较为客观而确切的依据。

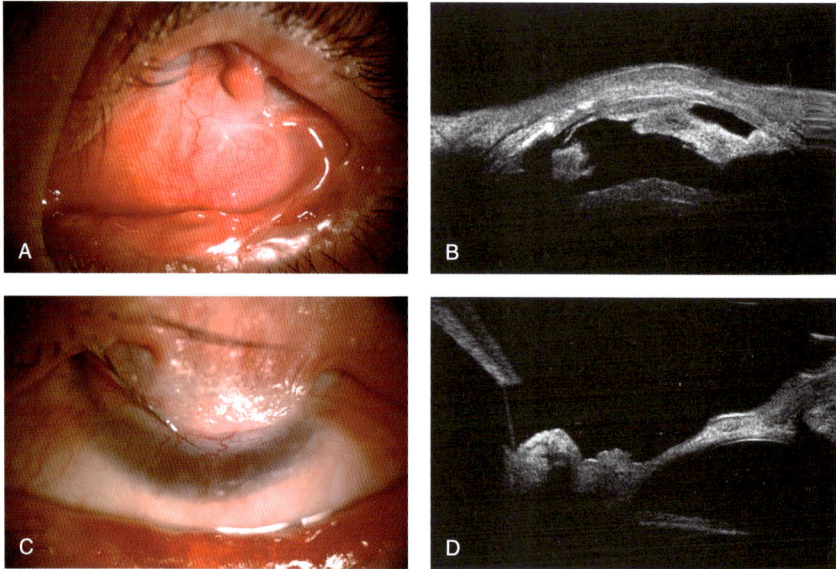

图 15-4 重度睑球粘连患者的眼前节照相和 UBM 检查图像
A. 一例睑球粘连患者的眼前节照片；B. 该例患者 UBM 图像，可见角膜层间积液；
C. 另一睑球粘连病例的眼前节照片；D. 该例患者 UBM 图像，可见部分角膜厚度变薄。

五、诊断

(一) 诊断

通过详细的病史询问、眼科检查、全面的辅助检查可对睑球粘连做出明确诊断，同时加以病因诊断、并发症诊断，以及睑球粘连的分级诊断。

(二) 鉴别诊断

睑球粘连的鉴别诊断主要是明确病因。对于外伤、先天性或者医源性等病因引起的睑球粘连，根据明确的病史，如外伤病史、自出生后就出现睑球粘连的先天疾病病史或者翼状胬肉手术史即可清楚地诊断。对自身免疫性疾病导致的睑球粘连鉴别要点如下。

1. 眼瘢痕性类天疱疮 慢性、进行性自身免疫性大疱性疾病，病因不明，多为特发性，少数可由药物引起，是一种针对自身抗原发生的免疫性疾病，常见于老年人（发病平均年龄 67 岁），主要累及黏膜，以组织瘢痕化为特征，可累及口腔、眼部、生殖器 - 肛门区，也可累及鼻咽部、食管及喉部，典型临床表现为双侧、非对称性、慢性、进行性或反复发生的结膜炎症、溃疡、瘢痕化，当疾病进展到 3 期即可出现睑球粘连。通过临床表现联合免疫病理学检查结果可明确诊断[15]。

2. Stevens-Johnson 综合征 / 中毒性表皮坏死松解症 为累及皮肤和

黏膜的急性大疱性疾病,轻微者有结膜、角膜炎症、干眼等不适,重症者有结膜瘢痕形成、结膜融解脱失、睑球粘连、角膜融解坏死、虹膜睫状体炎等,可侵犯任何部位的黏膜,尤其是口腔、结膜、生殖器,晚期并发严重的干眼、睑球粘连、角膜混浊[16],此病常并发于药物引起的过敏反应[17],通常通过临床表现及相关病史进行联合诊断。

3. 干燥综合征 是主要累及外分泌腺体的慢性炎症性自身免疫病,又名自身免疫性外分泌腺体上皮细胞炎或自身免疫性外分泌病。患者除有唾液腺和泪腺受损功能下降而导致的口干、眼干外,还有其他外分泌腺及腺体外其他器官受累而出现的多系统损害的症状。患者血清中有多种自身抗体和高免疫球蛋白血症。通过口腔症状、眼部症状、眼部体征及血液中自身抗体联合诊断常可确诊。

六、治疗

(一) 治疗原则

睑球粘连唯一行之有效的治疗方案就是手术治疗。从功能学上讲,不伴视力下降、眼球运动障碍或复视,以及溢泪、眼睑闭合不全等病理因素的轻度睑球粘连不一定需要手术治疗。当患眼有上述病理因素,或可能会引起角膜并发症时,应进行手术治疗。当然,如果患者有改善外观的要求,各种程度的睑球粘连都可以进行手术治疗。

(二) 治疗方案

治疗方案选择时应综合考虑患者眼表整体微环境,即首先需要重建眼表的保护机制,如纠正眼睑和睑缘病变,包括角化、倒睫、乱睫、瘢痕化,或者眼睑闭合不全、眼睑缺损等情况,对于伴有青光眼的患眼须先治疗青光眼,待眼压控制后再进行眼表重建。其次要重建眼表解剖结构,纠正睑球粘连,重建结膜穹隆部。同时,对于伴有角膜缘干细胞缺乏的睑球粘连患者应进行自体/异体/培养角膜缘干细胞移植术。角膜混浊需要角膜移植的患者应在眼表重建后眼表结构和功能相对正常的情况下进行,否则会大大增加手术的失败率。对于睑球粘连合并角膜变薄的患者,行睑球粘连分离的同时也可能需要板层角膜移植,防止术后角膜穿孔。

(三) 手术技术

1. 粘连分离 根据患者睑球粘连严重程度及手术复杂程度选择局部麻醉或全身麻醉,显微镜下将角膜面增生纤维血管组织清除干净,再向角膜缘后分离结膜下增生的瘢痕纤维血管组织,用剪刀分离限制眼球运动的瘢痕组织,保留残余的结膜并剪除所有结膜下增殖的纤维瘢痕组织,暴露须重建的眼表植床,必要时可做牵引缝线固定眼球,充分暴露植床。测量缺损结膜及穹隆部结膜大小,根据大小及部位选择合适的替代组织修补缺损。目前临床上常用的替代结膜的组织有结膜、羊膜、口腔黏膜和鼻黏膜,最理想的替代组织就是自体结膜,然而并不是总有足够的自体结膜组织,尤其是在一些双眼烧伤和重度睑球粘连的患者中,大范围的睑结膜和穹隆部结膜缺损可以用自体口腔黏膜修复。

2. **羊膜移植**　轻度的睑球粘连分离后结膜组织缺损范围相对较小时可用羊膜移植术修复[18-19]。修剪羊膜至缺损大小和所需形状,上皮面朝上置于缺损区,可采用缝线法(用10-0尼龙线)固定,或纤维蛋白组织胶黏合。羊膜具有促进上皮再生、抑制炎症反应、减少瘢痕形成的作用,在睑球粘连的手术治疗中取得了较好的效果(图15-5)。

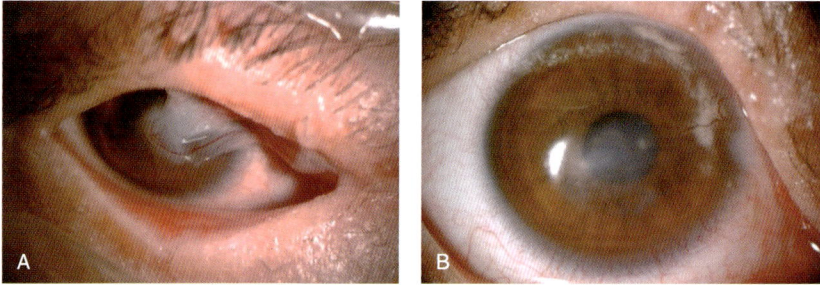

图 15-5　右眼睑球粘连,睑球粘连分离后行羊膜移植术
A. 术前眼前节照片;B. 术后眼前节照片,眼表及穹隆部结膜恢复良好。

3. **唇黏膜移植术**　重度睑球粘连分离后,除了球结膜和穹隆部结膜的缺损外还多伴有睑结膜缺损,且范围较大,可选用唇黏膜移植术进行重建,优先选择下唇黏膜,如下唇黏膜有瘢痕或不够,也可取上唇黏膜[20-21]。术前要求患者用口腔漱口水清洁口腔。术中睑球粘连充分分离后先测量结膜缺损面积,用亚甲蓝画线确定所需唇黏膜,注意避开唇红和唇系带。黏膜下注射麻药以达到麻醉和层间分离的效果。用刀片切开画线切缘,剪刀分离唇黏膜,注意尽量不要暴露腺体。取下的唇黏膜可在显微镜下用显微剪继续修薄,越薄越好。修剪完成后的黏膜覆盖于结膜缺损处,10-0尼龙线或8-0可吸收线缝合创缘。唇黏膜创面止血后用油纱覆盖,纱布加压包扎(图15-6)。

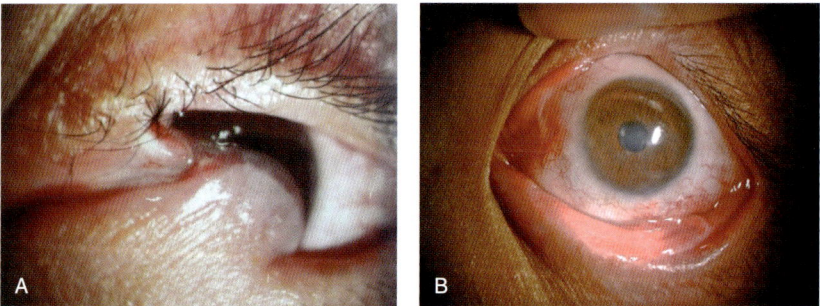

图 15-6　左眼睑球粘连,睑球粘连分离后行自体唇黏膜移植术
A. 术前眼前节照片;B. 术后眼前节照片。

4. 自体结膜角膜缘移植（CLAU） 中度或者重度的睑球粘连可能同时伴有角膜缘干细胞缺乏，在眼表解剖结构重建的同时或之后可以行 CLAU。首先沿角膜缘周边切开受体眼结膜，去除异常的角膜上皮，然后潜行分离使结膜后退，对于睑球粘连同时进行时须充分分离粘连组织。术中可以烧灼止血。应用浅层角膜切削术去除异常的上皮和纤维血管翳。然后在供体眼 12：00 和 / 或 6：00 位方向，沿角膜缘取约 6mm 长，距角膜缘后 5~8mm 宽的梯形带角膜缘的结膜移植片。结膜下注射麻醉剂或者平衡盐溶液，从 Tenon 囊层分离结膜，然后从侧缘和后缘切取植片并将瓣翻折到角膜上，再继续沿角膜通过 Vogt 栅栏仔细分离延伸约 1mm，以保证带有干细胞，最后从近端剪断植片。转移植片到受体眼时应注意保持上皮和角膜缘的原始方位，用 10-0 尼龙线间断缝合，缝合要在侧缘穿过巩膜浅层，并在后缘缝上巩膜浅层和受体的结膜。为了避免对干细胞的损伤，角膜缘一侧无须缝合，也可以组织胶水固定植片（图 15-7）。

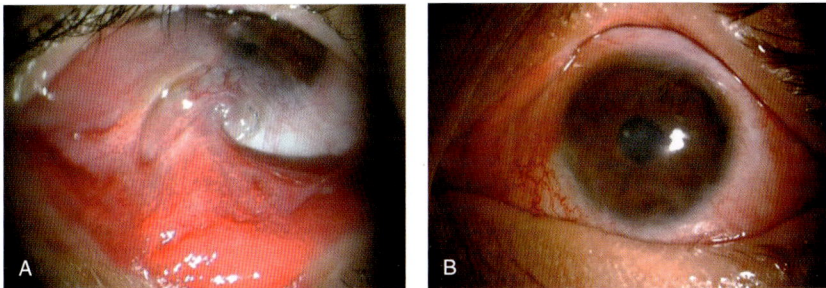

图 15-7　左眼睑球粘连，睑球粘连分离后行 CLAU
A. 术前眼前节照片；B. 术后眼前节照片。

5. 板层角膜移植术（lamellar keratoplasty,LKP） 重度的睑球粘连，尤其是化学伤和热灼伤晚期的睑球粘连同时累及或合并角膜混浊，累及深层基质，在睑球粘连分离和角膜瘢痕去除后角膜变薄，可在眼表重建的同时进行板层角膜移植术，以修复角膜缺损区。术中用环钻或宝石刀切取角膜混浊的边缘，尽量避开瞳孔区，用板层刀剥切角膜板层混浊组织，尽可能达到角膜植床透明区，取新鲜或保存角膜供体，根据植床大小、形状和厚度制备板层植片，保留相应的角巩膜缘，覆盖植床，10-0 尼龙线间断缝合（图 15-8）。

（四）术后用药及护理要点

1. 术后护理 手术当日术眼加压包扎，嘱患者闭眼休息，减少眼部活动。

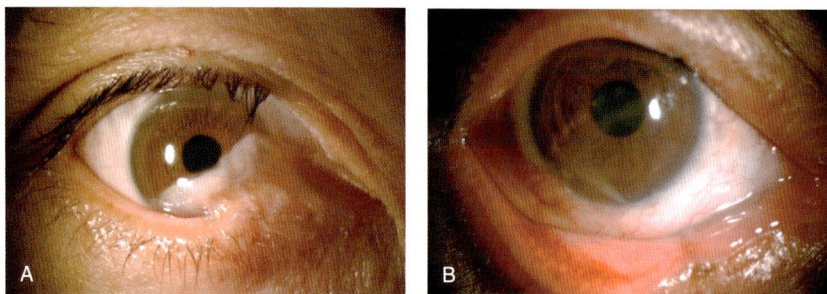

图 15-8　右眼睑球粘连,睑球粘连分离后行板层角膜移植术
A. 术前眼前节照片; B. 术后眼前节照片。

术后次日打开眼部敷料,给予抗生素滴眼液点眼,预防感染,表皮生长因子滴眼液或人工泪液可加速眼表上皮的再生与修复,根据炎症反应程度适当给予糖皮质激素滴眼液以减轻术眼炎症反应,接受异体组织移植手术的患者须全身和局部加用抗排斥药物。眼睑缝合的患者点眼时用无菌棉签轻轻分开内外眦未缝合处,点眼后嘱患者转动眼球,确保眼药能流入结膜囊内。

2. 术眼观察　裂隙灯显微镜下观察角膜、结膜,尤其是移植片的存活和贴附情况、炎症反应程度、角膜上皮愈合情况。

3. 口腔部护理　对于取了唇黏膜进行移植的患者,术后患者口腔创口覆盖油纱布。嘱患者第二天用氯己定漱口液将油纱布漱掉,避免油纱布与伤口发生粘连,但切不可强行将油纱布揭去,以免引起出血。

七、典型病例

病例:患者,男,44 岁,右眼铝水烧伤后眼球运动障碍 3 个月余。

专科检查:右眼视力手动 / 眼前,矫正视力无提高。可见右眼内眦陈旧性瘢痕,鼻侧睫毛缺损,下方及鼻侧睑球粘连,纤维血管组织覆盖角膜下方约 2/3。上方角膜透明,前房深度可,瞳孔圆,隐见晶状体轻度混浊,余眼内结构窥不清,眼球运动受限。

诊断:右眼热灼伤,睑球粘连(重度),部分角膜缘干细胞缺乏,角膜混浊。

治疗方案:右眼睑球粘连分离术 + 自体结膜角膜缘移植术 + 板层角膜移植术 + 唇黏膜移植术 + 羊膜移植术(附手术视频:二维码 15-1)。

手术步骤:首先充分分离粘连组织,去除瘢痕,解除眼球运动受限因素,根据角膜病损区域行板层角膜移植术,鼻下方角膜缘干细胞缺乏及球结膜缺损取上方结膜行角膜缘

二维码 15-1　视频　角膜移植联合唇黏膜移植治疗重度睑球粘连

移植术,供区羊膜移植修补,睑结膜和穹隆部结膜缺损处取唇黏膜移植修复,最后眼表覆盖羊膜,以促眼表上皮愈合。

术后随访:右眼视力 0.4,右眼上下及内侧穹隆部深度良好,角膜植片透明,随访 1 年眼表维持稳定,睑球粘连无复发(图 15-9)。

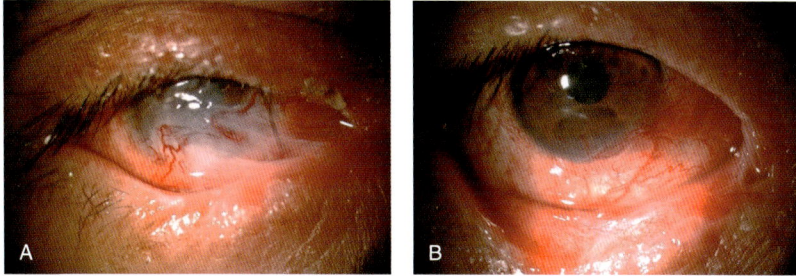

图 15-9 热灼伤后睑球粘连
A. 患眼术前外观;B. 患者术后 1 年睑球粘连无复发,角膜植片透明,视力恢复良好。

病例分析:睑球粘连充分分离后重建眼表组织是关键。如粘连和瘢痕累及角膜深基质层,粘连分离后角膜变薄且角膜板层缺损,可行板层角膜移植修补术,不仅避免角膜穿孔,同时可以提升患者视力。重度粘连常常合并角膜缘干细胞缺乏,可取健康区域或健眼带角膜缘的结膜瓣进行移植,既重建了粘连区的角膜缘,又修补了球结膜的缺损。唇黏膜比较厚,移植存活后色泽较红,可用于睑结膜和穹隆部重建。

(陈良波 傅 瑶)

参 考 文 献

[1] HOLSCLAW DS. Ocular cicatricial pemphigoid. Int Ophthalmol Clin, 1998, 38 (4): 89-106.

[2] HONAVAR SG, BANSAL AK, SANGWAN VS, et al. Amniotic membrane transplantation for ocular surface reconstruction in Stevens-Johnson syndrome. Ophthalmology, 2000, 107 (5): 975-979.

[3] TSUBOTA K, YOSHIYUKI S, MITSUKO O, et al. Surgical reconstruction of the ocular surface in advanced ocular cicatricial pemphigoid and Stevens-Johnson syndrome. Am J Ophthalmol, 1996, 122 (1): 38-52.

[4] GOMES JA, SANTOS MS, CUNHA MC, et al. Amniotic membrane transplantation for partial and total limbal stem cell deficiency secondary to chemical burn. Ophthalmology,

2003, 110 (3): 466-473.

[5] MELLER D, PIRES RT, MACK RJ, et al. Amniotic membrane transplantation for acute chemical or thermal burns. Ophthalmology, 2000, 107 (5): 980-989.

[6] SUBRAMANIAN N, IYER G, SRINIVASAN B. Cryptophthalmos: Reconstructive techniques--expanded classification of congenital symblepharon variant. Ophthal Plast Reconstr Surg, 2013, 29 (4): 243-248.

[7] ZHAO D, YIN H, CHENG A, et al. Sealing of the gap between the conjunctiva and tenon capsule to improve symblepharon surgery. Am J Ophthalmol, 2015, 160 (3): 438-446.

[8] 陈家祺, 周世有, 黄挺. 新鲜羊膜移植治疗严重的急性炎症期及瘢痕期眼表疾病的临床研究. 中华眼科杂志, 2000, 36 (1): 13-17.

[9] KHEIRKHAH A, BLANCO G, CASAS V, et al. Surgical strategies for fornix reconstruction based on symblepharon severity. Am J Ophthalmol, 2008, 146 (2): 266-275.

[10] CHEN LB, ZHANG SY, YAN CX, et al. Evaluation of chronic ocular sequelae in patients with symblepharon caused by ocular burns. Int J Ophthalmol, 2020, 13 (7): 1066-1073.

[11] MCWHAE JA, RINKE M, CRICHTON A, et al. Multiple bilateral iridociliary cysts: Ultrasound biomicroscopy and clinical characteristics. Can J Ophthalmol. 2007, 42 (2): 268-271.

[12] ZHOU S, WANG C, CAI X, et al. Optical coherence tomography and ultrasound biomicroscopy imaging of opaque corneas. Cornea, 2013, 32 (4): e25-e30.

[13] MARIGO FA, ESAKI K, FINGER PT, et al. Differential diagnosis of anterior segment cysts by ultrasound biomicroscopy. Ophthalmology, 1999, 106 (11): 2131-2135.

[14] 陈良波, 何芳邻, 严晨曦, 等. 改良超声生物显微镜检查法在眼表热化学烧伤后中度及重度睑球粘连诊疗中的应用. 上海交通大学学报 (医学版), 2017, 37 (11): 1495-1499.

[15] CHAN LS, AHMED AR, ANHALT GJ, et al. The first international consensus on mucous membrane pemphigoid: definition, diagnostic criteria, pathogenic factors, medical treatment, and prognostic indicators. Arch Dermatol, 2002, 138 (3): 370-379.

[16] SHARMA N, THENARASUN SA, KAUR M, et al. Adjuvant role of amniotic membrane transplantation in acute ocular Stevens-Johnson syndrome: A randomized control trial. Ophthalmology, 2016, 123 (3): 484-491.

[17] LETKO E, PAPALIODIS DN, PAPALIODIS GN, et al. Stevens-Johnson syndrome and toxic epidermal necrolysis: a review of the literature. Ann Allergy Asthma Immunol, 2005, 94 (4): 419-436.

[18] AZUARA A, PILLAI CT, DUA HS. Amniotic membrane transplantation for ocular surface reconstruction. Br J Ophthalmol, 1999, 83 (4): 399-402.

[19] TSENG SC, PRABHASAWAT P, BARTON K, et al. Amniotic membrane transplantation with or without limbal allografts for corneal surface reconstruction in patients with limbal stem cell deficiency. Arch Ophthalmol, 1998, 116 (4): 431-441.

[20] KHEIRKHAH A, GHAFFARI R, KAGHAZKANANI R, et al. A combined approach of

amniotic membrane and oral mucosa transplantation for fornix reconstruction in severe symblepharon. Cornea, 2013, 32 (2): 155-160.

［21］ NAUMANN GO, LANG GK, RUMMELT V, et al. Autologous nasal mucosa transplantation in severe bilateral conjunctival mucus deficiency syndrome. Ophthalmology, 1990, 97 (8): 1011-1017.

第十六章　翼状胬肉

翼状胬肉是一种常见的眼表慢性疾病,常由外界刺激引起结膜异常血管纤维增生所致,呈三角形,侵犯角膜浅层组织。翼状胬肉的发病多与长期暴露于紫外线照射有关,与干眼、眼表炎症、风尘刺激也有一定关系[1-2]。据统计,我国翼状胬肉的发病率达到了 9.84%[3],常引起眼部异物感、刺激症状、反射性溢泪、高度散光等症状。目前,翼状胬肉手术切除是临床治疗该病的首选措施。

一、病因及病理机制

翼状胬肉组织病理学分析表现为上皮下纤维血管组织及基质胶原的弹性变性。翼状胬肉的发病机制相对复杂,研究者对此提出了多种学说,主要包括紫外线长期照射、角膜缘干细胞受损、细胞增殖凋亡异常、免疫及细胞因子异常、细胞外基质重塑学说和氧化应激学说[4]。研究发现,距离地球赤道部越近,人群的翼状胬肉发病率越高。上述致病因素也可同时存在,例如长期暴露于紫外线下照射、鼻侧角膜缘干细胞受损、角膜缘上皮(干细胞)屏障破坏后出现结膜的变性与增殖。同时,长期慢性眼表炎症多可引起眼表微环境的改变,进一步诱发病灶区增生、血管纤维化、细胞外基质重建等。翼状胬肉的形成改变了眼表正常弧度,可引起患者不规则散光;患者结膜杯状细胞减少、泪膜分布不均匀则影响泪膜表面张力,导致泪膜不稳定[5-6],患者容易出现眼部干涩、异物感、刺激、反射性溢泪等症状。

二、临床表现及分级

翼状胬肉常引起眼部异物感、刺激症状、反射性溢泪、高度散光等症状,严重者视力、生活质量、工作效率等都会受到影响。翼状胬肉常位于内眦部,呈三角形,临床可将其形态分为头部、颈部和体部。头部侵犯角膜浅表组织,为三角形的尖端;体部位于内眦部,呈现为异常的结膜增生组织;颈部位于头部与体部之间,常常可见浅表血管纤维增生。

临床分期:分为静止期和进展期。

1. 静止期　头、颈、体三部分清晰,头部较薄,颈部可见血管纤维收缩,体部可见浅表巩膜血管。

2. 进展期　头、颈、体三部分不清,头部角膜灰色浸润混浊,可见胬肉头周边色素性铁线(Stocker 线),颈部宽大,体部充血、肥厚。

依据翼状胬肉浸润深度可进行 Tan 氏分级[7](图 16-1)。T_1：胬肉呈萎缩状，体部透见巩膜上血管；T_2：胬肉体部遮蔽浅表巩膜层血管，巩膜上血管部分遮盖而欠清晰；T_3：浅表巩膜层血管完全被胬肉体部遮蔽，裂隙灯下完全看不清。

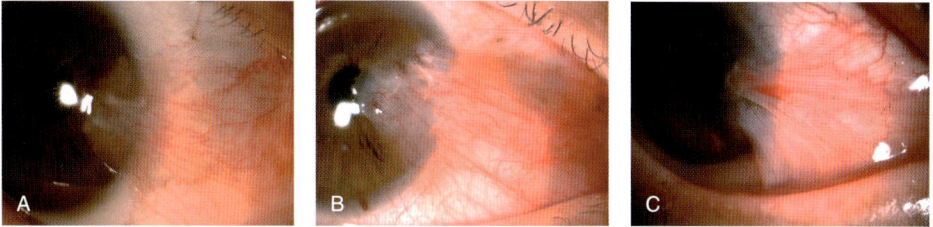

图 16-1 翼状胬肉 Tan 氏分级
A. T_1；B. T_2；C. T_3。

三、辅助检查

(一) 裂隙灯显微镜检查

裂隙灯显微镜下翼状胬肉可观察到以下特点：睑裂区鼻侧和 / 或颞侧角膜缘局限性球结膜充血肥厚，结膜纤维血管异常增生；呈三角形或扇形生长，分为头、颈、体部，三角头部朝向角膜中央；血管分布越密集，翼状胬肉颜色越深；对侧结膜或对侧眼常有睑裂斑；翼状胬肉头边缘可出现黄绿色的色素沉着上皮线(Stocker 线)，提示翼状胬肉长期慢性炎症。

(二) 眼前节 OCT 检查

眼前节 OCT 可用以术前观察翼状胬肉头部浸润角膜的范围，指导术中翼状胬肉组织切除的深度。

(三) 眼前节 OCTA 检查

OCT 血管成像(optical coherence tomography angiography，OCTA) 系统是在 OCT 扫描图像的基础上对视网膜各层和脉络膜血流情况进行成像的影像技术。笔者团队对于眼底 OCTA 技术进行了创新拓展，将其用于眼表眼前节血管扫描，包括角膜、结膜和巩膜层的血管，甚至包括直径较小、位于 Vogt 栅栏样结构深处的角膜缘血管网结构。笔者团队应用 OCTA 技术展现了翼状胬肉呈三角扇形分布的血管形态(图 16-2)，翼状胬肉切除联合自体角结膜移植瓣移植术后 3 个月的血流出现重塑[8](图 16-3)。OCTA 扫描图显示翼状胬肉术后早期鼻侧结膜血流密度较低，与手术切除患者异常纤维血管增生、移植瓣血流尚未完全重建有关。术后自体角结膜瓣与角膜缘血管弓的形态、密度逐渐改善，约在术后 3 个月完全恢复。此外，OCTA 观察眼前节血流信号的方法安全、简单、无创，可广泛应用。

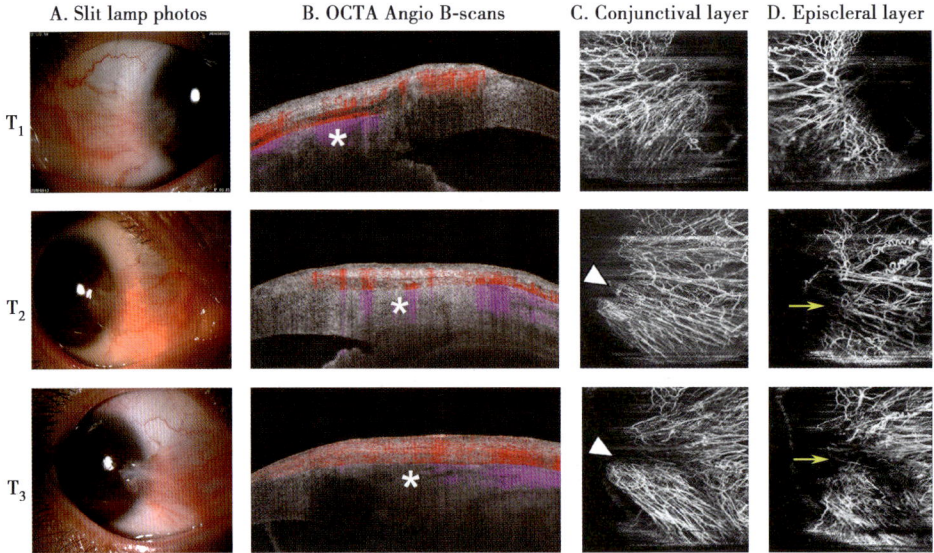

图 16-2　翼状胬肉的血管形态

A. 眼表裂隙灯照相；B. 翼状胬肉的 OCTA 前节 B-scan 扫描图像；C. 翼状胬肉结膜层血流形态；D. 翼状胬肉术区浅表巩膜层血流形态。

（四）其他

角膜地形图检查等可用以观察患者角膜的不规则散光。

四、诊断与鉴别诊断

翼状胬肉多由于裂隙灯显微镜下观察到眼前节鼻侧或颞侧角膜缘扇形纤维血管异常增生组织进行诊断，辅以 AS-OCT 判断翼状胬肉侵犯角膜的深度，结合术中常规获取的病理标本的组织病理学检查。

鉴别诊断主要包括：

1. 假性翼状胬肉　为球结膜与角膜间因炎症或损伤而形成的粘连，病变组织分不出头、颈、体部，可以发生在角膜任何部位，呈膜状或条索状粘连，不红不肿，无进展趋势。

2. 睑裂斑　因睑裂部球结膜长期暴露、受外界刺激或老年变性所致，局部组织增厚变性，形成近似三角形的黄色隆起，其三角形基底朝向角膜，并不侵犯角膜。

五、治疗

T_1 期翼状胬肉临床症状较轻微，如果累及角膜范围较小，则以观察、药物对症治疗为主；T_2、T_3 期翼状胬肉治疗的主要方法是手术切除，主要有单纯

A. 10 days post-op   B. 1 month post-op   C. 3 months post-op

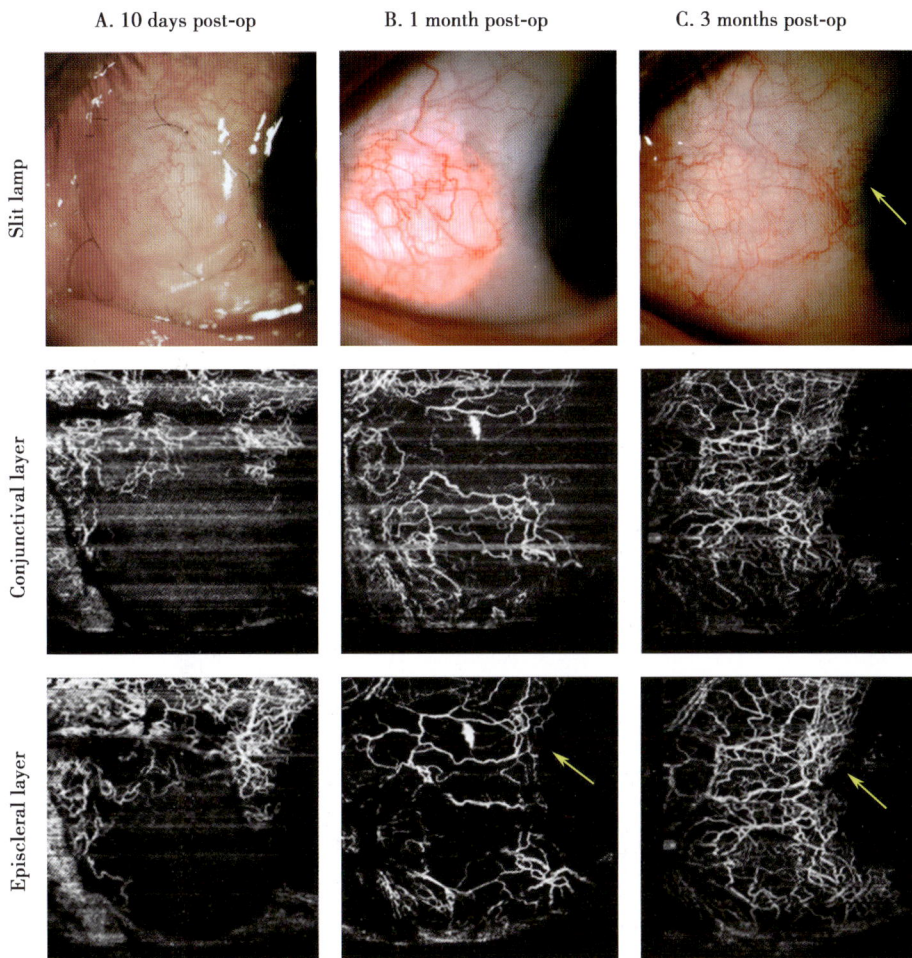

图 16-3 翼状胬肉术后移植瓣裂隙灯显微镜下、结膜层和浅表巩膜层的血流重塑表现
A. 术后 10 天；B. 术后 1 个月；C. 术后 3 个月。

翼状胬肉切除术、翼状胬肉切除联合自体结膜瓣转位术、翼状胬肉切除联合羊膜移植术、翼状胬肉切除联合自体结膜角膜缘移植术等方法。

（一）手术指征

手术指征主要包括：

1. 翼状胬肉生长体积过大（T_2、T_3 期），侵犯到患者视轴区，遮挡瞳孔；翼状胬肉生长造成患者的不规则散光明显，严重影响患者视力，并且难以佩戴角膜接触镜。

2. 翼状胬肉导致的泪膜不稳定，引起干眼、溢泪、异物感等眼表刺激症状严重，用药难以消除。

3. 眼球运动受限或有美容要求。

4. 作为白内障和屈光手术术前的先行治疗。

(二)手术禁忌证

1. 活动性结膜炎、角膜炎、角膜溃疡、急慢性泪囊炎、葡萄膜炎等,考虑先控制炎症再进行手术。

2. 患有凝血功能异常、呼吸或心功能不健全等全身疾病而影响手术。

3. 血糖及血压过高(空腹血糖>8mmol/L;血压 BP>160/90mmHg)为手术相对禁忌证。

(三)手术方法

目前,翼状胬肉手术切除术是临床治疗该疾病的首选措施,主要包括单纯翼状胬肉切除术、翼状胬肉切除联合自体结膜瓣转位术、翼状胬肉切除联合羊膜移植术、翼状胬肉切除联合自体结膜角膜缘移植术(CLAU)等。单纯翼状胬肉切除术复发率较高(88%[9]),伤口愈合慢,目前已经被联合自体结膜瓣或者羊膜移植术所取代[5]。羊膜具有抗原性低、促进眼表上皮化、减轻炎性反应、抑制纤维组织增生和新生血管形成等作用。联合羊膜移植术对于手术切口愈合有一定促进作用,但仍有一定复发率,文献报道为 10%~20%[10]。目前,临床研究已证实翼状胬肉切除联合 CLAU 的手术方法是抑制翼状胬肉复发的有效方法[11-13]。自体结膜角膜缘移植瓣含有一定的角膜缘干细胞,在术后起到重建健康角膜缘屏障的作用,病变复发率较低,在临床上应用广泛。

翼状胬肉切除联合 CLAU 的手术要点(图 16-4):

1. **麻醉** 表面麻醉联合结膜下局部浸润麻醉。

2. **分离** 显微有齿镊夹持,从翼状胬肉颈部剪开结膜,分离巩膜表面与翼状胬肉组织,向角膜方向钝性分离翼状胬肉组织,再向巩膜分离,将翼状胬肉切除干净,尽量保留正常的结膜组织并扩大结膜下纤维结缔组织的切除范围。

3. **取材** 在上方结膜进行标记,行浸润麻醉,分离结膜与 Tenon 囊,切取带有部分角膜缘组织的结膜瓣。

4. **固定** 将游离的带角膜缘的结膜瓣上皮面朝上,平铺于巩膜暴露区,与角膜缘对位,10-0 尼龙线间断或连续缝合结膜瓣,也可用生物黏合剂进行固定。

(四)其他辅助治疗方法

对于难治性复发性翼状胬肉,可在术中或术后局部应用抗代谢类药物或者术后局部进行放疗,预防翼状胬肉复发。抗代谢类药物主要包括丝裂霉素、5- 氟尿嘧啶等。笔者团队在临床研究中术中局部应用抗代谢类药物博来霉素(3mg/mL),术后随访 6 个月,可见角膜透明,结膜瓣愈合良好,无明显瘢痕,随访期间翼状胬肉无复发。

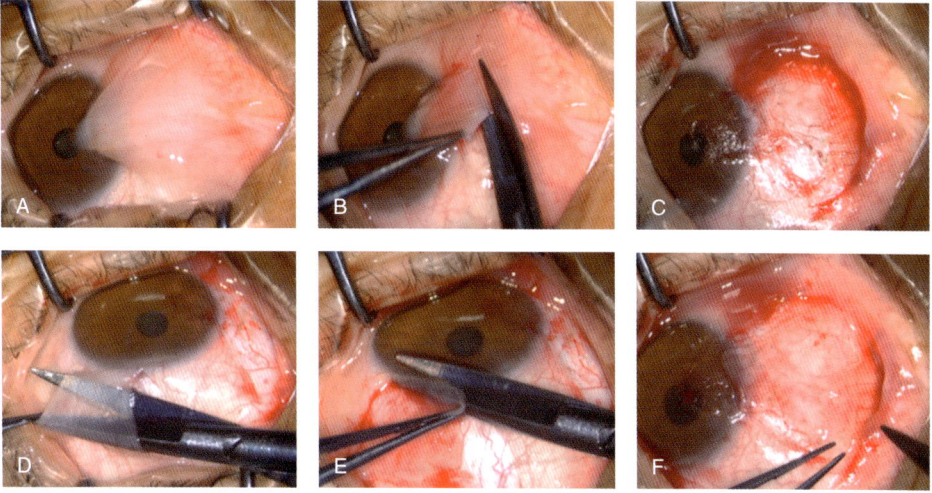

图 16-4　翼状胬肉切除联合 CLAU 的手术

A. 局部浸润麻醉；B. 分离并切除胬肉组织；C. 切除结膜下的纤维结缔组织；D. 分离上方角膜缘结膜组织；E. 切取带角膜缘的结膜瓣；F. 将游离的结膜瓣固定于切除翼状胬肉后的巩膜暴露区。

六、术后创面愈合评估及并发症

(一) 翼状胬肉术后创面愈合分级 (图 16-5)

翼状胬肉术后创面愈合分为 4 级。1 级：局部与正常球结膜外观无明显差异；2 级：切除区域的巩膜区域薄层血管延伸到角膜但不侵入角膜，无纤维组织增生；3 级：结膜纤维组织增生，未侵入角膜；4 级：纤维血管组织侵入角膜，翼状胬肉复发。

(二) 术后并发症

1. 翼状胬肉复发 (图 16-6)　复发性翼状胬肉与角结膜、巩膜组织粘连紧密，甚至形成睑球粘连，局部纤维组织瘢痕化增生。翼状胬肉复发常与手术中残留的翼状胬肉组织异常增生、术后移植瓣移植失败有关，术后结膜瓣的存活、血流重建与否，与翼状胬肉的复发直接相关[14]。

2. 角膜瘢痕 (图 16-7)　常与手术中伤及前弹力层、不当使用抗代谢药物有关，有时候胬肉侵入角膜比较深，术后也会留有云翳。

3. 斜视　常与手术损伤内直肌或术后翼状胬肉复发、结膜瘢痕产生的牵拉有关。

4. 角膜糜烂　常与术前干眼、泪膜不稳定、术中使用抗代谢类药物时间过长或浓度过高有关，或患有可致角膜上皮迁延不愈的全身基础疾病(例如

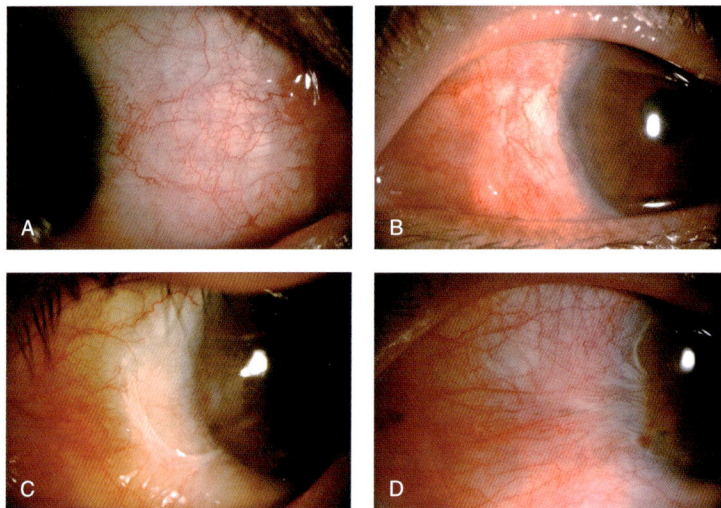

图 16-5　翼状胬肉术后创面愈合分级

A. 1 级；B. 2 级；C. 3 级；D. 4 级。

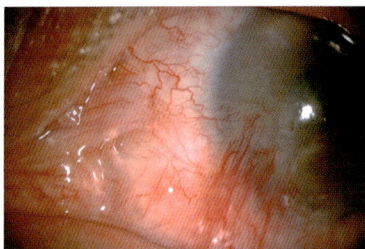

图 16-6　翼状胬肉术后复发

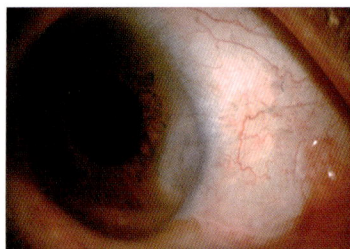

图 16-7　角膜瘢痕

糖尿病)等。处理方法包括术前及时治疗眼表及全身基础疾病,术后局部使用优质人工泪液及促角膜上皮修复药物,佩戴治疗性角膜接触镜、羊膜移植有助于角膜创面的愈合。

5. 巩膜融解(图 16-8)　可见翼状胬肉术后巩膜暴露,常与术中使用抗代谢类药物时间过长或浓度过高、术中过度止血或局部放疗等有关。处理方法包括采用结膜、羊膜、筋膜组织瓣或异体巩膜移植术等方法。治疗要点如下:①清创:手术清除融解的或坏死的组织;②筋膜成形:将病灶周围筋膜瓣滑行以覆盖病变区巩膜,为缺血的巩膜和角膜缘提供血供;③黏膜移植:采用自体结膜瓣或羊膜移植术促进角膜上皮缺损的修复。

6. 结膜或羊膜植片移位或脱落　常与生物黏合剂使用不当、缝线缝合不牢、移植瓣失活有关。

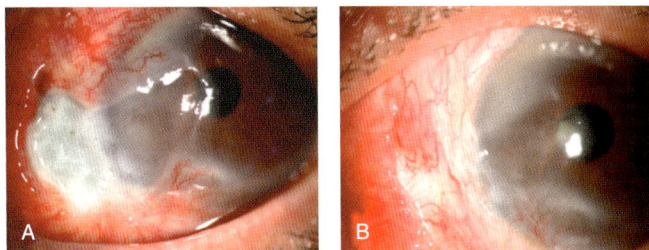

图 16-8 翼状胬肉术后巩膜融解及手术治疗

A. 翼状胬肉术后出现巩膜缺血融解；B. 采用筋膜瓣滑行联合自体
结膜瓣移植术和羊膜移植术术后。

7. **结膜肉芽肿** 常与持续性炎症反应和结膜瘢痕异常增生有关。

8. **术后感染** 常与术后眼表护理欠佳或患有全身基础疾病有关。

9. **角膜小凹** 常与手术中伤及角膜前基质层等有关。

七、典型病例

病例：患者，男，62 岁，左眼鼻侧三角形新生物 10 年，偶伴眼红眼痒，无眼痛。

专科检查：左眼视力 0.6，矫正视力 0.8。左眼鼻侧球结膜轻度充血伴翼状胬肉增生，增生组织侵入角膜缘内约 4mm，遮盖鼻侧角膜约 2 个钟点，为翼状胬肉 T_3 期。余角膜透明，前房清，瞳孔圆，对光反射存在，晶状体及眼底未见明显异常。

诊断：左眼翼状胬肉。

治疗方案：左眼局麻下行翼状胬肉切除术联合 CLAU。

术后随访：术后 10 日可见角膜透明，上皮完整，结膜瓣充血，结膜缝线在位，于显微镜下拆除缝线；术后 3 个月随访左眼视力 0.8，结膜瓣已完全愈合，无充血，术后创面愈合分级为 1 级（图 16-9）。随访 2 年翼状胬肉无复发。

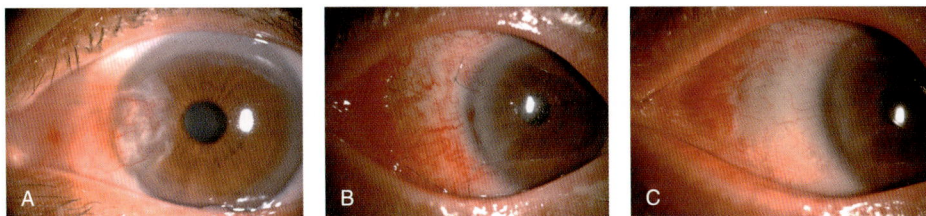

图 16-9 翼状胬肉患者术前、术后

A. 左眼翼状胬肉术前；B. 术后 10 日术区表现；C. 术后 3 个月创面愈合分级为 1 级。

（赵展琳 陈俊嫚 傅 瑶）

参 考 文 献

［1］ CHUI J, DI GIROLANO N, WAKEFIELD D, et al. The pathogenesis of pterygium: Current concepts and their therapeutic implications. Ocul Surf, 2008, 6 (1): 24-43.

［2］ CHUI J, CORONEO MT, TAT LT, et al. Ophthalmic pterygium: A stem cell disorder with premalignant features. Am J Pathol, 2011, 178 (2): 817-827.

［3］ SONG P, CHANG X, WANG M, et al. Variations of pterygium prevalence by age, gender and geographic characteristics in China: A systematic review and meta-analysis. PLoS ONE, 2017, 12 (3): e0174587.

［4］ 陈俊塈, 赵展琳, 姚钦科, 等. 博来霉素预防翼状胬肉术后复发的临床观察. 上海交通大学学报, 2019, 5 (5): 510-514.

［5］ LI M, ZHANG M, LIN Y, et al. Tear function and goblet cell density after pterygium excision. Eye (Lond), 2007, 21 (2): 224-228.

［6］ ISHIOKA M, SHIMMURA S, YAGI Y, et al. Pterygium and dry eye. Ophthalmologica, 2001, 215 (3): 209-211.

［7］ TAN DT, CHEE SP, DEAR KB, et al. Effect of pterygium morphology on pterygium recurrence in a controlled trial comparing conjunctival autografting with bare scleral excision. Arch Ophthalmol, 1997, 115 (10): 1235-1240.

［8］ ZHAO Z, YUE Y, ZHANG S, et al. Optical coherence tomography angiography for marginal corneal vascular remodelling after pterygium surgery with limbal-conjunctival autograft. Eye (Lond), 2020, 34 (11): 2054-2062.

［9］ D'OMBRAIN A. The surgical treatment of pterygium. Br J Ophthalmol, 1948, 32 (2): 65-71.

［10］ 郑小平, 李育广, 郑泉山. 自体角膜缘干细胞移植联合羊膜移植治疗复发性翼状胬肉. 江西医药, 2014 (10): 974-977.

［11］ CHEN PP, ARIYASU RG, KAZA V, et al. A randomized trial comparing mitomycin C and conjunctival autograft after excision of primary pterygium. Am J Ophthalmol, 1995, 120 (2): 151-160.

［12］ KAUFMAN SC, JACOBS DS, LEE WB, et al. Options and adjuvants in surgery for pterygium: A report by the American Academy of Ophthalmology. Ophthalmology, 2013, 120 (1): 201-208.

［13］ MUTLU FM, SOBACI G, TATAR T, et al. A comparative study of recurrent pterygium surgery: Limbal conjunctival autograft transplantation versus mitomycin C with conjunctival flap. Ophthalmology, 1999, 106 (4): 817-821.

［14］ KIM YJ, SH YOO, JK CHUNG. Reconstruction of the limbal vasculature after limbal-conjunctival autograft transplantation in pterygium surgery: An angiography study. Invest Ophthalmol Vis Sci, 2014, 55 (12): 7925-7933.

第十七章　眼表化学伤和热烧伤

眼表烧伤包括化学伤和热烧伤,是常见的眼科急诊事件。据报道,眼表化学伤在眼外伤中占 11.5%~22.1%[1]。每年眼科急诊病例中有 3.6 万是化学伤。化学伤可发生于所有年龄的人,但最常见的是 18~64 岁,占化学伤人群的 3/4,其中男性占到一半以上。眼表烧伤对局部组织毁损大,常导致视力永久性损伤,病程长,治疗难度大,是难治性眼表疾病之一。除了药物治疗外,修复期的眼表重建对恢复外观和视功能至关重要。

一、病因

化学伤在眼表烧伤中最常见,常由于接触化学物质所致,常见的有家庭用的下水道或烤箱清洁剂、洗衣液、餐具去污剂、漂白剂等及工业中常见的肥料、工业酸、碱液、石灰、水泥等。碱烧伤较酸烧伤更常见,是酸烧伤的 2 倍,因为碱性物质在家庭和工业中应用得更多。造成碱烧伤的最常见物质包括氨、氢氧化钠、石灰;造成酸烧伤的最常见物质包括硫酸、盐酸、铬酸等。铝水、铁水、烹调热油、爆炸等常引起眼表热烧伤。烟花伤可同时造成热烧伤和化学伤[2]。

二、病理机制

1. **病理生理**　酸烧伤可致组织凝固,阻止酸性物质进一步进入眼组织内,而碱烧伤可导致组织液化坏死,碱性物质可融解组织,穿透到眼内。碱性物质接触角膜后可迅速进入前房,导致白内障,损伤睫状体、小梁网,导致高眼压。睫状体上皮细胞损伤会导致抗坏血酸分泌障碍,而抗坏血酸是胶原分泌和角膜修复所必需的。碱性物质可烧伤角膜缘,导致角膜缘干细胞缺乏,角膜上皮再生障碍,最终角膜结膜化和新生血管化,或者角膜创面不愈合,发生角膜溃疡甚至穿孔。碱性物质可穿透角膜,损伤角膜内皮细胞,引起角膜内皮失代偿。正常角膜基质中转化生长因子 -β(transforming growth factor-β,TGF-β)含量很低,角膜上皮损伤后 TGF-β 表达量增高,TGF-β 通过角膜上皮创面进入角膜基质,与角膜基质细胞受体结合,促使它们向角膜成纤维细胞发展。如果 TGF-β 表达量持续不下降,最终角膜成纤维细胞转化为肌成纤维细胞,导致修复期角膜瘢痕形成[3]。

2. **炎症与免疫**　角膜烧伤后激发固有免疫。角膜上皮细胞不仅作为屏障阻隔微生物侵入,而且在固有免疫和获得性免疫中起着重要的桥梁作用。眼烧伤后首先破坏的是角膜上皮细胞,激活固有免疫通路 NLRP3–ASC–caspase-1–IL-1,角膜上皮中含 pyrin 结构域 NOD 样受体家族 3(NOD-like receptor family pyrin domain containing 3,NLRP3)表达量增加,凋亡相关蛋白,即选择性凋亡诱导癌细胞(selective for apoptosis induction cancer cells,SAC)表达量升高,激活细胞凋亡蛋白酶 caspase-1,使 IL-1β 释放增加,加重炎症反应[4]。烧伤急性期角膜中炎症因子 IL-1β 明显增高,但未检测到 γ 干扰素(interferon-γ,IFN-γ)和 CD4[+]T 淋巴细胞,说明细胞免疫未参与其中[5]。眼烧伤后促炎巨噬细胞及促炎细胞因子增加。角膜烧伤早期巨噬细胞(CD45[high])参与固有免疫,组织浸润增强,TNF-α 大量释放,不仅加重角膜炎症反应,导致细胞凋亡,而且会渗透到眼内组织,损伤视网膜神经节细胞和视网膜组织。严重眼化学烧伤一般经历两次炎症风暴,第一次是受伤后 24 小时内,第二次开始于受伤后第 7 天,2~3 周达炎症反应高峰。第二次炎症风暴会加重无菌性角膜基质酶的消化而导致角膜融解。

三、临床表现与分期分级

角膜烧伤分为立即救治期(受伤当时)、急性期(1~7 天)、早期修复期(7~21 天)和晚期修复期(21 天后)。

患者就诊时详细记录角膜、角膜缘和结膜的受伤范围和程度很重要,这涉及对烧伤的分级、后续治疗方案的制订及预后判断。Roper-Hall 分级是应用最广泛的分级方法(表 17-1),是根据角膜混浊程度和角膜缘缺血范围进行分级的(图 17-1)。该分级方法最早由 Ballen 在 1964 年提出,Roper-Hall 于 1965 年对其进行了改进[6]。

表 17-1　眼化学伤 Roper-Hall 分级(1965 年)

分级	预后	角膜透明度	角膜缘缺血范围
Ⅰ	好	角膜上皮损伤	无
Ⅱ	好	角膜混浊但能看清虹膜	<1/3
Ⅲ	一般	角膜上皮完全缺损,角膜混浊,虹膜看不太清	1/3~1/2
Ⅳ	差	角膜混浊,瞳孔和虹膜都看不清	>1/2

随着对角膜缘干细胞和结膜上皮在创伤愈合中重要作用的认识加深,Dua 于 2001 年根据角膜缘受累范围和结膜受伤面积提出了新的分级方法[7]。把 Roper-Hall 的Ⅳ级进一步分成了Ⅳ、Ⅴ、Ⅵ级。《中国眼烧伤临床诊疗专家共识(2021 年)》将眼烧伤急性期分为Ⅰ~Ⅵ级[8]:Ⅰ~Ⅲ级同 Roper-Hall 分级,Ⅳ级

角膜缘损伤范围为 180°~270°，V 级为 270°~360°，Ⅵ级为 360°；Ⅳ级及以上，角膜预后差；Ⅵ级预后极差，可能出现角膜穿孔。

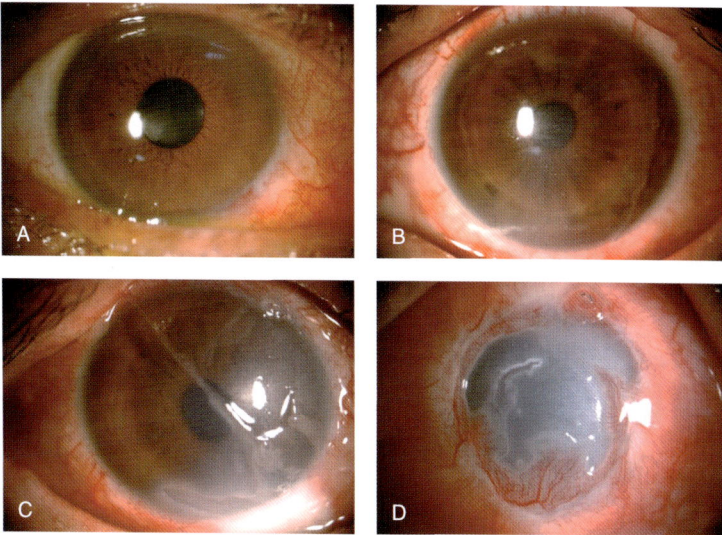

图 17-1　角膜化学伤分级（Roper-Hall 分级）
A. Ⅰ级，眼酸烧伤，无角膜缘受累；B. Ⅱ级，眼碱烧伤，角膜缘受累<1/3；C. Ⅲ级，眼碱烧伤，1：00 到 7：00 位角膜混浊，下方角膜上皮脱落，角膜溃疡，角膜缘缺血 1/2；D. Ⅳ级酸烧伤后全角膜受累，呈瓷白色混浊，结膜水肿，角膜缘 360° 累及，角膜缘新生血管明显。

　　眼烧伤患者早期表现为强烈的眼痛，可见结膜充血，角膜上皮脱落，角膜水肿，角膜缘缺血，眼睑睫毛烧伤；晚期可发生角膜内皮失代偿（图 17-2A），甚至角膜溃疡穿孔（图 17-2B），睑球粘连（图 17-2C），结膜囊闭锁完全遮盖角膜（图 17-2D），可出现倒睫（图 17-2C）、眼睑内翻、眼睑烧伤后收缩引起眼睑闭合不全等。化学伤和热烧伤在临床表现上略有差异，热烧伤者角膜白色混浊更明显，眼睑烧伤更重（图 17-3）。

四、体检及辅助检查

　　患者就诊后，应立即观察患者气道、呼吸和循环，确定生命体征平稳后，首先详细询问病史，包括受伤时间和地点，明确是何种物质引起的烧伤，记录受伤到开始冲洗的时间间隔，也包括到医院就诊前冲洗时间。热烧伤者要明确是怎么受伤的，尤其要询问是否为爆炸引起，或是否有外力，因为这两者可能造成穿通伤，或眼内异物残留。急诊化学烧伤患者应当在排除眼球破裂伤后立即用 1~2L 的生理盐水冲洗至少要 30 分钟以上，然后用石蕊试纸在结膜囊内测 pH，pH 应当在 7.0~7.2。冲洗后再进一步进行眼科检查。

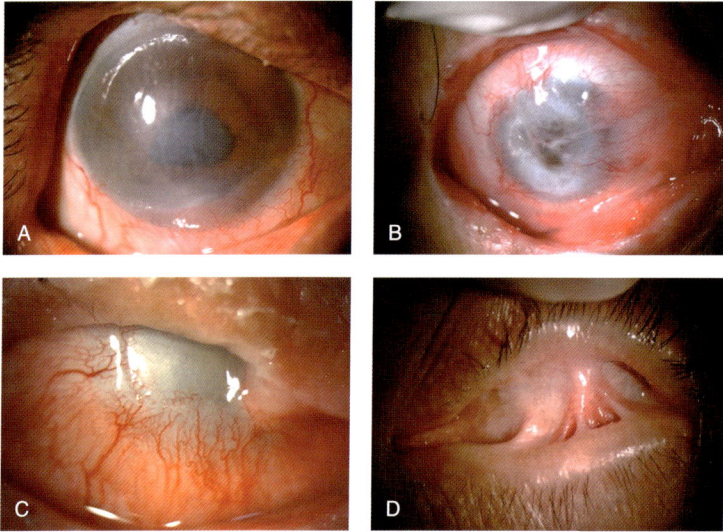

图 17-2　眼表化学伤晚期临床表现
A. 碱烧伤后半年角膜内皮失代偿；B. 硫酸烧伤后角膜穿孔；C. 硫酸烧伤 7 个月鼻上方睑球粘连，角膜白色混浊，角膜缘新生血管侵入，上睑倒睫；D. 碱烧伤后 30 年睑球粘连完全遮盖角膜。

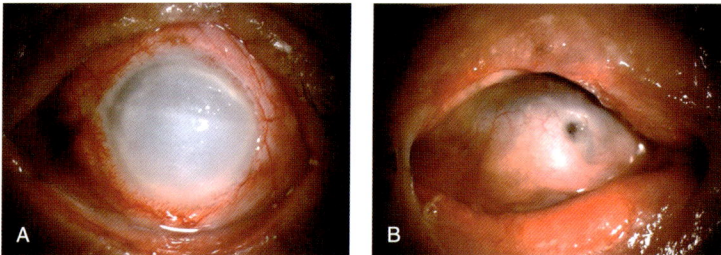

图 17-3　眼表热烧伤临床表现
A. 热烧伤后全角膜白色混浊、水肿；B. 爆炸伤后眼睑闭合不全，角膜穿孔。

　　眼表检查包括眼睑皮肤、睑板、睫毛、结膜、角膜、角膜缘缺血情况，翻转眼睑，清除任何异物。其他裂隙灯检查包括前房、瞳孔、晶状体、视网膜。辅助检查包括角膜荧光素染色以评估角膜上皮缺损情况、眼压测量、视力检查、验光、眼前节照相、眼前节 OCT 检查以观察角膜水肿及房角情况（避免做 UBM），眼底检查包括眼底照相、眼底 OCT 等，评估视网膜情况。爆炸或喷射引起的外伤应行眼眶 CT 检查，排除眼内异物或眼眶骨折。任何外伤都要仔细排查可能的伴随损伤。

五、诊断及鉴别诊断

根据病史及体检结果,可确定眼表碱烧伤、酸烧伤、热烧伤,同时给予分级。对于有并发症的,一并予以诊断。

眼表烧伤的鉴别诊断主要是烧伤性质的诊断。对于烧伤合并微生物感染者,应与感染性角膜炎进行鉴别。

六、治疗原则及方案

(一) 治疗原则

眼化学烧伤的早期处理原则是充分冲洗,去除化学物质,抑制过度炎症反应,促进上皮再生,减少角膜融解,控制眼压。后期处理原则主要是手术治疗,手术原则是解除睑球粘连,重建眼睑及眼表,恢复视功能及外观。

(二) 治疗流程

在 2021 年中国眼烧伤临床诊疗专家共识基础上,笔者对眼表烧伤的治疗流程进行了进一步概括(图 17-4)。

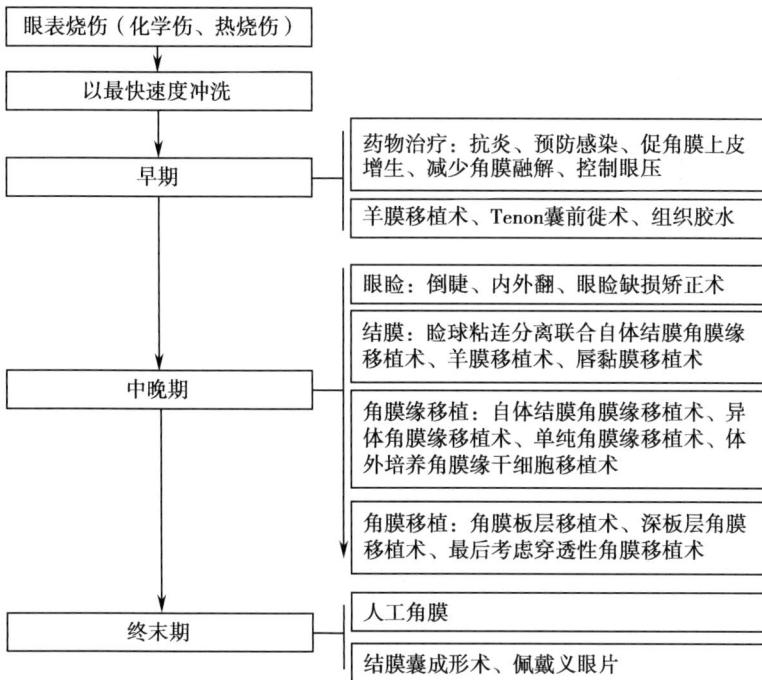

图 17-4　眼表烧伤治疗流程图

（三）治疗方案

1. 急诊处理 眼表化学伤是急诊事件,应立即冲洗,最好是当场冲洗眼睛。有研究表明,当场未冲洗者视力预后要明显低于当场冲洗者[9]。可以用大量的等渗溶液冲洗眼睛,包括生理盐水、磷酸盐缓冲液（phosphate-buffered saline,PBS）、乳酸钠林格液等。不能用任何物质来中和化学伤,因为化学反应释放的热量会造成二次热烧伤。眼睛冲洗时应直到 pH 恢复到 7.0~7.2 为止,而且在停止冲洗后 pH 应维持至少 30 分钟。严重化学伤可能需要 10L 以上的等渗溶液进行冲洗,冲洗时操作应轻柔,避免直接冲洗角膜而造成进一步损伤。

如果患者不配合,无法睁眼,可以用表面麻醉药点眼。如果患者眼睑痉挛,可以用开睑器撑开眼睑。翻转眼睑,用湿棉签清洁穹隆部及结膜上异物。

眼烧伤后应注意清除坏死结膜上皮以及眼睑坏死组织,有利于残留化学物质的去除,促进结膜上皮化。坏死组织会募集中性粒细胞和白细胞,释放有害的蛋白水解酶,加重损伤。

2. 药物治疗

（1）抑制过度炎症反应:糖皮质激素滴眼液可以减轻炎症反应、中性粒细胞浸润及虹膜反应。然而糖皮质激素滴眼液会抑制胶原合成,阻止成纤维细胞的迁移,从而阻碍角膜基质的愈合。因此,局部应用糖皮质激素滴眼液应在烧伤早期,每天 4 次点眼,具体用药方案视烧伤严重程度进行调整,10~14 天后根据角膜是否存在融解减量或停药,因为此期最容易发生角膜融解或穿孔。糖皮质激素滴眼液停药后可以用非甾体眼药水来代替,不会影响角膜基质细胞功能。睫状肌麻痹眼药水可以减少前房炎症反应,提高舒适度。

柠檬酸是中性粒细胞抑制剂,可减轻炎症反应。柠檬酸还可与细胞外钙螯合,抑制胶原酶,较少角膜融解。烧伤后前 10 天给予 10% 的柠檬酸滴眼液,2 小时点眼一次,目的是消除第二次炎症风暴。角膜上皮愈合后可以逐渐减量。

（2）预防感染:局部应用抗生素眼药水,如左氧氟沙星滴眼液或莫西沙星滴眼液等,不含防腐剂的滴眼液优选,每天 4 次点眼,可以预防细菌感染。抗生素眼膏晚上睡觉前使用,不仅可以预防感染,还可以避免烧伤引起的眼睑闭合不全导致的暴露性角膜炎。

（3）促进角膜上皮再生:人工泪液是化学伤后常规应用的促角膜上皮再生药物,不含防腐剂的人工泪液可以改善上皮病变,减轻角膜上皮糜烂程度,促进视力恢复,应在病程中全程使用。局部应用生长因子滴眼液可以促进角膜上皮细胞再生。自体血清中含有表皮生长因子（epidermal growth factor,EGF）、成纤维细胞生长因子（basic fibroblast growth factor,bFGF）、神经生长因子（nerve growth factor,NGF）、TGF-β、维生素 A、P 物质、纤维连接蛋白、免疫球蛋白等,其成分与泪液非常相似,可以有效促进角膜上皮化,可采用 20% 或 50% 自体血清点眼,每天 10 次,连用 4 周,之后可逐渐减量[10]。必要时佩戴角膜绷带镜,可保护角膜上皮,防止烧伤后睑内翻、倒睫或眼睑闭合不全,造成角膜损伤,但角膜绷带镜应定期更换,并同时使用抗生素滴眼液,预防感染。

(4)减少角膜融解:抗坏血酸可以恢复局部抗坏血酸水平,促进创伤愈合,促进角膜成纤维细胞合成胶原。推荐严重化学伤者伤后 4 周内口服维生素 C(L-抗坏血酸),每次 1 000mg,每天 1 次,(但有肾脏疾病的患者慎用)。可用 10% 抗坏血酸眼药水点眼,每 2 小时点眼 1 次,以后逐渐减量,维持 1 个月[11]。

四环素类药物可以抑制基质金属蛋白酶,降低胶原融解风险。化学伤急性期者可口服四环素,每次 250mg,每天 4 次;也可口服多西环素,每次 100mg,每天 2 次。然而,这些治疗方法都还只停留于动物实验结果,尚缺乏临床研究证据。

胶原酶抑制剂也用于眼表烧伤的治疗,可用乙酰半胱氨酸(10%~20%)滴眼液点眼,每天点眼 6 次,可减少化学伤后角膜融解,促进组织修复。

(5)控制眼压:严重化学伤(Roper-Hall Ⅲ 或Ⅳ级)可能引起高眼压,通常发生在受伤后 1 周内。由于小梁网受损,炎症细胞碎片堵塞小梁网,房水引流受阻,应当选择抑制房水生成的药物控制眼压。如果眼压升高(>30mmHg),可以局部应用 β- 肾上腺素受体阻滞剂,如噻吗洛尔。避免使用 α- 肾上腺素受体激动剂,以免引起血管收缩,尤其是当角膜缘缺血时不能使用。局部应用抗青光眼眼药水时应注意防腐剂对角膜上皮的损害,这种情况下可以口服乙酰唑胺以降低眼压。

(6)防止睑球粘连:用无菌玻璃棒或湿润的棉花棒分离粘连组织,防止进一步睑球粘连。烧伤后期上皮愈合后,可用低浓度糖皮质激素滴眼液点眼,可在一定程度上减轻睑球粘连的进展,但要监测眼压。

3. 手术治疗 手术治疗时机为角膜上皮缺损大,溃疡不断加深,角膜即将穿孔或已经穿孔,以及眼睑闭合不全导致暴露性角膜炎者,均可以早期手术。对于创伤已经愈合的患者,手术应在眼表炎症控制后再进行。

(1)早期手术治疗

1)羊膜移植(覆盖)术:羊膜中具有抑制炎症的因子和生长因子,可以促进角膜上皮化,羊膜基底膜提供了角膜上皮细胞移行的支架,可使角膜上皮细胞牢固黏附于基底细胞,防止细胞凋亡。羊膜通过下调 TGF-β,抑制角膜、结膜和角膜缘中成纤维细胞的增殖分化,抑制结膜下纤维化,减少角膜瘢痕形成。羊膜移植时一般羊膜上皮面朝上,基底膜贴附于角膜。移植羊膜的大小取决于烧伤的范围,如果烧伤仅限于角膜和球结膜,羊膜可以只覆盖角膜和球结膜创面。如果整个眼表烧伤至睑缘,羊膜应覆盖上睑缘、上穹隆部、结膜、角膜至下穹隆部、下睑缘,促进上皮快速愈合,减少睑球粘连。睑缘和穹隆部羊膜用 8-0 可吸收线缝合。角膜缘外2~3mm处羊膜可用10-0尼龙线行环形连续缝合或锁扣状缝合。化学伤炎症反应重，羊膜容易融解或脱落，可以考虑双层羊膜缝合，第一层主要覆盖角膜，第二层覆盖面积更大。多余的羊膜应剪除，防止感染和脱落，也可用纤维蛋白胶水粘贴羊膜，但容易脱落。中空环状眼模可用于辅助支撑羊膜，行全眼表覆盖。羊膜移植（覆盖）术后可明显减轻患者畏光症状和异物感，舒适度明显增加。羊膜移植（覆盖）术对轻中度病例有效，羊膜越早覆盖效果越好。Ⅱ~Ⅲ级（Roper-Hall分级）眼烧伤者羊膜移植后视力提高程度及上皮愈合程度均优于Ⅳ级。但是有临床研究显示，与传统的药物疗法比较，严重眼碱烧伤病例羊膜移植（覆盖）术并不能加速角膜再上皮化，也不能提高视力[12]。虽然目前的研究证据并不能充分支持眼化学伤早期用羊膜移植的效果，但大部分研究发现羊膜移植（覆盖）术是有帮助的。对于眼烧伤后有明显角膜上皮缺损的，我们建议尽早行羊膜移植（覆盖）术（图17-5），有助于角膜上皮修复，降低之后的假性胬肉和睑球粘连的发生风险。如果羊膜自然脱落后上皮仍未愈合，可再次甚至多次行羊膜移植（覆盖）术。在随访过程中，羊膜有部分脱落时应尽快拆除羊膜和缝线，避免或减轻缝线导致的炎症反应。

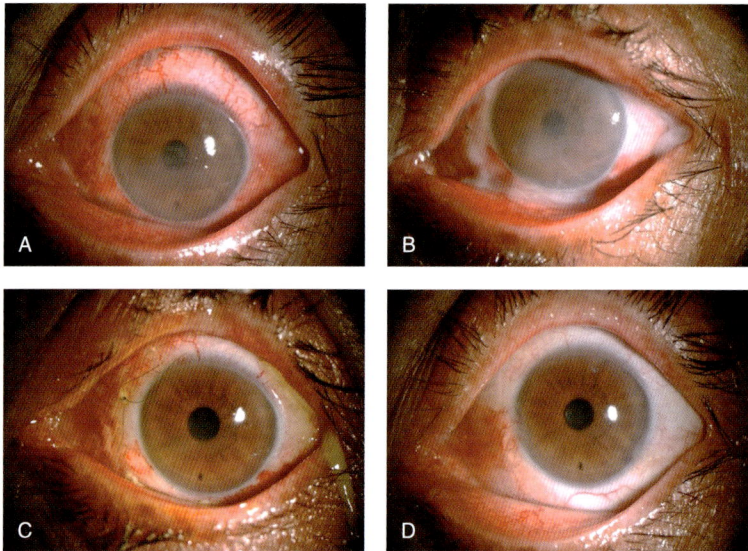

图 17-5　碱烧伤（Roper-Hall Ⅱ级）羊膜移植（覆盖）术

A. 眼碱烧伤第2天可见角膜水肿，角膜上皮脱落；B. 眼碱烧伤1周后行羊膜移植（覆盖）术；C. 羊膜移植（覆盖）术后2周羊膜脱落，缝线仍在，角膜恢复透明；D. 眼碱烧伤羊膜移植（覆盖）术后2个月余，角膜维持透明。

2）Tenon囊前徙术（Tenonplasty）：目的是在严重烧伤后重新建立角膜缘血供，防止角膜溃疡或穿孔。这一方法最早由Teping和Reim提出[13]。先将坏死组织去除,钝性分离 Tenon 囊至眼球赤道部,注意保护好 Tenon 囊血供。然后将 Tenon 囊前徙至角膜缘,并用缝线固定到巩膜上,使巩膜和角膜缘重建血供,防止巩膜融解和眼前段坏死。该术式需要患眼有足够健康的 Tenon 囊。

3)组织胶水:角膜即将穿孔或已有小穿孔(直径小于 3mm)者,可用组织胶,如氰基丙烯酸盐黏合剂(cyanoacrylate tissue adhesive)、纤维蛋白黏合剂(fibrin tissue adhesive)填补角膜溃疡或封闭角膜穿孔。组织胶不仅提供了结构支撑,还可以清除炎症细胞和炎症因子,阻止角膜进一步融解。生物黏合剂填充后再佩戴角膜绷带镜,可以防止生物黏合剂移位。组织胶是临时性治疗措施,为之后实施角膜移植术争取时间,减轻角膜排斥反应,但不能阻止之后的新生血管和瘢痕形成。

4)角膜移植:如果角膜穿孔面积大,前房消失,为保留眼球,则须行角膜移植术。

(2)晚期手术治疗:晚期手术治疗原则是在眼压控制正常的情况下先重建眼睑,矫正眼睑畸形、眼睑闭合不全或倒睫,再恢复眼表结构和功能,包括结膜和角膜缘重建,使泪膜相对稳定,最后治疗角膜。没有良好的眼表环境,角膜移植术通常以失败[14]告终。建议在炎症控制后,至少是受伤 6 个月后再行手术。

1)倒睫:眼表烧伤会导致眼睑内翻、倒睫,倒睫会加重角膜溃疡,影响角膜上皮愈合,必须予以重视。受伤早期应拔除倒睫,1 周拔除 1 次。可以佩戴角膜绷带镜,防止倒睫摩擦角膜。眼睑炎症消退后可采用射频疗法处理倒睫。射频无法彻底治疗的,可以采用手术疗法,矫正倒睫。

2)眼睑闭合不全:眼睑皮肤热烧伤后会收缩,导致眼睑闭合不全。早期须用人工泪液和眼药膏点眼,保持角膜湿润,防止暴露性角膜溃疡或角膜融解。如果角膜暴露引起溃疡,则在眼药水和眼药膏保护好角膜的前提下,至伤后 3 个月行眼睑重建手术。眼睑皮肤缺损者可行植皮术,睑板结膜缺损的烧伤可行硬腭黏膜移植术。应注意眼睑前、后层不能同时游离移植,至少保证一层有血供,否则移植不易存活。

3)唇黏膜移植重建睑缘:睑缘烧伤后皮肤往往内卷而摩擦损伤角膜,造成不适。睑缘烧伤可以用唇黏膜包绕,重建睑缘。沿睑缘皮肤和睑结膜分界线切开,皮下充分分离后将皮肤后退,测量睑缘缺损面积,取相应大小唇黏膜。用 8-0 可吸收线将唇黏膜缝合于睑缘缺损处(图 17-6),以保护角膜,防止角膜擦伤。

4)睑球粘连分离联合自体结膜角膜缘移植(CLAU)+唇黏膜移植术:严重眼烧伤后睑球粘连一般较重,睑球分离后结膜缺损多,须联合 CLAU 和唇黏膜移植术。首先充分分离睑球粘连,注意勿损伤眼外肌。根据结膜缺损部位及

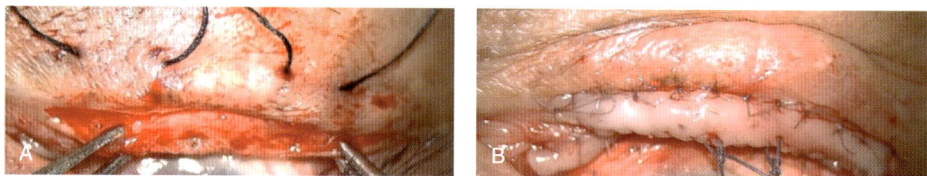

图 17-6　唇黏膜移植重建睑缘

A. 在眼睑皮肤和睑结膜交界处切开,分离,并后退眼睑皮肤;B. 睑缘缺损处缝合唇黏膜。

范围选择合适的供体组织,原则是球结膜尽量取自体结膜组织,穹隆部结膜及睑结膜可以取唇黏膜,累及角膜缘者,应用带角膜缘干细胞的自体结膜移植术。穹隆处唇黏膜移植后应在穹隆处缝线加深固定,如果唇黏膜补的比较多,可以用中央有 13~14mm 大孔的透明眼模支撑,中央睑缘融合,3~4 个月后再睑缘切开,可以防止唇黏膜收缩。

　　5)角膜缘移植术:眼烧伤可致角膜缘干细胞缺乏,其体征是角膜结膜化和新生血管化,导致角膜混浊,视力下降。要恢复健康眼表,必须重建角膜缘。常用的手术方法包括:① CLAU,取带有角膜缘干细胞的结膜移植。②异体角膜缘移植(KLAL),从异体供体取角膜缘组织进行移植,术后排斥率相对高。③单纯角膜缘移植(SLET),适用于单眼受累患者,取 2mm×2mm 的自体角膜缘,分成 8~10 片,羊膜用组织胶水固定在眼表,再将角膜缘片分布并粘贴在羊膜上,避开瞳孔区,最后佩戴角膜绷带镜。自体角膜缘移植则可避免免疫排斥,前提是对侧眼是健康的。如果双眼都受伤,则需要行 KLAL。④体外培养角膜缘干细胞移植(CLET),将获取的角膜缘干细胞扩增培养在羊膜上并进行眼表移植[15],角膜缘干细胞可以取自自体健侧眼或者异体角膜缘,羊膜缝合固定后,再戴角膜绷带镜。

　　6)角膜移植:角膜移植术应当延迟到受伤 12 个月后,尽量时间更长,在炎症尽可能小的情况下做更好。稳定的眼表环境是角膜移植成功的关键因素。角膜移植前所有的眼睑、结膜和角膜缘问题都应得到解决。眼化学伤后穿透角膜移植术的免疫排斥率很高,主要是因为角膜有新生血管。板层或深板层角膜移植术可以减少免疫排斥反应,适用于角膜后弹力层和内皮层无损伤者。深板层角膜移植术可以采用正常直径,也可以稍大直径。眼表化学伤后睑球粘连往往累及角膜,术前应行 UBM 和眼前节 OCT 检查,测定角膜厚度。睑球粘连分离时先行角膜和结膜纤维组织层间分离,分离后可见角膜仍有白色瘢痕,可再分离一层薄板层角膜,取合适深度的供体板层,将其裁剪成相应缺损大小,用 10-0 线缝合。角膜缘处须行 CLAU,保证移植的角膜板层上皮化。睑结膜面缺损可用自体唇黏膜移植,最后可覆盖羊膜,促进角膜上皮愈合(图 17-7)。

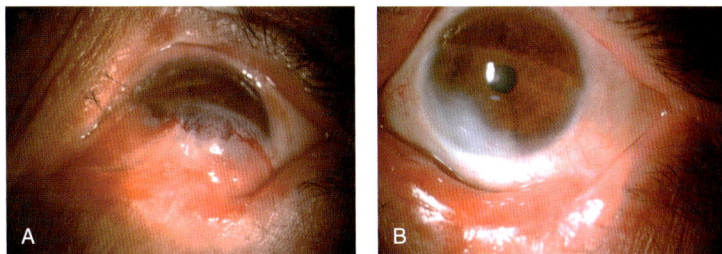

图 17-7　眼化学伤睑球粘连分离行角膜板层移植术
A. 术前睑球粘连累及瞳孔区,眼球运动受限;B. 行睑球粘连分离及板层
角膜移植术、CLAU 及唇黏膜移植术后。

（3）终末期手术治疗

1）人工角膜移植:适用于严重损伤眼而传统角膜移植术效果差的患者,是治疗的最后选择,是更多用于双眼烧伤视力丧失的复明手术(图 17-8)。人工角膜移植术可以使患者获得视力,其局限性在于并发症多,需要终身点眼药水,终身随访。其并发症包括感染、角膜融解、青光眼、视网膜脱离等。严重角膜碱烧伤中人工角膜移植术并发症发生率更高。目前临床可应用的人工角膜包括:米赫人工角膜、领扣型人工角膜、骨齿型人工角膜、波士顿人工角膜等。

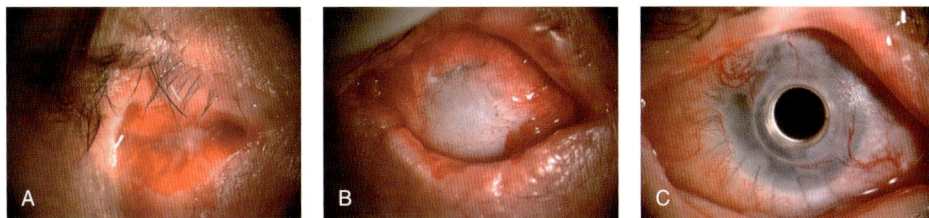

图 17-8　双眼碱烧伤眼表重建后人工角膜移植术
A. 眼碱烧伤后睑球粘连;B. 一期睑球粘连分离联合唇黏膜移植术重建眼表后;
C. 二期 Boston Ⅰ型人工角膜移植术后。

2）眼球摘除术:眼睛疼痛、失明、继发青光眼的绝对期患者,采用所有治疗方法都无效时可以考虑眼球摘除术,术后可行义眼座植入术。眼球萎缩但没有感染或疼痛者,可以考虑保留眼球。眼表烧伤患者往往导致结膜纤维增生及结膜囊狭窄,需要二期行唇黏膜移植术及结膜囊成形术。

七、典型病例

病例资料: 患者,男性,27 岁,工作试验中因输送管道爆裂双眼喷入氢氧化钠 1 天。受伤后 3 分钟曾自行以自来水冲洗,并前往当地医院急诊进一步冲洗。

　　专科检查： 双眼视力 0.2⁻，双眼睑皮肤烧伤，上睑下垂，以右眼明显。双眼结膜充血，角膜水肿，右眼角膜缘缺血位于鼻侧 1/2，左眼累及下方角膜缘 1/3，前房尚可。右眼眼压 18mmHg，左眼 17mmHg。

　　诊断： 双眼化学伤、热烧伤（Roper-Hall 分级，右眼 Ⅲ 级，左眼 Ⅱ 级），爆炸伤。

　　治疗过程： 患者受伤后第二天到门诊，再次给予结膜囊冲洗，去除坏死组织。一期行药物治疗（抗生素滴眼液、生长因子滴眼液，糖皮质激素滴眼液点眼，维生素 C 口服），右眼行羊膜移植（覆盖）术 3 次，左眼羊膜移植（覆盖）术 1 次，佩戴角膜绷带镜，拔除倒睫，玻璃棒分离睑球粘连组织，眼睑皮肤涂妥布霉素地塞米松眼膏以行抗瘢痕治疗。受伤 1 年后，左眼完全恢复，角膜透明，无睑球粘连，但右眼鼻下方睑球粘连明显，上转受限，又影响外观，于是二期行睑球粘连分离联合 CLAU，并再次采用射频法治疗倒睫（附手术视频：二维码 17-1）。受伤 1 年半后，患者由于爆炸伤导致右眼上睑下垂，要求改善外观，于是三期行右眼上睑下垂矫正术（提上睑肌腱膜修复）（图 17-9）。术后双眼上睑对称，角膜透明，睑球粘连无复发。

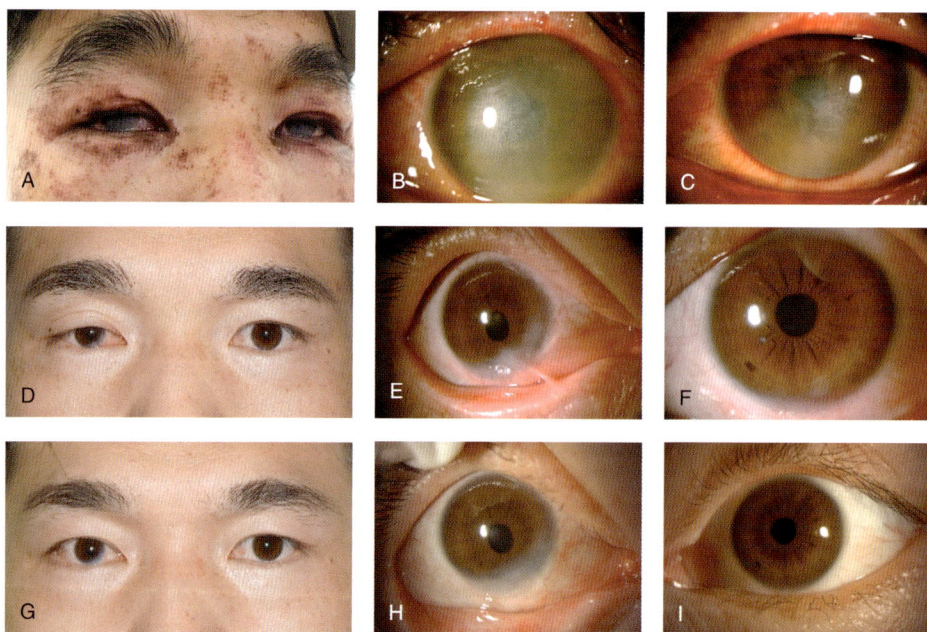

图 17-9　眼碱烧伤及爆炸伤后眼表重建病例
A. 受伤后第二天眼睑皮肤烧伤，结膜充血，角膜水肿，上睑下垂；B. 右眼角膜水肿，角膜缘缺血 1/2；C. 左眼角膜水肿，角膜缘缺血 1/3；D. 受伤后 1 年（二期手术前），右眼睑球粘连，上睑下垂，上下睑倒睫；E. 右眼鼻下方睑球粘连；F. 左眼角膜透明，无组织粘连，下睑少量倒睫；G. 受伤后 2 年（三期术后半年），双眼对称；H. 右眼无睑球粘连复发；I. 左眼角膜透明。

术后随访：三期术后半年，患者视力右眼 0.3（受伤前最佳矫正视力 0.3），左眼 0.8，双眼上睑高度对称，无闭合不全，睑球粘连无复发，右眼角膜残留少量云翳。

病例分析：眼表化学伤和热烧伤，尤其带有爆炸伤涉及广泛组织受损，应采用分阶段、多方法的综合治疗。化学伤的每一个阶段都应细心治疗，严密观察，随时调整用药和手术方案。受伤的早期是尽快控制炎症，促进角膜上皮修复，羊膜移植（覆盖）术在受伤早期起到了很大的作用。同时去除影响角膜上皮愈合的外在因素也很重要，如倒睫。当角膜缘缺血面积较大时，角膜上皮迟迟不愈合，容易发生角膜溃疡甚至穿孔，此时纤维血管组织会长入角膜缘，这是机体自身修复的过程，是必然会发生的，但是如果不加以干预，睑球粘连范围会越来越大。我们应尽可能地减少睑球粘连的范围和程度，如在假性胬肉充血及生长加快时应用糖皮质激素滴眼液进行干预，并严密监测眼压，用玻璃棒分离粘连处组织，控制其进展。二期手术应在眼表稳定后实施，一般是受伤后半年到 1 年，这时候炎症反应减退，加上实施 CLAU，术后病灶复发率会大大下降。眼表重建手术稳定后半年，出于患者美容要求给予右眼外伤性上睑下垂矫正术，使患者完全恢复到术前外观。患者对整个治疗过程及疗效非常满意。

二维码 17-1 视频 碱烧伤眼表重建手术

八、问题与展望

眼表烧伤目前仍然是难治性眼表疾病之一，糖皮质激素滴眼液能有效抑制急性烧伤所致炎症反应，但在 2~3 周时会造成角膜溃疡不愈合甚至融解。因此，寻找更有效的药物来治疗急性眼表烧伤仍是亟待解决的难题。笔者课题组研究发现，小鼠角膜碱烧伤后球结膜下注射调节性 T 细胞（regulatory T cells，Treg），不仅可以抑制过度炎症反应，还能分泌双调蛋白（amphiregulin），促进角膜上皮创伤的修复，同时能抑制后期角膜新生血管增生和瘢痕形成[16]，这一新技术有望实现临床转化。

终末期角膜严重烧伤会造成失明，行角膜移植术或人工角膜移植术失败率较高，如何使这部分患者复明也是将来要进一步解决的难题。

（邵春益　傅　瑶）

参 考 文 献

［1］ PATEK G, BATES A, ZANABONI A. Ocular burns. Treasure Island (FL): StatPearls Publishing, 2025.

［2］ MANNIS MJ, HOLLAND EJ. Cornea. 4 edi. 史伟云, 译. 北京: 人民卫生出版社, 2018.

［3］ WILSON SE. Coordinated modulation of corneal scarring by the epithelial basement membrane and Descemet′s basement membrane. J Refract Surg, 2019, 35 (8): 506-516.

［4］ BIAN F, XIAO Y, ZAHEER M, et al. Inhibition of NLRP3 inflammasome pathway by butyrate improves corneal wound healing in corneal alkali burn. Int J Mol Sci, 2017, 18 (3): 562.

［5］ PLANCK SR, RICH LF, ANSEL JC, et al. Trauma and alkali burns induce distinct patterns of cytokine gene expression in the rat cornea. Ocul Immunol Inflamm, 1997, 5 (2): 95-100.

［6］ ROPER-HALL MJ. Thermal and chemical burns. Trans Ophthalmol Soc UK, 1965, 85: 631-653.

［7］ DUA HS, KING AJ, JOSEPH A. A new classification of ocular surface burns. Br J Ophthalmol, 2001, 85 (11): 1379-1383.

［8］ 中华医学会眼科学分会角膜病学组. 中国眼烧伤临床诊疗专家共识. 中华眼科杂志, 2021, 57 (4): 254-260.

［9］ JUAN F R, FRANCISCO J B-E, OMAR S, et al. Ocular chemical burns: Epidemiological trends in a Colombian medical center. J Burn Care Res, 2024, 45 (5): 1243-1249.

［10］ SEMERARO F, FORBICE E, BRAGA O, et al. Evaluation of the efficacy of 50% autologous serum eye drops in different ocular surface pathologies. Biomed Res Int, 2014, 2014: 826970.

［11］ KANSKI JJ, BOWLING B. Clinical ophthalmology: A systematic approach. 7 edi. 赵培泉, 译. 北京: 北京大学医学出版社, 2015.

［12］ ESLANI M, BARADARAN-RAFII A, CHEUNG AY, et al. Amniotic membrane transplantation in acute severe ocular chemical injury: A randomized clinical trial. Am J Ophthalmol, 2019, 199: 209-215.

［13］ KUCKELKORN R, REDBRAKE C, REIM M. Tenonplasty: A new surgical approach for the treatment of severe eye burns. Ophthalmic Surg Lasers, 1997, 28 (2): 105-110.

［14］ SHARMA N, KAUR M, AGARWAL T, et al. Treatment of acute ocular chemical burns. Surv Ophthalmol, 2018, 63 (2): 214-235.

［15］ JURKUNAS UV, KAUFMAN AR, YIN J, et al. Cultivated autologous limbal epithelial cell (CALEC) transplantation for limbal tem cell deficiency: A phase Ⅰ/Ⅱ clinical trial of the first xenobiotic-free, serum-free, antibiotic-free manufacturing protocol developed in the

US. Nat Commun, 2025, 16 (1): 1607.

［16］ YAN D, YU F, CHEN L, et al. Subconjunctival injection of regulatory T cells potentiates corneal healing via orchestrating inflammation and tissue repair after acute Alkali burn. Invest Ophthalmol Vis Sci, 2020, 61 (14): 22.

第十八章　Stevens-Johnson 综合征和中毒性表皮坏死松解症

　　Stevens-Johnson 综合征(SJS)和中毒性表皮坏死松解症(TEN)是一类少见的、多由药物引起、以全身黏膜皮肤水泡及泛发性表皮松解为特征、可伴有一系列系统症状的疾病[1]。Stevens-Johnson 综合征由 Stevens 和 Johnson 医生于1922 年初次发现并命名[2],1956 年 Lyell 医生进一步描述并定义为中毒性表皮坏死松解症。这类疾病被认为是一组疾病,以表皮剥脱程度的不同加以界定,表皮松解面积<10% 为 SJS,>30% 为 TEN,介于两者之间则为 SJS-TEN 重叠型[3]。SJS 及 TEN 的总体年发病率为 2/1 000 000~13/1 000 000,但死亡率却达到 15%~25%,且多数患者伴有眼部受累,须尽早诊断,去除病因,并积极给予支持治疗[4]。

一、病因及病理机制

　　目前认为 SJS/TEN 多由药物所诱发,并与个体遗传背景有关。常见的诱发药物为磺胺类药物、抗惊厥药、抗抑郁药、非甾体抗炎药以及部分靶向药物。部分患者可由感染诱发,如人类免疫缺陷病毒、真菌感染、支原体感染等[5-6]。个体遗传背景相关研究中最具有代表性的发现为人类白细胞抗原(human leukocyte antigens,HLA)等位基因与特定药物诱发 SJS/TEN 的相关因素,例如 HLA-B*58∶01 与别嘌醇诱发的 SJS/TEN 强相关,HLA-B*15∶02 与卡马西平诱发的 SJS/TEN 相关,HLA-B*57∶01 与阿巴卡韦导致的 SJS/TEN 相关等[7-11]。除此之外,目前还发现 Toll 样受体 3(Toll-like receptor-3,TLR3)、前列腺素 E 受体 3(prostaglandin E receptor-3,PTGER3)以及 *IKZF1* 基因单核苷酸多态性与 SJS/TEN 眼部并发症相关[12]。

　　目前研究表明,SJS/TEN 皮肤组织病理上主要表现为广泛的表皮角质形成细胞凋亡和坏死,这一过程主要为由药物特异性的细胞毒性 T 细胞介导的Ⅳ型超敏反应。药物经主要组织相容性复合体(major histocompatibility complex,MHC)Ⅰ类分子提呈给 CD8+ T 淋巴细胞,激活皮肤内的 T 细胞并大量增殖,CD8+ T 淋巴细胞与自然杀伤细胞(natural killer cell,NK)直接破坏或通过穿孔素、颗粒酶 B、颗粒溶素、TNF-α 等分子介导角质,形成细胞的死亡[1,13-14]。

二、临床表现与分期分级

发病前期可能出现持续 1~3 周的发热及类似上呼吸道感染的前驱症状,继而出现皮肤斑疹,多初发于面部、四肢近端及躯干上端(图 18-1),严重者可出现水疱,多处皮损融合成松弛大疱,造成表皮松解,真皮外露而继发全身感染。眼、口腔、生殖器黏膜的损害为 SJS/TEN 的另一显著表现,初期表现为糜烂和出血,愈合后可残留瘢痕,黏膜病变严重者可累及呼吸道黏膜上皮,导致呼吸困难甚至死亡。目前临床可用 SCORTEN(severity-of-illness score for toxic epidermal necrolysis)评分系统,通过记录 SJS/TEN 患者入院 24h 内的 7 个临床指标来评估患者疾病严重性,预测死亡率[15]。

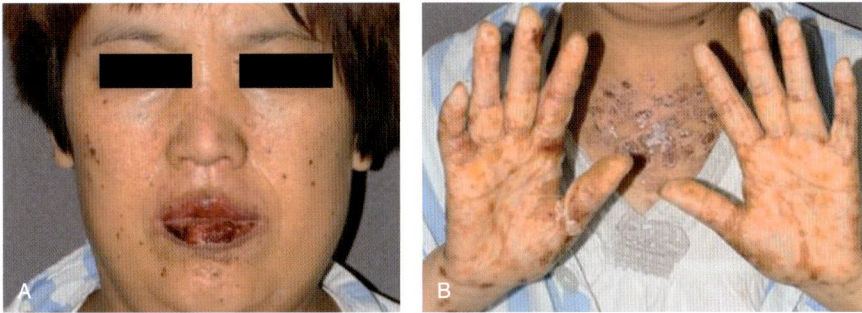

图 18-1　SJS 患者急性期皮肤黏膜体征
A.颜面部皮损和口腔黏膜坏死结痂; B.手部和胸部皮肤斑疹和皮损结痂。

其中眼部是 SJS/TEN 主要的受累部位,根据病程长短将 SJS/TEN 分为急性期与慢性期,各阶段具体表现如下。

(一) 急性期

患者多主诉畏光、流泪及眼痛,表现为双眼结膜炎改变,裂隙灯显微镜下可见广泛的结膜充血,包括球结膜、睑结膜及睑缘(图 18-2A)。严重者可伴有出血、脓性分泌物和假膜。轻中度者一般不累及角膜,重度者则出现角膜上皮脱落,角膜荧光素染色可见片状角膜上皮着染(图 18-2B)。极重度者累及大范围的结膜、角膜和睑缘,甚至可导致角膜溃疡,并发浅层巩膜炎及虹膜炎,预后不良。急性期一般持续 2~6 周,可根据睑缘、角膜及结膜的受累情况给予对症治疗。国外研究者利用荧光染色的方法对睑缘、结膜及角膜的受累程度进行严重程度分级,并根据严重程度建议不同的治疗方式和预后评估(表 18-1)[16]。

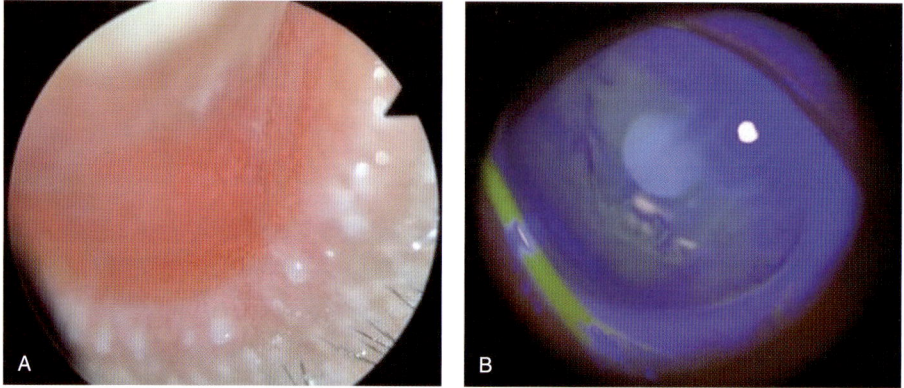

图 18-2 SJS 患者急性期眼表体征

A. 睑结膜及睑缘弥漫性充血；B. 角膜荧光素染色，角膜上皮片状脱落。

表 18-1 SJS/TEN 急性期眼部受累评估及治疗方式

程度	表现			预后	治疗（AMT 必要性）
	睑缘	结膜	角膜		
轻度	无染色	轻微炎症、充血，无染色	无染色	并发症风险很低	药物治疗，无需 AMT
中度	染色小于 1/3 睑缘长度	轻度染色（<1cm）	无染色	并发症风险低	药物治疗，密切观察有进展趋势，则行 AMT
重度	染色面积增大，超过 1/3 睑缘长度，角膜上皮片状染色，结膜染色超过 1cm			出院后须特殊及持续治疗	药物治疗 须立即 AMT
极重度	持续性睑缘、角结膜广泛损伤，大面积染色			眼部并发症风险很高，且较为严重	药物治疗 须立即 AMT 多次 AMT 可能

注 .AMT：amniotic membrane transplantation，羊膜移植术。

（二）慢性期

急性期全身及局部症状控制后，患者往往留有眼部后遗症，其严重程度多与急性期症状轻重及治疗有关。根据眼表受累部位，其表现可分为：①眼睑病变，常见睑缘角化、睑板腺功能障碍并伴有絮状分泌物、瘢痕性睑内翻、倒睫、乱睫等；②结膜病变，患者可有持续性结膜充血，结膜瘢痕形成致使上、下穹隆部变窄，甚至睑球粘连；③角膜病变，常见点状浅表角膜炎、角膜上皮缺损、角膜缘干细胞缺乏、角膜结膜化、新生血管形成，甚至角膜角化混浊，有致盲风险；

④干眼,干眼为慢性期主要眼部并发症,SJS/TEN 相关干眼为综合因素所致,急性期免疫反应造成的泪腺细胞受累、大量结膜杯状细胞破坏以及睑板腺功能障碍、慢性期的炎症反应、结膜瘢痕、睑球粘连、睑缘角化会进一步加重干眼[17-18](图 18-3)。

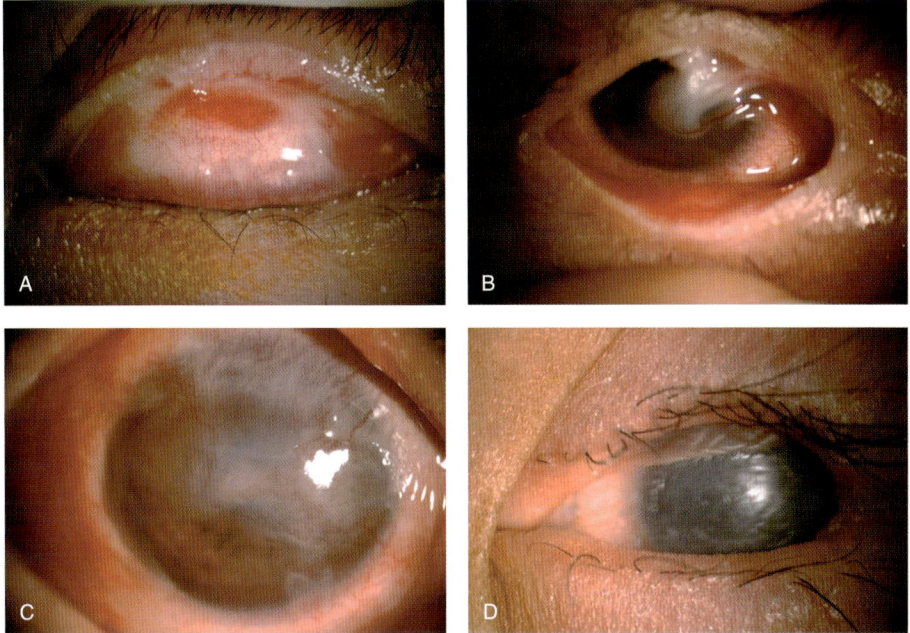

图 18-3 SJS/TEN 患者慢性期眼部并发症
A. 睑缘角化、结膜瘢痕;B. 睑球粘连;C. 角膜缘干细胞缺乏、角膜新生血管;
D. 眼表角化、重度干眼。

目前,国际上公认的眼表评分系统(ocular surface grading score,OSGS)是从角膜、结膜、睑缘三方面对慢性期 SJS/TEN 患者的眼部情况进行评分,共 3 个大项,每个大项下又细分为若干小项,共 13 小项,每项评分从 0 分到 3 分,最后进行综合评分,评分从 0~39 分不等。研究认为,得分越高视力损伤越严重,预后越差(详见表 18-2)[19]。国内也有学者根据患者的视力及需要进行的眼部干预对慢性期 SJS/TEN 患者的严重程度进行分级,其中轻度、中度的患者视力影响较小,轻度患者仅有干眼、结膜充血等症状,常规眼部护理即可缓解;中度患者有结膜炎症、角膜上皮点状损伤等,经过一定程度的专业治疗可完全或基本缓解;重度患者一般有较严重的视力障碍,伴有较严重的角膜、结膜及眼睑的病变,如角膜混浊、睑球粘连、倒睫等,仅靠药物无法缓解,须经过手术治疗才能有效缓解病程的发展[20]。

表 18-2 OSGS 评分系统

		评分					
		0	1	2	3	4	5
角膜受累	结膜化	无	达 1/4 角膜缘	达 1/2 角膜缘	达 3/4 角膜缘	全角膜缘	终末期
	Vogt 栅栏缺损	无	达 1/4 角膜缘	达 1/2 角膜缘	达 3/4 角膜缘	全角膜缘	终末期
	新生血管	无	达 1/4 角膜缘	达 1/2 角膜缘	达 3/4 角膜缘	全角膜缘	终末期
	角化	无	达 1/4 角膜面积	1/4~1/2 角膜面积	1/2~3/4 角膜面积	3/4~全角膜	终末期
	上皮缺损	无荧光着色	点状上皮着色	任一形状缺损	由于角化过重而无法评估		
	混浊	无	轻度云雾状瞳孔区、虹膜血管清	中度混浊瞳孔清、虹膜血管不清	混浊瞳孔及虹膜血管不清	瞳孔及虹膜不可见	终末期
眼睑受累	皮肤黏膜交界处	无受累	轻微受累	中度受累	重度受累	完全睑球粘连	终末期
	睑板腺	清亮油状分泌物	黄白色分泌物	黏稠糊状分泌物	无分泌功能		
	泪点	正常	1 个泪点阻塞	全部阻塞			
结膜受累	充血	无	达 1/4 球结膜	1/4~1/2 球结膜	1/2~3/4 球结膜	3/4~全结膜	终末期
	角化	无	达 1/4 球结膜	1/4~1/2 球结膜	1/2~3/4 球结膜	3/4~全结膜	终末期
	睑球粘连	无	粘连未达角膜	达 1/3 角膜	1/3~2/3 角膜	2/3~全角膜	终末期

三、辅助检查

1. 急性期 患者一般都伴有发热和皮肤损伤,血液学检查及皮肤病理学检查对疾病诊断及预后的评估十分有意义。

(1)血液学检查:全血细胞计数、红细胞沉降率、C- 反应蛋白、凝血功能、肝肾功能等能够提示患者全身状况。患者常表现为贫血及淋巴细胞减少,中性粒细胞的减少提示预后不佳,药物性相关 SJS/TEN 可出现嗜酸性粒细胞增高。特异性自身抗体检测有助于排除其他自身免疫疾病。另外,有研究表明 SJS/TEN 患者血清中颗粒溶素(granulysin)、趋化因子配体 27(CCL-27)、半乳糖凝集素 7(galectin-7)、受体相互作用蛋白 3(RIP3)明显增高,有望作为诊断指标[21],但受限于检验水平的差异,并非所有医疗机构可以进行相关检查。

(2)皮肤活检:急性期早期的病理学改变为部分基底细胞空泡化或坏死及表皮细胞部分坏死,进而发展为全层表皮坏死和角质层角化,真皮层偶有松散的炎症浸润,少有免疫球蛋白沉积,甚至无炎症浸润。如患者得到有效干预,后期皮损逐渐愈合,多见色素沉着及瘢痕。

(3)特殊检查:HLA 等位基因靶点的检测可辅助诊断,评估预后及易感性。

(4)眼部检查:大部分患者可见弥漫性眼表损伤,包括结膜充血、假膜形成、睑缘充血、角膜上皮脱落甚至溃疡。对于分泌物较多无法判断眼表损伤程度者,建议在结膜囊冲洗后行荧光素染色,判断受累范围。

(5)口腔检查:大部分患者可见边界清晰的口腔黏膜糜烂,可位于唇黏膜、颊黏膜、软硬腭,甚至牙龈。

(6)其他黏膜组织检查:部分患者可出现生殖器及肛周黏膜组织的病变。

2. 慢性期 主要以眼部慢性炎症反应为主,眼表上皮、睑板腺、泪腺及泪小管均可受累。

(1)裂隙显微镜灯检查:可见眼睑异常,有倒睫、乱睫、睑缘角化、睑板腺开口堵塞。

(2)结膜的持续慢性损伤:可导致睑球粘连,根据患者急性期严重程度及病程的长短,睑球粘连范围和穹隆部缩短的程度各不相同。

(3)角膜表面新生血管:甚至出现全角膜的角化。角膜激光扫描共聚焦显微镜检查可见鳞状上皮化生、基质下角膜神经密度下降、角膜基质树突状细胞数量增加等。

(4)泪液分泌实验及泪膜破裂时间检查:多数患者检查时提示中重度干眼,泪膜干涉仪观察发现眼表脂质层较薄甚至消失,睑板腺成像可观察到大量腺体因开口堵塞及炎症浸润而发生萎缩。结膜印迹细胞学检查可见结膜鳞状上皮化生伴杯状细胞减少及炎性细胞浸润。

(5)泪道冲洗:可发现泪点开口水肿,泪小管狭窄甚至堵塞,提示泪道黏膜受累情况。

四、诊断

1. SJS/TEN 急性期的诊断 须结合以下依据:①有明确的诱因,多数患

195

者有药物服用史或感染史；②有明确的前驱症状和典型的皮肤黏膜的临床表现；③皮损组织病理学检测可见角质形成细胞大量死亡，炎症细胞浸润，表皮与真皮剥脱。

然后根据皮肤受累范围进行 SJS 与 TEN 的鉴别，表皮松解面积<10% 为 SJS，>30% 为 TEN，介于两者之间则为 SJS-TEN 重叠型。急性期明确全身皮肤黏膜受累面积极为重要。

2. SJS/TEN 慢性期　主要表现为眼部受累，表现为双眼的持续性损伤，双眼严重程度可不相同。最常见的表现为持续加重的免疫相关性干眼和眼睑的倒睫、乱睫及睑缘角化；其次是结膜充血、睑球粘连及穹隆部变浅和角膜新生血管、角膜混浊及眼表角化。SJS/TEN 慢性期的眼部表现与其他眼表瘢痕性疾病表现类似，其诊断有赖于明确的 SJS/TEN 发病史[14]。

五、鉴别诊断

1. SJS/TEN 急性期　以皮肤损伤为主，需要与一些其他皮肤疾病相鉴别。

（1）重症多形红斑：SJS/TEN 通常需要与黏膜受累的重症多形红斑相鉴别，前者皮损形状、大小不一，分布广泛，呈红色或紫色斑疹，可有水疱形成及病灶的融合，而后者多由感染所诱发，典型皮损表现为隆起的靶样病变，主要集中在四肢，且受累面积不超过体表面积的 10%。

（2）葡萄球菌烫伤样皮肤综合征：罕见，好发于婴幼儿、新生儿，是由金黄色葡萄球菌引起的以泛发性红斑、松弛性大疱及表皮剥脱为特征的急性皮肤病，黏膜不受累，其他临床表现与 SJS/TEN 类似，但组织病理学表现不同。前者表皮内裂隙位于颗粒层，少数为棘层松解细胞，缺乏炎症细胞的浸润，其疱液细菌培养结果常见为金黄色葡萄球菌，而后者则为表皮下裂隙，重者可有全层表皮细胞坏死，伴有炎症细胞浸润。

（3）全身性大疱性固定性药疹：顾名思义，经药物诱发后皮损在同一部位复发，受累面积小于体表面积的 10%，且全身症状相较 SJS/TEN 轻。

（4）自身免疫性大疱病：这是一类器官组织特异性、以水疱和大疱及糜烂为主的自身免疫病，包括天疱疮、类天疱疮、线状 IgA 大疱病等，这类疾病在直接和间接免疫荧光中都能显示出各种阳性结果，SJS/TEN 则无此特征。

（5）中毒性休克综合征：是一种以发热、皮疹、晕厥、低血压或休克及多系统病变为特征的综合征，多由金黄色葡萄球菌引起，皮损特征为隆起和扁平的非典型靶样病变，无大疱或水疱，黏膜一般不发生糜烂，血咽拭子及脑脊液细菌培养结果阳性可以作为关键的诊断依据。

2. SJS/TEN 慢性期　以眼部病变为主，应与其他一些眼病进行鉴别。

（1）干燥综合征（Sjögren 综合征）：有典型的干眼、口干及结缔组织损伤（关节炎),口腔黏膜和唾液腺活检可确诊;SJS/TEN 一般无口干及关节炎表现。

(2)眼瘢痕性类天疱疮(ocular cicatricial pemphigoid):是一种病因未明、治疗效果不佳的非特异性慢性结膜炎,也能形成结膜瘢痕,造成睑球粘连、倒睫等。结膜活检发现嗜酸性粒细胞、基底膜有免疫荧光阳性物质(IgG、IgM、IgA)等可诊断。而 SJS/TEN 一般能找到相关的诱因。

(3)外伤:外伤引起的睑内翻、倒睫、乱睫、睑球粘连等有明确的外伤史。

(4)沙眼晚期:沙眼晚期也会引起结膜瘢痕、倒睫,但沙眼是由沙眼衣原体引起的慢性结膜炎,早期表现为上睑结膜为主的结膜充血、滤泡,伴有上方角膜的浸润及血管翳,后期滤泡消失,可有结膜瘢痕形成。

六、治疗原则及方案

SJS/TEN 的急性期和慢性期受累部位及病理过程不同,急性期以皮肤及黏膜的急性坏死为主,起病急且凶险,以尽快控制病情发展为主。慢性期以眼部的慢性炎症性损伤为主,进展缓慢但损伤持续,治疗原则以控制炎症反应、减缓病程进展、减少眼部并发症为主。

(一) SJS/TEN 急性期治疗

1. 支持治疗　早期(急性期)患者多在急诊科或皮肤科就诊,治疗原则以去除病因和对症支持治疗为主,重症患者须在烧伤病房予以监护治疗。

2. 全身治疗　目前,尚无针对 SJS/TEN 的明确有效的系统治疗方案。临床常使用糖皮质激素、环孢素、免疫球蛋白(intravenous immunoglobulin,IVIg)、生物制剂(TNF-α 拮抗剂)等作为全身系统性治疗的方案。除此之外,国内外也有采用血浆置换法去除活性药物代谢物或抗体,达到治疗效果的案例[22]。临床中也常联合应用上述治疗方案。

3. 眼部治疗　应早期积极开展,有助于减慢疾病的进展,降低晚期并发症的发生率及减轻疾病的严重程度。完善眼部基础护理,可用生理盐水冲洗眼表分泌物,去除假膜;积极采取润滑措施,如人工泪液应用,如有角膜上皮脱落可用生长因子或小牛血清滴眼液点眼,同时局部使用糖皮质激素及抗生素药物,减轻炎症反应并预防感染。对于重度眼表损伤患者,建议早期行羊膜移植(覆盖)术,羊膜具有促进眼表上皮修复、抑制炎症反应、减轻瘢痕粘连、预防角膜溃疡和眼表角化的作用,改善疾病转归(图 18-4)。

(二) SJS/TEN 慢性期治疗

如果 SJS/TEN 急性期未得到及时有效的眼部干预,眼表炎症会迁延不愈且进一步加重,增加眼部并发症的发生,威胁患者视力。这一阶段的治疗重点是治疗干眼及瘢痕性眼表病变。

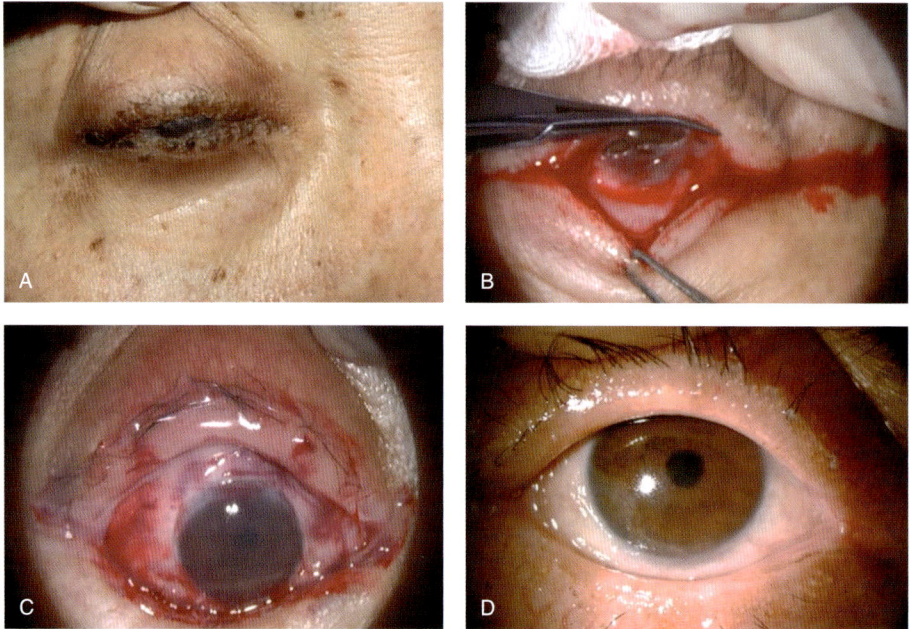

图 18-4 SJS 急性期患者行羊膜移植（覆盖）术

A. 术前上下睑缘粘连；B. 术中分离粘连；C. 羊膜覆盖整个眼表，包括上下睑缘、睑结膜、穹隆部结膜、球结膜和角膜；D. 羊膜移植（覆盖）术后 1 个月，角膜透明，眼表稳定。

1. SJS/TEN 引起的干眼 常规用人工泪液进行治疗；为减轻炎症反应，可用低浓度免疫抑制剂，如环孢素或他克莫司滴眼液；在药物治疗基础上，也可使用湿房镜、巩膜镜进行辅助治疗；对尚有泪液分泌的患者可考虑泪道栓子的应用；对无泪液分泌的重度干眼，也可采用颌下腺导管移植或唇腺移植术。

2. SJS/TEN 晚期引起的瘢痕性眼表病变 需要针对患者眼表情况采取个性化的手术方案。

（1）轻度倒睫、乱睫：可行电解倒睫治疗。

（2）睑内翻、倒睫及睑缘角化较重者：可行睑缘重建术，从睑缘灰线处切开睑缘，去除睑缘角化、乱睫及瘢痕组织，用唇黏膜或颊黏膜包裹睑缘（黏膜的切取制备详见第八章）（图 18-5）。

（3）睑球粘连明显者：需手术分离睑球粘连，用自体结膜或羊膜修补球结膜面缺损，用口腔黏膜修复睑结膜及穹隆部结膜，恢复眼球及眼睑的正常活动[23-24]。

（4）角膜缘干细胞缺乏：根据眼表的综合情况判断，可考虑行自体/异体角膜缘移植术。对于晚期双眼盲的患者可考虑行人工角膜移植术，但对于重度干眼、炎症反应持续的患者远期疗效较差，因此手术治疗的选择应慎重。

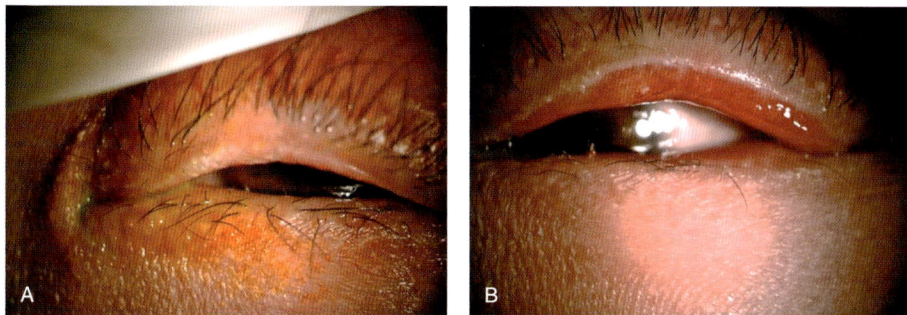

图 18-5　唇黏膜移植治疗 SJS 患者睑缘角化

A.术前患者上下睑缘均有角化,睑板腺开口堵塞;B.唇黏膜移植睑缘重建术后 3 个月,
上睑缘可见移植后红色的唇黏膜。

七、典型病例

病史:患者,女,31 岁,双眼红痛、流泪、视力下降 2 年。

患者于 2 年前无诱因出现发热伴腮腺疼痛,前往当地医院就诊,诊为"急性腮腺炎",给予头孢类抗生素静脉滴注,3 天后患者突然出现双眼眼红、眼痛、眼痒,伴有口腔黏膜溃烂,上身皮肤出现红斑、丘疹、溃烂,手脚指甲变黑脱落,头发脱落。于当地医院急诊就诊,诊断为"重型多形红斑型药疹",予以糖皮质激素静脉滴注进行冲击疗法。治疗后全身情况逐步稳定,口腔黏膜愈合,但双眼情况未好转,辗转于多家医院眼科就诊,给予眼药水局部应用(具体不详),但效果不明显,双眼视力进行性下降,畏光溢泪症状明显。

专科检查:视力,右眼 0.02,左眼 0.6。双眼眼睑轻度红肿,双眼内外眦处睑球粘连,泪点均不见;右眼结膜中度充血,广泛睑球粘连,其中颞侧睑球粘连最重,角膜混浊角化,前房清,瞳孔圆,对光反射正常,右眼球各方向运动受限。左眼结膜轻度充血,内外侧粘连,角膜透明,前房清,瞳孔圆,对光反射正常,眼球运动不受限(图 18-6A、B)。

诊断:双眼 Stevens-Johnson 综合征、睑球粘连,右眼角结膜角化。

治疗方案:全麻下行睑球粘连分离术 + 羊膜移植术 + 唇黏膜移植术。

术后随访:术后局部给予抗生素、糖皮质激素和人工泪液滴眼液点眼。术后 2 周羊膜脱落,佩戴角膜绷带镜,每 3 周更换 1 次。3 个月后复诊,见右眼视力 0.4,颞侧移植的唇黏膜呈红色,睑球粘连解除,右眼球各方向运动无受限,上方角膜云翳,余角膜透明(图 18-6C、D)。术后长期用人工泪液点眼,患者经 3 年随访,眼表稳定,视力无下降。

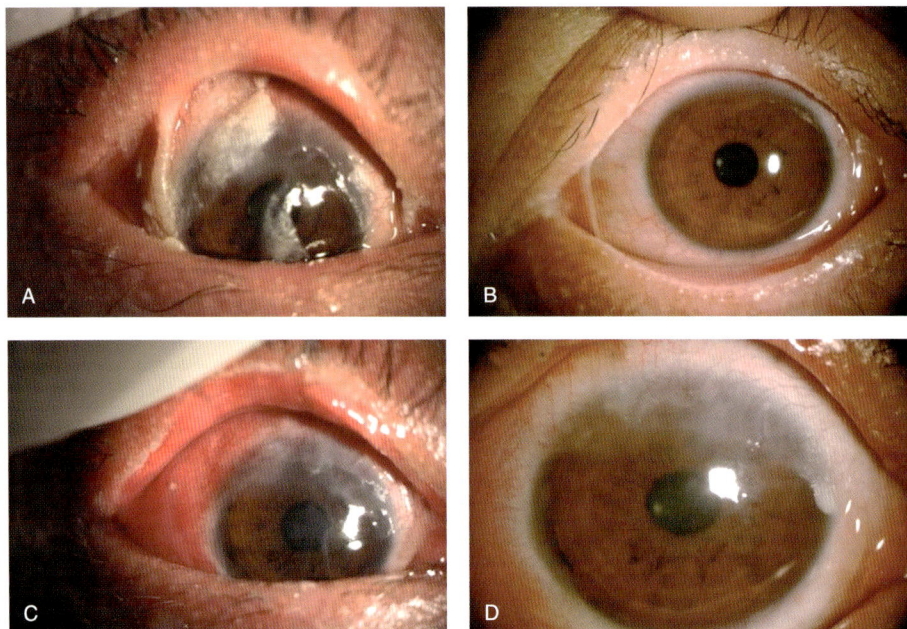

图 18-6　双眼 SJS 患者右眼睑球粘连术前、术后

A. 术前右眼睑球粘连,眼表角化明显;B. 左眼内外眦粘连,睑缘角化;C、D. 右眼眼表重建术后 3 个月,颞侧可见移植的红色唇黏膜,睑球粘连解除,眼球运动不受限,结膜穹隆部深;上方角膜云翳,余角膜透明,眼表稳定。

病例分析:患者双眼为 Stevens-Johnson 综合征,右眼睑球粘连严重,导致眼球运动受限及眼睑活动异常,同时眼表组织大范围角化,刺激症状明显,视力下降。为改善患者眼部症状,提高视力,选择唇黏膜联合羊膜移植术,进行眼表重建。手术后睑球粘连解除,眼表角化明显改善,视力提高,长期随访,眼表情况稳定。但慢性期 SJS/TEN 仍存在持续性干眼及眼表炎症状态,患者仍须长期使用人工泪液并进行抗炎治疗,必要时佩戴治疗性角膜接触镜,定期随访。

(陈俊嵉　傅　瑶)

参 考 文 献

［1］中华医学会皮肤性病学分会药物不良反应研究中心. Stevens-Johnson 综合征/ 中毒性表皮坏死松解症诊疗专家共识. 中华皮肤科杂志, 2021, 54 (05): 376-381.

［2］PARRILLO SJ. Stevens-Johnson syndrome and toxic epidermal necrolysis. Curr Allergy

Asthma Rep, 2007, 7 (4): 243-247.

[3] LERCH M, MAINETTI C, TERZIROLI BERETTA-PICCOLI B, et al. Current perspectives on Stevens-Johnson syndrome and toxic epidermal necrolysis. Clin Rev Allergy Immunol, 2018, 54 (1): 147-176.

[4] HSU DY, BRIEVA J, SILVERBERG NB, et al. Morbidity and mortality of Stevens-Johnson syndrome and toxic epidermal necrolysis in United States adults. J Invest Dermatol, 2016, 136 (7): 1387-1397.

[5] MITTMANN N, KNOWLES SR, KOO M, et al. Incidence of toxic epidermal necrolysis and Stevens-Johnson syndrome in an HIV cohort: An observational, retrospective case series study. Am J Clin Dermatol, 2012, 13 (1): 49-54.

[6] KANNENBERG SM, KARABUS S, VISSER WI, et al. Paediatric atopic eczema (atopic dermatitis) in South Africa: A practical algorithm for the management of mild-to-moderate disease in daily clinical practice. S Afr Fam Pract (2004), 2020, 62 (1): e1-e9.

[7] LONJOU C, BOROT N, SEKULA P, et al. A European study of HLA-B in Stevens-Johnson syndrome and toxic epidermal necrolysis related to five high-risk drugs. Pharmacogenet Genomics, 2008, 18 (2): 99-107.

[8] TOHKIN M, KANIWA N, SAITO Y, et al. A whole-genome association study of major determinants for allopurinol-related Stevens-Johnson syndrome and toxic epidermal necrolysis in Japanese patients. Pharmacogenomics J, 2013, 13 (1): 60-69.

[9] CHUNG WH, HUNG SI, HONG HS, et al. Medical genetics: A marker for Stevens-Johnson syndrome. Nature, 2004, 428 (6982): 486.

[10] FRANTZ R, HUANG S, ARE A, et al. Stevens-Johnson syndrome and toxic epidermal necrolysis: A review of diagnosis and management. Medicina (Kaunas), 2021, 57 (9): 895.

[11] WOOLUM JA, BAILEY AM, BAUM RA, et al. A review of the management of Stevens-Johnson syndrome and toxic epidermal necrolysis. Adv Emerg Nurs J, 2019, 41 (1): 56-64.

[12] UETA M. Results of detailed investigations into Stevens-Johnson syndrome with severe ocular complications. Invest Ophthalmol Vis Sci, 2018, 59 (14): Des183-des91.

[13] NASSIF A, BENSUSSAN A, BOUMSELL L, et al. Toxic epidermal necrolysis: Effector cells are drug-specific cytotoxic T cells. J Allergy Clin Immunol, 2004, 114 (5): 1209-1215.

[14] NASSIF A, BENSUSSAN A, DOROTHEE G, et al. Drug specific cytotoxic T-cells in the skin lesions of a patient with toxic epidermal necrolysis. J Invest Dermatol, 2002, 118 (4): 728-733.

[15] GREGORY, DARREN G. New grading system and treatment guidelines for the acute ocular manifestations of Stevens-Johnson syndrome. Ophthalmology, 2016, 123 (8): 1653-1658.

[16] JAIN R, SHARMA N, BASU S, et al. Stevens-Johnson syndrome: The role of an ophthalmologist. Surv Ophthalmol, 2016, 61 (4): 369-399.

[17] LEE HY, WALSH SA, CREAMER D. Long-term complications of Stevens-Johnson syndrome/toxic epidermal necrolysis (SJS/TEN): The spectrum of chronic problems in

patients who survive an episode of SJS/TEN necessitates multidisciplinary follow-up. Br J Dermatol, 2017, 177 (4): 924-935.

[18] YOSHIKAWA Y, UETA M, FUKUOKA H, et al. Long-term progression of ocular surface disease in Stevens-Johnson syndrome and toxic epidermal necrolysis. Cornea, 2020, 39 (6): 745-753.

[19] SOTOZONO C, ANG LP, KOIZUMI N, et al. New grading system for the evaluation of chronic ocular manifestations in patients with Stevens-Johnson syndrome. Ophthalmology, 2007, 114 (7): 1294-1302.

[20] 何彦, 张爱雪, 王智群, 等. 45 例 Stevens-Johnson 综合征眼部并发症的临床分析. 眼科, 2016, 25 (6): 5.

[21] HASEGAWA A, ABE R. Recent advances in managing and understanding Stevens-Johnson syndrome and toxic epidermal necrolysis. F1000Res, 2020, 9: F1000 Faculty Rev-612.

[22] YAMANE Y, MATSUKURA S, WATANABE Y, et al. Retrospective analysis of Stevens-Johnson syndrome and toxic epidermal necrolysis in 87 Japanese patients--Treatment and outcome. Allergol Int, 2016, 65 (1): 74-81.

[23] FU Y, GREGORY DG, SIPPEL KC, et al. The ophthalmologist role in the management of acute Stevens-Johnson syndrome and toxic epi·dermal necrolysis. Ocul Surf, 2010, 8 (4): 193-203.

[24] 陈俊暨, 姚钦科, 邵春益, 等. 口唇黏膜移植治疗 SJS/TEN 睑球粘连和睑缘角化的临床疗效. 临床眼科杂志, 2019, 27 (2): 145-148.

第十九章　黏膜类天疱疮

黏膜类天疱疮(mucous membrane pemphigoid,MMP)是一种少见的慢性、进行性自身免疫性大疱性疾病,主要累及黏膜,黏膜及皮肤瘢痕化是其特征。最常受累的部位是口腔(90%)[1]、眼部(70%)、皮肤、生殖器-肛门区,也可累及鼻咽部、食管及喉部[2]。累及眼部的 MMP 称为眼瘢痕性类天疱疮(ocular cicatricial pemphigoid,OCP),是一种进行性瘢痕性结膜炎,晚期可能发生睑球粘连、角膜溃疡、角膜新生血管等,导致视力下降甚至失明。OCP 是罕见病,眼科患者发病率 1.3/1 000 000~2/1 000 000,典型的临床表现通常在 60 或 70 岁以上患者才表现出来,但年轻人同样有患 OCP 者,患病平均年龄 67 岁,女性多于男性(女：男≈ 2∶1),无种族和地理差异[3]。

一、病理机制

黏膜类天疱疮(MMP)的发病机制目前尚不完全清楚,多数研究表明其是一种针对自身抗原发生的免疫性疾病,已发现的自身抗原包括板层素(层粘连蛋白 5 的亚单位)、β4 蛋白(基底膜整合素 α6β4 二聚体的亚单位)、相对分子质量 45 000 的分子及 180 和 230 000 的蛋白,均位于表皮基底膜带。针对这些抗原的抗体沉积于表皮基底膜带后激活炎症细胞和补体途径,引起慢性炎症和纤维化。抗体的滴度和疾病的活动性相关,即随着疾病的进展抗体滴度降低,疾病消退时抗体呈阴性[4]。

眼瘢痕性类天疱疮(OCP)是一种慢性自身免疫性瘢痕性疾病,可累及结膜、角膜和眼睑。因针对自身抗原产生的自身抗体线状沉积于结膜上皮基底膜带和结膜上皮细胞内,自身抗体通过激活补体、中性粒细胞和促炎细胞因子导致结膜瘢痕形成。结膜组织的免疫组化分析结果显示,活动期 OCP 患者的 T 辅助诱导细胞(CD4+ 细胞)、上皮内朗格汉斯细胞、活化 T 细胞、成纤维细胞和固有层中的巨噬细胞均显著增多。亚急性期与急性期很相似,慢性期主要特征是数量稍上升的 T 淋巴细胞、HLA-DR 表达细胞和巨噬细胞浸润[5]。

眼部受累首先表现为结膜炎症,继而成纤维细胞通过 FGF 的刺激促进上皮下纤维化。进行性纤维化使杯状细胞减少和泪囊管阻塞,影响泪液分泌和传递,导致泪膜缺失和不稳定,从而使眼表易于受外界损伤,临床上表现为干眼;本病还可导致眼表组织瘢痕化,引起结膜挛缩和结膜穹隆部缩短、眼睑变形和"兔眼",角膜表面暴露,易于引起角膜损伤并继发细菌感染,最终失明。

二、临床表现及分期

OCP 的典型表现为双侧、非对称性、慢性、进行性或反复发生的结膜炎症、溃疡、瘢痕化,继发角膜受损、混浊而视力下降,病程持续数年,如果治疗不及时,晚期表现为结膜穹隆部消失、睑球粘连、角膜血管翳和角膜混浊,约 25% 的患者视力丧失[6-7]。OCP 表现为慢性病程,以静止期和活动期交替为特点。眼部症状常出现于眼部手术后,尤其是白内障手术后,呈非特异性,如视力下降、畏光、流泪、烧灼感、痒感、疼痛等,这些症状与疾病严重程度无明显关系[8]。病变早期可能为单侧发病,随病情进展多为双侧,但双眼发病严重程度和进展速度不对称[9]。早期 OCP 的诊断十分困难,以慢性结膜炎为主要表现,大多数患者直到晚期发生睑球粘连时才得以确诊[10]。

Foster 等根据眼表病变的临床进展将 OCP 分为 4 期:Ⅰ期为慢性结膜炎伴结膜下纤维化;Ⅱ期为结膜穹隆部缩短;Ⅲ期可见结膜上皮下进行性纤维化,睑球粘连;Ⅳ期眼表角化,穹隆部消失,睑缘粘连,眼球固定(图 19-1)。Mondino 等将 OCP 分为 5 期:0 期,无结膜囊缩短;1 期,结膜囊缩短 ≤25%;2 期,结膜囊缩短 25%~50%;3 期,结膜囊缩短约 75%;4 期为终末期。

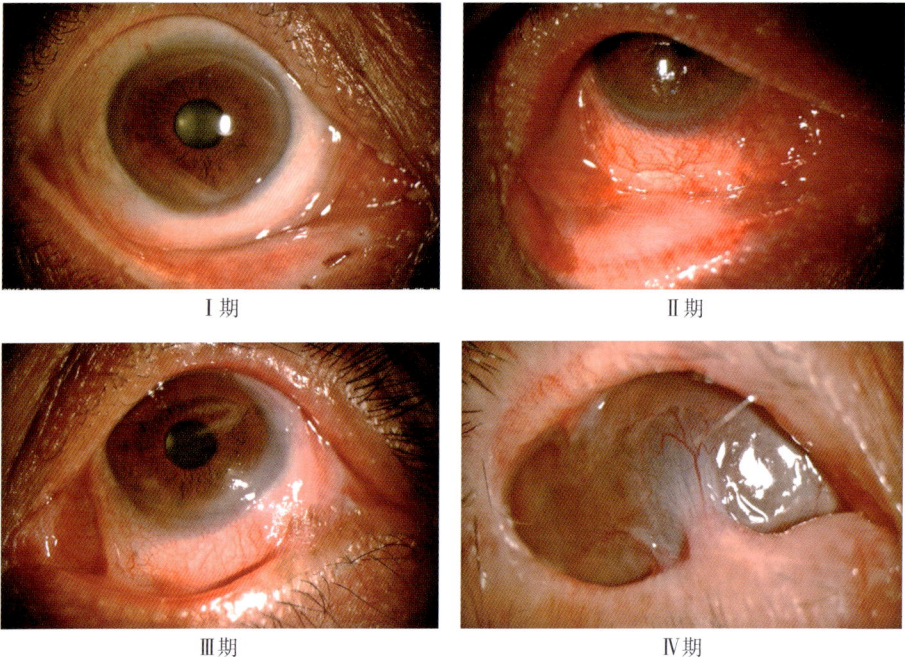

Ⅰ期

Ⅱ期

Ⅲ期

Ⅳ期

图 19-1　眼瘢痕性类天疱疮病变分期

三、辅助检查

1. **裂隙灯显微镜检查**　包括眼睑、睑缘、结膜和角膜改变。

2. **结膜组织活检**　反复发作的慢性结膜炎疑似结膜纤维化的患者可进行结膜活检。结膜活检阳性率为 60%~80%，可见杯状细胞减少、结膜上皮鳞化，在表皮基底膜水平有表皮下分离；由于 TGF 表达升高，急性期基质内有活化的 T 淋巴细胞、巨噬细胞、树突状细胞及中性粒细胞浸润，晚期组织瘢痕化明显[5]。

3. **口腔黏膜活检**　口腔黏膜损害是黏膜类天疱疮的特征性表现，其溃疡活检可提高诊断率，同时避免结膜活检时可能造成的局部炎症和瘢痕加剧，有助于眼瘢痕性类天疱疮的早期诊断。

4. **直接免疫荧光染色**　病变周围黏膜的直接免疫荧光检查可见上皮基底膜水平的免疫球蛋白 IgG、IgM、IgA 和补体 C3 呈线状沉积，检查阳性率为 50%~70%，但特异性不高，直接免疫荧光染色阴性不能排除 OCP。

5. **间接免疫荧光染色**　用化学方法分离的正常人上皮基质可以对患者的血清进行间接免疫荧光测定，监测患者上皮基底膜区成分循环抗体，但作用局限，阳性率低，仅 20%~50% 的患者可见低滴度的自身循环抗体。

四、诊断

自身免疫性疾病需要结合患者的临床表现、组织学检查和免疫病理检查结果进行综合诊断。眼瘢痕性类天疱疮的诊断依据：①结膜充血、糜烂及瘢痕形成，范围广泛，可波及角膜，瘢痕形成沿着睑球粘连边缘的活动病变向穹隆部扩展；②组织病理学检查显示结膜上皮下结缔组织增生和 / 或炎性浸润；③病变周围活检标本的直接免疫荧光检查显示 IgG、C3 和 / 或 IgA 沿基底膜线状沉积[4]。OCP 早期病变不具特异性，因此对反复发作的结膜炎患者行结膜活检和免疫学检查十分必要。

五、鉴别诊断

1. **与其他累及眼部的大疱性疾病的鉴别**　OCP 应与其他累及眼部的大疱性疾病进行鉴别[11]（表 19-1）

表 19-1　累及眼部的大疱性疾病的鉴别诊断

疾病	黏膜类天疱疮	大疱性类天疱疮	寻常型天疱疮	副肿瘤型天疱疮
病程	慢性	慢性	慢性	慢性
发病年龄 / 岁	眼部受累者多 >70	60~80	40~60	>60

续表

疾病		黏膜类天疱疮	大疱性类天疱疮	寻常型天疱疮	副肿瘤型天疱疮
性别分布		男＜女	男＝女	男＝女	男＜女
受累部位	皮肤	少见	±	±	±
	黏膜	±	±	±	±
	眼	±（64%~89%）	±	±	±（66%~72%）
组织病理学表现		表皮下水疱	表皮下水疱	棘层松解 表皮内水疱	棘层松解 表皮内水疱
直接免疫 荧光检查		IgG 和 / 或 C3 在 基底膜线状沉积	IgG 和 / 或 C3 在 基底膜线状沉积	IgG 和 C3 在细 胞间沉积	IgG 和 C3 在细胞 间和基底膜沉积
眼部转归		结膜瘢痕化	多不留瘢痕	不留瘢痕	结膜可瘢痕化
预后		不治疗 25% 失 明	多自限性，病程 长预后良好	病程长，预后不 良	预后不良

2. **假性类天疱疮** 假性类天疱疮是由药物引起的结膜瘢痕形成，临床上较难与 OCP 相鉴别。最初症状通常也呈现出非特异性慢性结膜炎，随后产生角膜干燥、瘢痕形成和角膜新生血管长入。鉴别要点是局部或全身用药史，尤其是局部抗青光眼药、2'- 脱氧 -5- 碘尿苷（碘苷）等。局部多种抗青光眼药物的联合使用为假性类天疱疮最常见的病因，占 28.3%，用药时间超过 3 年者更易发生，主要累及下穹隆部，通常仅用药眼出现眼表损害，停用致病药物后病情不进展。

3. **Stevens-Johnson 综合征** Stevens-Johnson 综合征可侵犯任何黏膜，尤其是口腔、结膜和生殖器等部位。眼部的慢性病变、瘢痕形成也须与 OCP 进行鉴别。其最初的急性原发病、皮肤的损害及一些已知的激发源暴露史（如抗惊厥药、青霉素、水杨酸类药物、磺胺类药物、病毒感染）等是与 OCP 鉴别的基础。

4. **干燥综合征** 由于黏膜的损害，OCP 可有干眼表现，因此须与干燥综合征相鉴别。干燥综合征是一种主要累及外分泌腺体的慢性炎症性自身免疫性疾病，可有眼干、口干及结缔组织损害，组织学检查下唇腺病理示淋巴细胞灶，自身抗体抗 SSA 或抗 SSB 检测（+）。

5. **特应性角结膜炎** 该病是伴随特应性皮炎的眼表慢性炎症反应，25%~40% 的特应性皮炎患者有眼部病变，多为双眼对称性，年龄 30~50 岁，男性多见，主要受累部位是下穹隆部和睑结膜，下睑结膜和球结膜之间形成的睑球粘连类似 OCP，但通常不具有广泛性和进展性，这是与 OCP 的主要鉴别要点。同时，儿童期发生湿疹、过敏性哮喘、过敏性鼻炎和过敏性结膜炎等特应性疾病的个人史或家族史也是重要的鉴别依据。

6. **化学伤或热烧伤、感染性结膜炎引起的瘢痕性结膜炎** 一般为非进展性,而 OCP 呈进行性瘢痕形成,同时相关病史可以鉴别。

六、治疗原则及方案

(一) 治疗原则

眼瘢痕性类天疱疮的治疗方法主要包括药物和手术疗法[12]。药物治疗主要是全身和局部免疫抑制应用及局部对症处理,根据疾病分期及炎症程度选择用药。手术治疗主要是针对眼部并发症的处理,包括眼睑异常如倒睫、乱睫、瘢痕及睑球粘连、角膜缘干细胞缺乏、角膜混浊及新生血管膜等,目的在于重建眼表,恢复视力。但手术治疗须在炎症和进行性纤维化控制后方能实施,否则可能会加快疾病进展[13-14]。

(二) 治疗方案

1. 全身免疫抑制治疗　当 OCP 患者疾病分期达 II 期并呈活动性时,须全身应用免疫抑制。治疗须遵循阶梯原则,首先根据疾病严重程度选用不良反应最少的药物,然后根据疗效更换药效强、不良反应多的药物,用药 2~3 个月炎症无好转者则应更换药物。炎症控制的指标为眼表炎症静止(无充血、分泌物),同时结膜下瘢痕无进展[15]。

(1)传统免疫抑制治疗(conventional immunosuppressive therapy,CIST): 糖皮质激素作为应用广泛的传统免疫抑制剂,在 OCP 治疗中为一线用药,对急性发作者缓解作用好。但长期应用不良反应多,故临床上多为短期应用,且须与其他免疫抑制药物联合使用。

对于轻、中度的 OCP 患者(II~III 期),初始治疗可首选砜类衍生物(氨苯砜、磺胺吡啶或柳氮磺吡啶)或吗替麦考酚酯(MMF)。砜类衍生物同时具有免疫抑制及抗菌作用,但磺胺过敏及葡萄糖 -6- 磷酸脱氢酶(G6PD)缺乏者禁用。MMF 通过选择性抑制酶肌苷酸脱氢酶而抑制免疫反应,控制炎症的成功率优于砜类衍生物,同时其因不良反应而引起停药的概率较低。

对于进展迅速的或中度 OCP 患者(III 期)建议将甲氨蝶呤(MTX)单独使用作为一线用药。MTX 通过抗叶酸代谢作用抑制免疫细胞的产生,在传统免疫抑制药物中抗炎效果较好且不良反应较少,但长期使用 MTX 可导致不可逆性肝脏或肺部纤维化[16]。

对于上述药物反应不佳或视力受损的重度 OCP 患者(III 期)可更换为环磷酰胺加用泼尼松治疗。但环磷酰胺不良反应较多,如感染、血尿、贫血等,甚者可危及生命,如全血细胞减少症、白细胞减少症或肝毒性反应。

(2)新型免疫抑制治疗: 对于 CIST 治疗无效的顽固型 OCP 患者或出现严重不良反应无法耐受治疗的患者,可行经静脉免疫球蛋白(IVIg)治疗。IVIg 治疗效果好且副反应极少,但用药时间较长(平均 35 个月),且一旦中断治疗可导致

OCP 复发甚至加重[17]。

　　研究表明,对于单用 IVIg 治疗 1 年以上炎症控制仍不佳或无效者,联用利妥昔单抗(RTX)可控制炎症进展并阻止疾病复发,且未发现不良反应。RTX 作为一种嵌合型单克隆抗体,主要用于 B 细胞肿瘤靶向治疗。虽然 RTX 治疗重度复发性 OCP 效果良好,但目前研究仍较少,且具有导致致命感染发生的可能性,故暂未作为重度 OCP 的一线用药[18]。

　　2. 手术治疗　中晚期 OCP 患者(Ⅲ~Ⅳ期)常合并睑球粘连及角膜混浊,严重影响生活质量。手术治疗的同时应配合较强劲的全身免疫抑制疗法,否则可能导致手术失败或瘢痕进展[19]。

　　对于角膜缘干细胞损害、角膜混浊血管化者,羊膜移植可减轻炎症反应、抑制新生血管形成、促进正常角结膜细胞生长,从而改善 OCP 患者的角膜血管化程度。OCP 患者通常双眼均受累,故采用自体角膜缘干细胞移植通常不可行。有报道应用羊膜移植术联合同种异体角膜缘干细胞移植术治疗角膜缘干细胞缺乏的 OCP 患者,须长期使用免疫抑制剂,且易发生持续的角膜上皮缺陷,故长期成功率不及 50%。对于角膜混浊、溃疡穿孔而丧失视力的患者,传统角膜移植术成功率低,术后常由于机体持续存在的炎症状态导致角膜融解、组织穿孔及坏死等并发症。人工角膜可能是治疗进行性 OCP 患者双眼盲的唯一办法(图 19-2),但对于活动性炎症合并重度干眼的患者仍须谨慎使用,米赫人工角膜、波士顿Ⅱ型人工角膜和骨齿型人工角膜(OOKP)更适用于 OCP 等自身免疫性疾病患者。

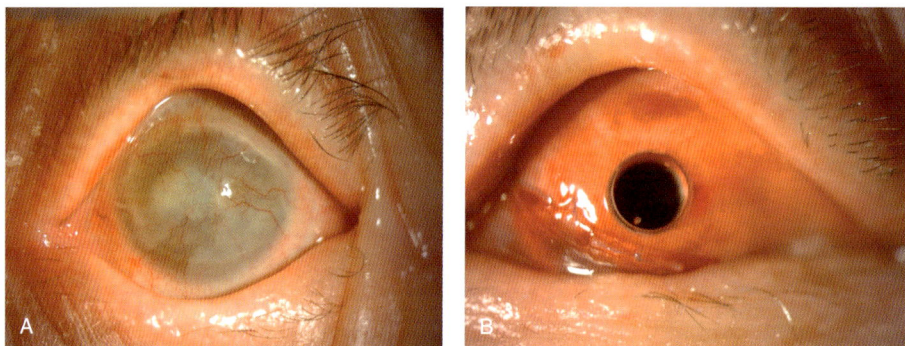

图 19-2　OCP 患者人工角膜移植术前(A)、术后(B)

　　对于睑球粘连、结膜穹隆部缩短的患者,睑球粘连分离联合羊膜移植可作为重建眼表解剖结构的第一步手术治疗方案,其短期效果较好,但易复发。研究表明,体外培养自体口腔黏膜上皮移植术同时加用 IVIg 治疗,术后随访 1 年效果满意。自体口腔黏膜上皮移植对睑缘角化、眼睑闭合不良者具有良好的矫正和缓解作用,能减轻由此造成的眼表损伤。

七、典型病例

病例：患者，男，61 岁，双眼眼球运动受限伴异物感 1 年。

病史：患者入院前 1 年无明显诱因出现眼球转动受限伴异物感，无眼痛，无视力下降，外院皮肤科就诊。病理报告：黏膜上皮全层脱落，结缔组织大量浆细胞、淋巴细胞、中性粒细胞及少量嗜酸性粒细胞浸润，符合黏膜类天疱疮表现。为求进一步诊治，门诊诊断"双眼 OCP，双眼睑球粘连"收治入院。

专科检查：视力，右眼 1.0，左眼 0.5。双眼眼睑闭合良好，双眼眼球转动受限。左眼眼睑无红肿，结膜轻充血，外眦可见睑结膜和眼球瘢痕性粘连 1cm 左右，角膜透明，前房清，晶状体轻度混浊（图 19-3）；右眼眼睑无红肿，结膜轻度充血，外眦部睑结膜粘连 1mm 左右，余未见明显异常。

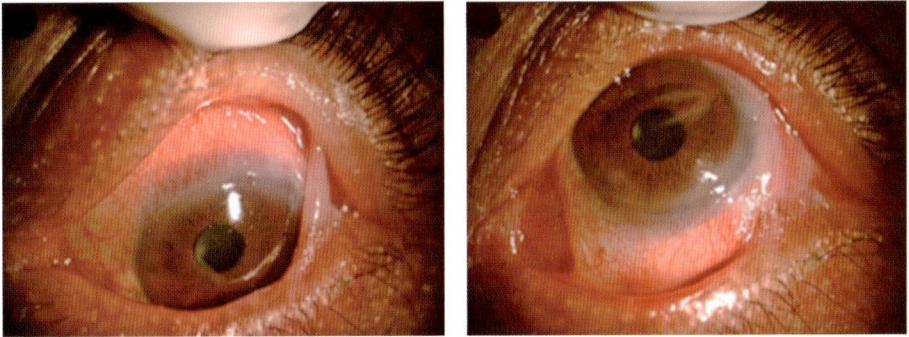

图 19-3　患者术前左眼眼部表现

诊断：眼瘢痕性类天疱疮（双眼），睑球粘连（双眼）。

治疗方案：左眼睑球粘连分离术 + 羊膜移植术 + 唇黏膜移植术。术后用 0.1% 氟米龙滴眼液、左氧氟沙星滴眼液、玻璃酸钠滴眼液点眼，每天 4 次，妥布霉素地塞米松眼膏每日睡前点眼。

术后随访：左眼上、下穹隆部深度可，上方及下方唇黏膜植片色泽可，角膜透明，瞳孔圆，对光反射可（图 19-4）。

病例分析：考虑该患者眼部症状、眼表炎症控制尚可，病变处于静止期，因睑球粘连影响眼球运动且向瞳孔区蔓延，选择手术治疗。手术主要目的是分离睑球粘连，修补结膜缺损组织，加深穹隆。

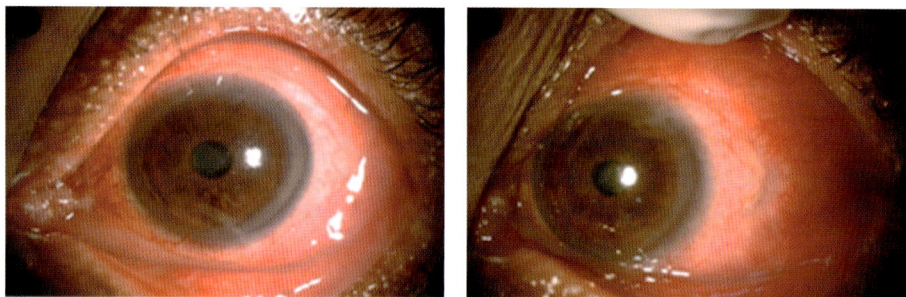

图 19-4　患者术后左眼眼部表现

（张思奕　傅　瑶）

参 考 文 献

［1］SACCUCCI M, DI CARLO G, BOSSU M, et al. Autoimmune diseases and their manifestations on oral cavity: Diagnosis and clinical management. J Immunol Res, 2018, 2018: 6061825.

［2］BUONAVOGLIA A, LEONE P, DAMMACCO R, et al. Pemphigus and mucous membrane pemphigoid: An update from diagnosis to therapy. Autoimmun Rev, 2019, 18 (4): 349-358.

［3］TAURONE S, SPOLETINI M, RALLI M, et al. Ocular mucous membrane pemphigoid: A review. Immunol Res, 2019, 67 (2-3): 280-289.

［4］RASHID KA, GURCAN HM, AHMED A R. Antigen specificity in subsets of mucous membrane pemphigoid. J Invest Dermatol, 2006, 126 (12): 2631-2636.

［5］COCO G, ROMANO V, MENASSA N, et al. Conjunctival biopsy site in mucous membrane pemphigoid. Am J Ophthalmol, 2020, 216: 1-6.

［6］WANG K, SEITZMAN G, GONZALES JA. Ocular cicatricial pemphigoid. Curr Opin Ophthalmol, 2018, 29 (6): 543-551.

［7］YOU JY, EBERHART CG, KARAKUS S, et al. Characterization of progressive cicatrizing conjunctivitis with negative immunofluorescence staining. Am J Ophthalmol, 2020, 209: 3-9.

［8］ONG HS, MINASSIAN D, RAUZ S, et al. Validation of a clinical assessment tool for cicatrising conjunctivitis. Ocul Surf, 2020, 18 (1): 121-129.

［9］HINGORANI M, LIGHTMAN S. Ocular cicatricial pemphigoid. Curr Opin Allergy Clin Immunol, 2006, 6 (5): 373-378.

［10］ANESI SD, EGGENSCHWILER L, FERRARA M, et al. Reliability of conjunctival biopsy for diagnosis of ocular mucous membrane pemphigoid: Redetermination of the standard for diagnosis and outcomes of previously biopsy-negative patients. Ocul Immunol Inflamm,

2020, 29 (6): 1106-1113.

［11］晏晓明, 陈酉, 李海丽, 等. 眼瘢痕性类天疱疮病例的回顾性分析. 中华眼科杂志, 2010, 46 (9): 781-784.

［12］PATEL PM, JONES VA, MURRAY TN, et al. A review comparing international guidelines for the management of bullous pemphigoid, pemphigoid gestationis, mucous membrane pemphigoid, and epidermolysis bullosa acquisita. Am J Clin Dermatol, 2020, 21 (4): 557-565.

［13］QUEISI MM, ZEIN M, LAMBA N, et al. Update on ocular cicatricial pemphigoid and emerging treatments. Surv Ophthalmol, 2016, 61 (3): 314-317.

［14］SANTI CG, GRIPP AC, ROSELINO AM, et al. Consensus on the treatment of autoimmune bullous dermatoses: Bullous pemphigoid, mucous membrane pemphigoid and epidermolysis bullosa acquisita-Brazilian Society of Dermatology. An Bras Dermatol, 2019, 94 (2 Suppl 1): 33-47.

［15］阳雪, 龙琴. 眼瘢痕性类天疱疮的治疗策略. 临床眼科杂志, 2016, 24 (3): 284-287.

［16］SHI Y, XIE C, HE Y, et al. Efficacy and adverse reactions of methotrexate in the treatment of ocular cicatricial pemphigoid: A case series study. Medicine (Baltimore), 2018, 97 (38): e12338.

［17］HOFFMANN JHO, ENK AH. High-dose intravenous immunoglobulin in skin autoimmune disease. Front Immunol, 2019, 10: 1090.

［18］YOU C, LAMBA N, LASAVE AF, et al. Rituximab in the treatment of ocular cicatricial pemphigoid: A retrospective cohort study. Graefes Arch Clin Exp Ophthalmol, 2017, 255 (6): 1221-1228.

［19］FREMONT F, PELISSIER-SUAREZ C, FOURNIÉ P, et al. Clinical characteristics and outcomes of ocular cicatricial pemphigoid: A cohort study and literature review. Cornea, 2019, 38 (11): 1406-1411.

第二十章 隐眼畸形

隐眼畸形(cryptophthalmos)是一种先天性发育异常的罕见眼病,发病率为3/100 000~14/100 000[1],由 Zehender 于 1872 年首次报道,一般为常染色体隐性遗传,可单眼或双眼发病。隐眼患者表现为眼球和眼睑部位先天畸形,眼球完全或部分被连续性的皮肤所遮盖,部分患者存在眼球发育异常。隐眼可以是一个独立的临床表型,也可作为隐眼畸形综合征(Fraser syndrome,FS)的主要临床表型之一,该综合征其他常见的临床表型还包括并指(趾)、泌尿系统畸形、颅面部畸形等。目前,手术是治疗隐眼畸形的唯一手段[2-4]。

一、病因及发病机制

隐眼畸形属于罕见病,病例呈散发,与发病机制有关的研究报道较少,具体的发病机制尚不清楚,目前已经证实隐眼的发生与遗传致病基因 4 号、13 号以及 12 号染色体长臂上的基因 FRAS1(Fraser extracellular matrix complex subunit 1)、FREM2(FRAS1 related extracellular matrix 2)、GRIP1(glutamate receptor interacting protein 1)变异有关[1,5],其中 FRAS1 是主要致病基因,检测出 FREM2 和 GRIP1 基因异常的比例大致相等。FRAS1、FREM2、GRIP1 三种基因功能目前均已在分子层面得到明确,得到了小鼠活体模型的验证,并在 FS 患者中发现基因异常可导致出现经典的隐眼表型。它们通过表达 Fras1、Frem2 和 Grip1 三种蛋白影响组织的结构完整性和器官发育过程中上皮和间质间的相互联系。Fras1、Frem2 和 Grip1 蛋白对 Fras1/Frem 蛋白复合物的完整性至关重要,缺失任何一种基因都会导致复合物出现缺陷并引起功能异常。而 Fras1/Frem 蛋白复合物与胚胎期上皮和间充质细胞间的相互作用密切相关,复合物缺陷会影响表皮粘连以及表皮基底膜和下部真皮结缔组织间的连接,导致眼球在胚胎发育时期形成水泡或血泡[1,6]。隐眼畸形的出现时间一般在胎儿宫内第 4 周的眼睑形成过程中,胚胎发育过程中上皮 - 间质的连接与基因 FRAS1、FREM2、GRIP1 的生物功能密切相关。虽然这些蛋白在胚胎发育期的功能是短暂的,会在后期被胶原Ⅶ取代,但均可通过破坏眼睑上皮细胞和下层间充质的连接而引起患儿眼部异常,因此推测隐眼的发生与表皮附着密切相关[6]。

目前发现,还有一部分先天性隐眼与 FRAS1、FREM2、GRIP1 基因变异无关,推测仍有其他的可导致隐眼发病的致病基因存在。动物实验证明,HMCN1(hemicentin 1)、FBN2(fibrillin 2)和 VWA2(von Willebrand factor A domain containing

2)可能是隐眼的重要候选基因,但这些基因变异尚未在隐眼患者中得到证实,仍需要进一步研究。

隐眼畸形发病的分子机制尚不明确,仍有待进一步研究,新测序技术和遗传学分析工具的出现将进一步帮助科学家探索隐眼畸形的发病机制,并用于孕前咨询、孕前筛查、产前诊断和基因治疗,从而推动精准医学的快速发展。

二、分型及临床表现

1969年,Francois根据患者的眼部表现将隐眼畸形分为三个亚型:完全型、不完全型和变异型,各型具体的表现如下[7]。

1. 完全型隐眼 表现为眼球完全被连续性的皮肤所覆盖而无睑裂分化(图20-1A),可单眼或双眼发病,有些病例在强光刺激时可见到因眼轮匝肌反射性收缩造成的皮肤皱缩,并对光源有一定的跟随运动。患者的眼球大多表现为囊肿,也有特殊病例表现为正常眼球。部分病例可合并有其他畸形,如并指、鼻畸形、颅骨畸形、泌尿生殖道畸形等。

2. 不完全型隐眼 内侧眼球被连续性皮肤覆盖,外侧存在分化的眼睑结构(图20-1B),部分病例可合并下睑外翻等畸形。眼球结构表现多样,可表现为囊肿、小眼球或者无眼球,目前尚无不完全型隐眼合并正常眼球的病例报道。部分病例可以合并其他畸形。

3. 变异型隐眼 上睑部分缺损,皮肤从前额延伸至角膜,睑球粘连程度不一,下睑结构完整,眼球大多发育良好(图20-1C)。由于眼睑缺损导致患者眼睑闭合不全,从而引起暴露性角膜炎,严重者甚至会导致角膜溃疡或穿孔。根据不同的命名方法,变异型隐眼又被称为十型眶面裂、先天性睑球粘连[8]等。

但是,经典的Francois分型尚有其不足,需要进一步完善。首先,完全型和不完全型隐眼的眼球结构呈现多样性,对不同表现的眼球可采取不同的手术方式进行治疗。因此,根据眼球结构还可将完全型和不完全型隐眼进一步细分为囊肿、小眼球、无眼球和正常眼球,从而指导手术方式的选择[9]。其次,变异型隐眼的眼部表现有很大的差异性。变异型隐眼主要的眼部表现有上睑缺损、睑球粘连、角膜并发症和下睑外翻,根据症状的严重程度可将变异型隐眼的患者分为轻、中、重和极重度四个级别(图20-2)[10],根据不同的严重程度采取不同的修复方式。

隐眼畸形综合征由Fraser在1962年首次描述并命名,是一种罕见的常染色体隐性遗传疾病,家族性畸形多见,表现为隐眼合并多种其他先天畸形,如皮肤性并指(趾)畸形、泌尿生殖器畸形、鼻畸形、牙齿畸形、唇腭裂、面部和眶骨发育不全、耳畸形、智力迟钝等[11]。

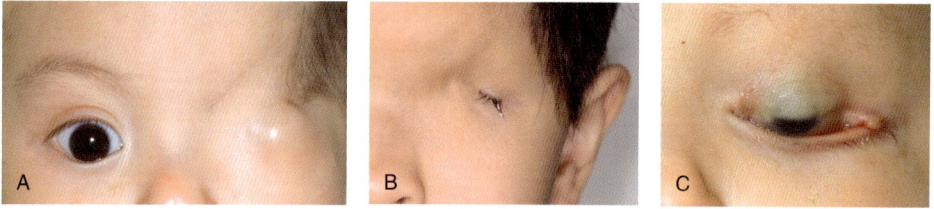

图 20-1　隐眼畸形不同亚型的典型表现

A. 左眼完全型隐眼；B. 不完全型隐眼；C. 变异型隐眼。

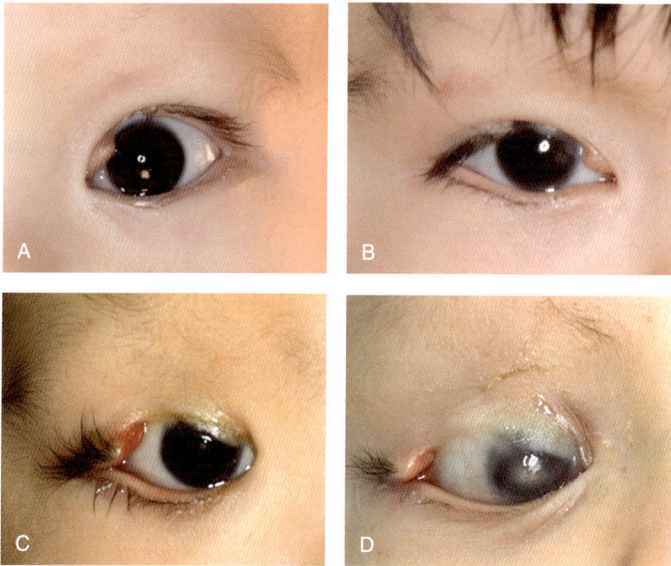

图 20-2　变异型隐眼的严重程度分级

A. 轻度，上睑缺损的长度小于 1/3 眼睑长度，睑球粘连范围不超过角膜缘；B. 中度，上睑缺损超过 1/3 眼睑长度，但小于 1/2 眼睑长度；睑球粘连不超过瞳孔边缘；C. 重度：上睑缺损超过 1/2 眼睑长度，但小于 2/3 眼睑长度；睑球粘连超过瞳孔边缘，但不超过角膜的一半；D. 极重度，上睑缺损超过 2/3 眼睑长度，睑球粘连超过角膜的一半。

三、辅助检查

1. 眼科检查

（1）裂隙灯显微镜：观察眼睑缺损程度、睑球粘连范围和结膜囊深度。

（2）眼前节照相、眼前节 OCT 和 / 或 UBM 检查：评估睑球粘连累及范围，视力检查评估患者眼球发育情况，OCT 和 B 超检查眼球后段发育情况。

2. 影像学检查　眼眶 CT 或 MRI 检查判断患者眼球结构是否正常，同时观察是否合并颅骨缺损等异常。眼部 B 超判断眼球后部结构是否正常。

3. 基因检测　有条件的患者可进行基因测序,寻找可能的致病突变。

四、诊断

隐眼畸形的诊断主要依靠患者的外观,观察患者眼睑分化状态,根据眼睑遮盖眼球的程度,同时完善影像学检查,判断患者的眼球结构,按照 Francois 的分类标准进行诊断。

隐眼畸形综合征的诊断需要满足两个主要诊断标准和一个次要诊断标准,或一个主要诊断标准和至少四个次要诊断标准[11]。主要诊断标准有隐眼、并指(趾)、生殖器畸形和家族遗传史,次要诊断标准包括鼻畸形、耳畸形、喉畸形、唇腭裂、面部和眶骨发育不全、脐疝、泌尿系统畸形和智力迟钝。

五、鉴别诊断

1. 先天性上睑缺损　表现为单纯的上睑缺损,不合并睑球粘连。根据目前现有的文献报道,单纯上睑缺损较为少见,但也有可能是病例报道发表的选择偏差。

2. Goldenhar 综合征　又称 8 型眶面裂,裂隙从外眦角开始,斜向颞侧和颅部。外眦角眼睑缺损及闭合不全,可见角结膜皮样瘤,部分患者表现为上睑下垂、先天性小眼球等。骨骼缺损,多在额颧缝部位,该处有凹陷性畸形。患者同时伴有耳部畸形[12]。

3. Ablepharon-macrostomia 综合征　表现为无睑或重度眼睑缺损、眶距增宽、大口畸形、头发稀少或缺失,同时可合并鼻畸形、耳部畸形、生殖系统畸形、指(趾)畸形等。

六、治疗原则及方案

隐眼畸形的治疗原则是尽可能改善患者视功能和外观,根据不同的亚型选择不同的手术方式[13-14]。

(一) 完全型隐眼和不完全型隐眼

完全型和不完全型隐眼的治疗方式主要是根据患者的眼球形态决定。完全型和不完全型隐眼的眼球形态主要有囊肿、小眼球、无眼球、正常眼球四种[9]。

1. 囊肿　儿童的眼眶在 7 岁可发育到成人体积[15],因此对于小于 7 岁的儿童,笔者建议可行囊肿缩小术,利用口腔黏膜移植术或游离皮片移植术重建结膜囊,眼窝形成良好后佩戴义眼片。大于 7 岁的患者可行囊肿摘除术和义眼座植入术,二期行结膜囊成形术,眼窝形成良好后佩戴义眼片。

2. 小眼球　隐眼畸形合并的先天性小眼球直径均小于 12mm,所以建议一期行眼球摘除术和义眼座植入术,二期通过口腔黏膜移植术重建结膜囊,眼窝形成良好后佩戴义眼片。

3. 无眼球 建议尽早植入义眼座或义眼片刺激眼眶发育,以避免患侧眼眶发育不良。

4. 正常眼球 对于正常眼球的患者应以最大程度地恢复患者视功能为目标,通过羊膜移植术和口腔黏膜移植术重建眼表,保护角膜防止暴露。

(二)变异型隐眼(先天性睑球粘连)

治疗的主要目的是修补眼睑缺损,松解睑球粘连,解除暴露因素保护角膜,尽可能改善视力和外观。对于中重度和极重度患儿,建议尽早手术治疗,以避免暴露因素导致角膜病变。手术过程中需要根据患者的严重程度分级选择不同的手术方案。

1. 轻度 睑球粘连分离后用滑行结膜瓣覆盖球结膜缺损进行眼表重建,根据 Mustardé 原则用直接缺损对位缝合法(睑缘、睑板、肌肉和皮肤分层缝合)修复上睑缺损(图 20-3)。

2. 中度 睑球粘连分离后取下方球结膜,游离结膜瓣移植修复上方结膜缺损,供区结膜可以用羊膜移植进行修补,然后利用 Tenzel 皮瓣联合外眦韧带切断修复上睑缺损(图 20-4)。(附手术视频:二维码 20-1)

二维码 20-1 视频 中度变异型隐眼畸形眼表重建

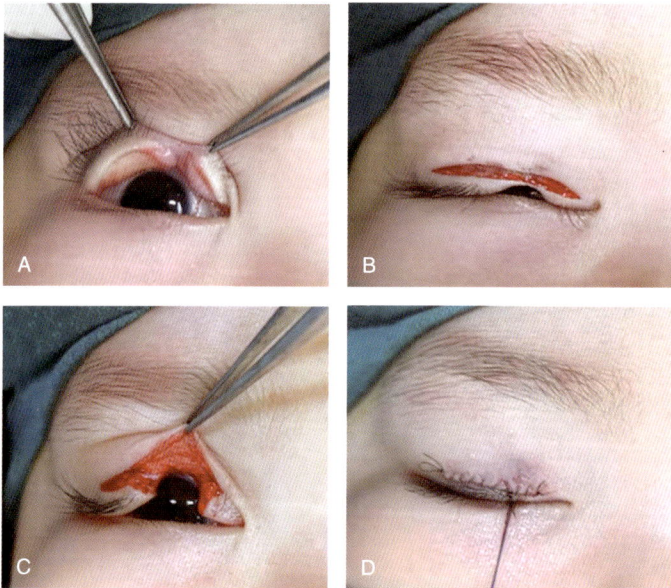

图 20-3 直接对位缝合法修复上睑轻度缺损

A. 患者右眼轻度上睑缺损;B. 用亚甲蓝画重睑线切口,沿画线切开皮肤后,分离上睑前、后层;C. 修剪缺损,后层切口应垂直于睑缘,并延伸至睑缘上缘;D. 根据 Mustardé 原则,睑缘、睑板、肌肉、皮肤须分层缝合,睑缘、灰线需要精确对合。

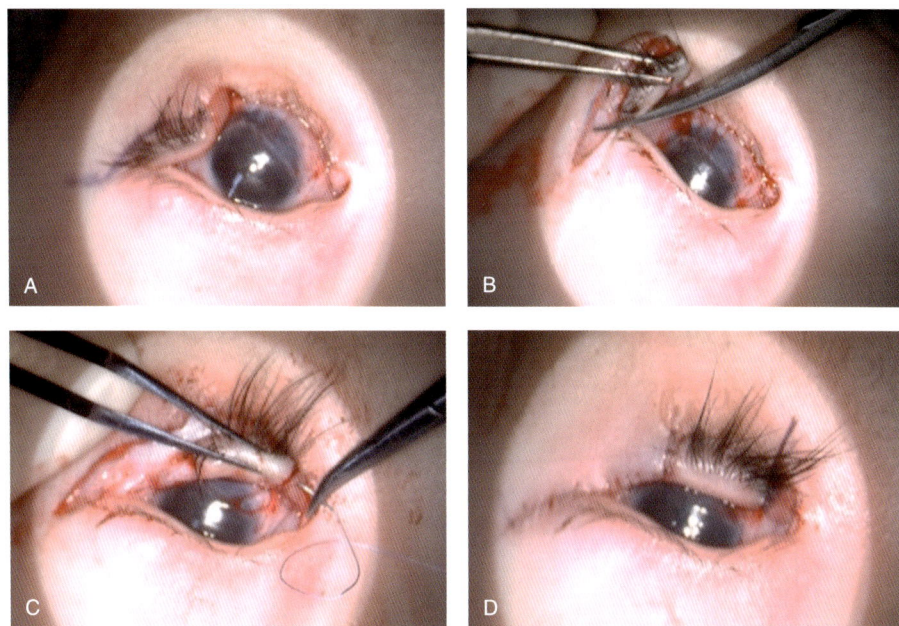

图 20-4　Tenzel 皮瓣联合外眦韧带切断修复上睑中度缺损

A. 修剪上睑缺损区,切口应垂直于睑缘,然后亚甲蓝画线,分离上睑前、后层;B. 制作半圆形皮瓣,潜行分离使之游离;C. 切断外眦韧带后,将上睑后层颞侧剩余的睑板结膜向鼻侧滑行,断端与鼻侧残余的断端对位缝合,再将前层制作的半圆形皮瓣向内侧旋转,缝合肌肉皮肤;D. 将颞侧穹隆部结膜剥离后前移连续缝合于皮瓣下缘,再将皮瓣缝至眶外缘骨膜,并与外眦韧带下支缝合固定。

3. 重度　睑球粘连分离后上方球结膜缺损利用下方游离结膜瓣移植,供区羊膜移植覆盖,然后切取下睑颞侧全层五边形游离睑缘睑板修复上睑缺损,包括睑板和睑结膜重建(图 20-5)。(附手术视频:二维码 20-2)

4. 极重度　睑球粘连分离后利用羊膜移植和唇黏膜移植重建球结膜和穹隆部结膜。方法一:利用眉下滑行肌皮瓣修复上睑前层缺损,联合硬腭黏膜移植修复上睑后层缺损(图 20-6)。方法二:利用下睑滑行睑板结膜瓣修复上睑后层缺损,联合游离皮片移植修复上睑缺损(图 20-7),此方法须二期手术,上睑重建术后 1~2 个月,行睑缘融合切开术。

二维码 20-2　视频　重度变异型隐眼畸形眼表重建

术后应注意观察患者眼睑闭合状态,是否存在眼睑闭合不全及是否睑球粘连复发。

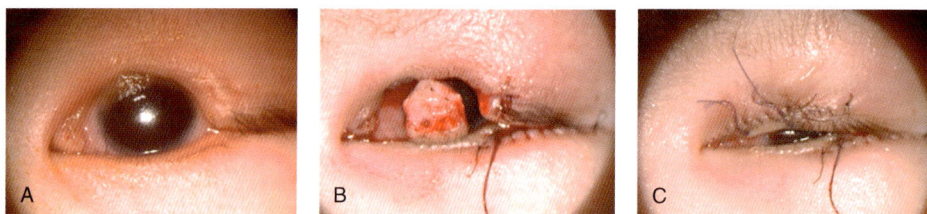

图 20-5　游离下睑睑缘睑板移植修复重度上睑缺损

A. 患者右眼上睑重度缺损；B. 在下睑距外眦 3~4mm 处根据上睑缺损大小切取一全层的五边形睑缘睑板组织，皮肤和眼轮匝肌在距睑缘 2mm 处切断；C. 将游离的睑缘睑板组织与上睑缺损处缝合对齐，闭合睑板和睑缘；前层皮肤和眼轮匝肌分别对位缝合。

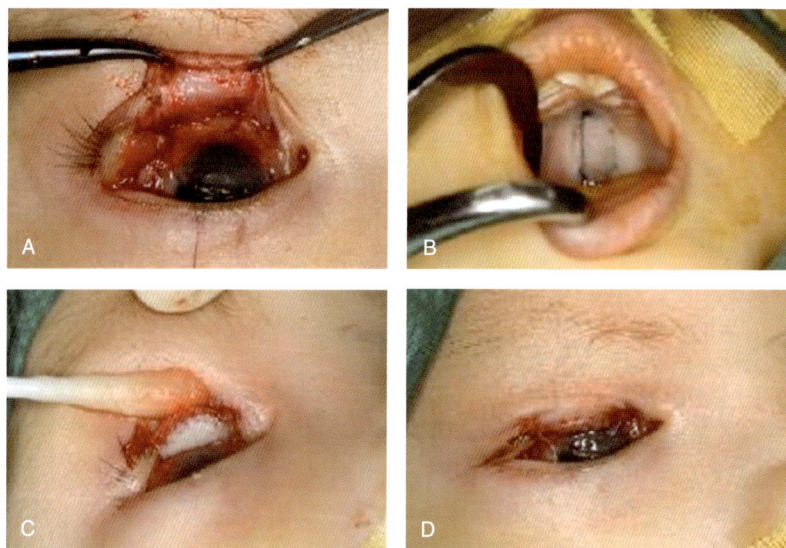

图 20-6　滑行肌皮瓣联合硬腭黏膜移植修复极重度上睑缺损

A. 睑球粘连分离，修剪睑缘缺损，上睑前层做滑行肌皮瓣；B. 根据睑板缺损大小和形状在上腭腭中线旁用亚甲蓝画出须切取的植片形状和大小；C. 制备硬腭黏膜植片后将其置于滑行的肌皮瓣后睑板缺损区，黏膜面朝向眼球，植片上端与肌肉缝合，两侧与残留睑板结膜缝合；D. 羊膜移植联合唇黏膜移植修复上方球结膜和穹隆部结膜缺损，滑行肌皮瓣修复眼睑前层组织缺损，边缘与硬腭黏膜植片下端缝合。

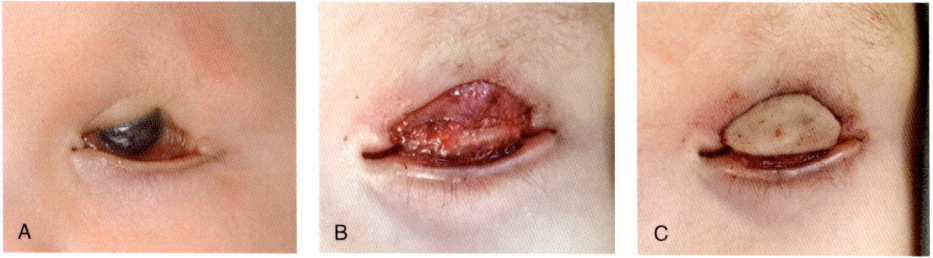

图 20-7　下睑滑行睑板结膜瓣联合游离皮片移植修复极重度上睑缺损

A. 上睑极重度缺损；B. 翻转下眼睑，在距下睑缘 2~3mm 处平行于睑缘切断睑板，长度与上睑缺损范围一致；切口的两端各做一睑板垂直切口达下穹隆部；睑板与眼轮匝肌间潜行分离，使睑板睑结膜瓣能自由地向上滑行，并与上睑后层缺损断端缝合；C. 取腹部合适大小的游离皮片用于修复前层缺损，将游离皮片下缘与上睑前层睑缘间断缝合，间断缝合两侧及上方皮肤创缘。

七、典型病例

病例 1：患儿，女，6 月龄。

病史：自出生右眼无睑裂结构，左眼上睑内侧缺损。

专科检查：视力检查无法配合，右眼无睑裂，右眼眼睑皮肤隆起，皮下隐见黑色疑似眼球囊肿，可转动；左眼上睑中部大面积全层缺损（1/2 左右），无睑板腺，皮肤直接与角膜粘连，眼球转动受限，角膜混浊，下方见新生血管。余检查不配合（图 20-8）。

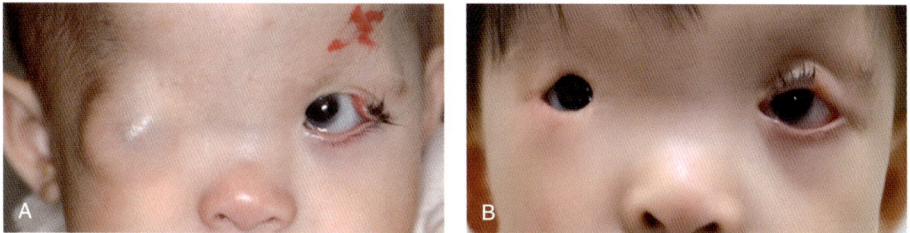

图 20-8　右眼完全型隐眼、左眼变异型隐眼患者术前术后

A. 右眼完全型隐眼（囊肿），左眼变异型隐眼（中度）术前外观；B. 术后外观。

CT 影像示左眼眼内结构正常，右眼眼环呈葫芦形状囊肿，内无晶状体等正常眼球结构。

诊断：右眼完全型隐眼（囊肿），左眼变异型隐眼（中度）。

治疗方案：全麻下右眼行囊肿部分切除术＋结膜囊成形术＋唇黏膜移植术；左眼行睑球粘连分离术＋眼表重建术＋上睑缺损修复术。

术后：术后 1 年患者右眼眼窝形成良好,佩戴义眼片;左眼眼睑形态良好,无睑球粘连。

病例 2：患儿,女,3 岁。

病史：自出生右眼上下睑畸形,完全遮盖眼球。

专科检查：双眼视力检查不配合。水平睑裂,右眼 12mm,左眼 15mm。眼睑高度右眼 2mm,左眼 8mm,右眼睑闭合状态,右眼眶凹陷,右眼上睑缘粘连至眼球,下睑外翻,部分缺损;左眼结膜无充血,角膜透明,余检查不配合(图 20-9)。

眼眶 CT 影像示右侧眼球体积小且晶状体缺如,左眼发育正常。

诊断：右眼不完全型隐眼(先天性小眼球)。

治疗方案：全麻下一期行右眼眼球摘除术 + 义眼座植入术,二期采用口腔黏膜移植行结膜囊成形术 + 眼睑重建术。

术后：术后 1 年,右眼结膜囊形成良好,佩戴义眼片。

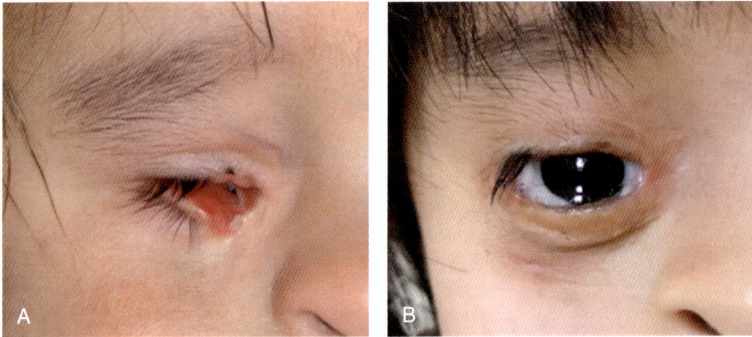

图 20-9　不完全型隐眼患者术前、术后
A. 病例 2 右眼不完全型隐眼术前外观; B. 术后外观。

病例 3：患儿,女,2 岁。

病史：自出生双眼上睑部分缺损。

专科检查：双眼视力检查不配合。双眼上睑内侧 1/2 眼睑全层缺损,鼻上方皮肤直接与角膜粘连,余角膜透明,前房清,晶状体透明,其他检查不配合(图 20-10)。

诊断：双眼变异型隐眼(中度)。

治疗方案：全麻下行双眼睑球粘连分离术 + 眼表重建术 + 上睑缺损修复术。

术后：术后 1 年,患者双眼眼睑形态良好,无睑球粘连复发。

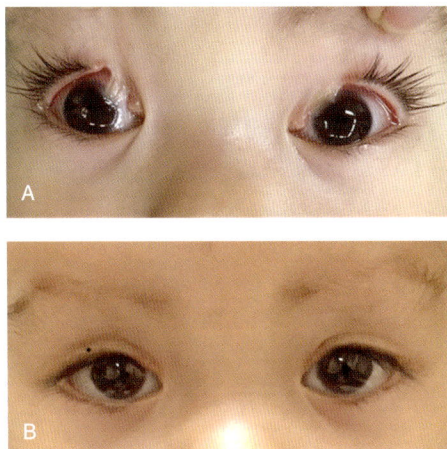

图 20-10　变异型隐眼患者术前、术后
A. 变异型隐眼患者术前外观；B. 术后外观。

（张思奕　傅　瑶）

参 考 文 献

［1］ZHANG X, WANG D, DONGYE M, et al. Loss-of-function mutations in FREM2 disrupt eye morphogenesis. Exp Eye Res, 2019, 181: 302-312.

［2］SUBRAMANIAN N, IYER G, SRINIVASAN B. Cryptophthalmos: Reconstructive techniques--expanded classification of congenital symblepharon variant. Ophthalmic Plast Reconstr Surg, 2013, 29 (4): 243-248.

［3］DING J, HOU Z, LI Y, et al. Eyelid and fornix reconstruction in abortive cryptophthalmos: A single-center experience over 12 years. Eye (Lond), 2017, 31 (11): 1576-1581.

［4］NOUBY G. Congenital upper eyelid coloboma and cryptophthalmos. Ophthalmic Plast Reconstr Surg, 2002, 18 (5): 373-377.

［5］YU Q, LIN B, XIE S, et al. A homozygous mutation p. Arg2167Trp in FREM2 causes isolated cryptophthalmos. Hum Mol Genet, 2018, 27 (13): 2357-2366.

［6］张夏茵, 王婧荟, 龙尔平, 等. 先天性隐眼遗传致病基因研究现状. 转化医学电子杂志, 2017, 4 (8): 1-5.

［7］FRANCOIS J. Malformative syndrome with cryptophthalmos. Acta Genet Med Gemellol (Roma), 1969, 18 (1): 18-50.

［8］TAWFIK HA, ABDULHAFEZ MH, FOUAD YA. Congenital upper eyelid coloboma: Embryologic, nomenclatorial, nosologic, etiologic, pathogenetic, epidemiologic, clinical, and management perspectives. Ophthalmic Plast Reconstr Surg, 2015, 31 (1): 1-12.

[9] ZHANG S, SHAO C, CHEN J, et al. Ophthalmic features and management of 86 patients with cryptophthalmos-A refined classification to assist in surgical planning. J Plast Reconstr Aesthet Surg, 2022, 75 (7): 2259-2265.

[10] SHAO C, LU W, LI J, et al. Manifestation and grading of ocular involvement in patients with Tessier number 10 clefts. Eye (Lond), 2017, 31 (8): 1140-1145.

[11] SLAVOTINEK AM, TIFFT CJ. Fraser syndrome and cryptophthalmos: Review of the diagnostic criteria and evidence for phenotypic modules in complex malformation syndromes. J Med Genet, 2002, 39 (9): 623-633.

[12] TESSIER P. Anatomical classification facial, cranio-facial and latero-facial clefts. J Maxillofac Surg, 1976, 4 (2): 69-92.

[13] SALEH GM, HUSSAIN B, VERITY H, et al. A surgical strategy for the correction of Fraser syndrome cryptophthalmos. Ophthalmology, 2009, 116 (9): 1707-1712.

[14] LIU Z, XIE B, LI Y, et al. Reconstruction strategy in isolated complete cryptophthalmos: A case series. BMC Ophthalmol, 2019, 19 (1): 165.

[15] BERGER AJ, KAHN D. Growth and development of the orbit. Oral Maxillofac Surg Clin North Am, 2012, 24 (4): 545-555.

第二十一章　Goldenhar 综合征

Goldenhar 综合征最早是由 Maurice Goldenhar 于 1952 年总结并命名的一种复杂的发育障碍,也被称作半面短小畸形(hemifacial microsomia,HFM)、颜面短小畸形(craniofacial microsomia,CFM)、眼 - 耳 - 脊柱发育不良(oculoauriculovertebral dysplasia)、眼 - 耳 - 脊椎谱系(oculoauriculovertebral spectrum,OAVS)、Goldenhar-Gorlin 综合征、第一二鳃弓综合征。Goldenhar 综合征是以眼、耳及颜面、脊柱畸形为主要临床表现的先天性症候群,眼部异常主要表现为眼表皮样瘤和皮脂瘤、眼睑缺损、上睑下垂、斜视、泪道阻塞等。30%~85% 的患者还会伴有心脏、泌尿生殖系统、中枢神经系统等的异常。本综合征的发病率为 1/26 370~1/5 600,有研究认为男性较女性常见,其典型的三联征是角膜皮样瘤、附耳和下颌短小(图 21-1)[1-2]。

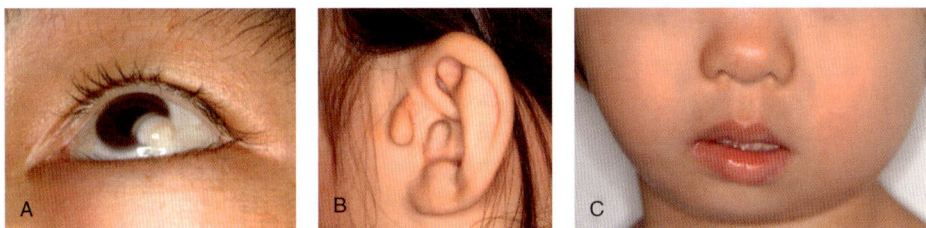

图 21-1　Goldenhar 综合征三联征
A. 角膜皮样瘤; B. 附耳; C. 下颌发育不全。

一、病因及发病机制

Goldenhar 综合征的病因还未明了,目前认为可能与以下因素有关:妊娠早期血管活性药物使用、视黄酸暴露、妊娠糖尿病、多胎妊娠、辅助生殖技术、吸烟。大部分 Goldenhar 综合征病例是散发的,但 2%~45% 患者其直系或旁系亲属中可观察到相同或类似异常,因而认为其可能与遗传因素有关,部分病例中检测到的染色体异常也肯定了遗传因素的存在。目前,该病患者中 1、4、5、6、7、9、10、12、14、15、26、17、18、X 染色体变异均有报道,其中 5p15 缺失、12p13 缺失以及22q 的异常已被多次检测到。然而,目前检测出的染色体和基因异常少有重合,这提示 Goldenhar 综合征可能存在多个致病基因及遗传异质性[3]。

223

对 Goldenhar 综合征的发病机制目前主要存在两种假说,一种认为与遗传或环境因素导致神经嵴细胞发育或迁移能力受损有关。神经嵴细胞(neural crest cells,NCC)是起源于神经管背侧、然后迁移至额窦和第一、第二、第三、第四鳃弓的一种过渡性细胞,分化为多种细胞类型,参与多种器官的发育过程。当参与形成脑神经及神经节、骨骼系统(软骨、骨、牙齿)、眼及眼周组织、肌肉、结缔组织和头皮的脑神经嵴细胞的数量、迁移、增殖受影响时,可表现为 Goldenhar 综合征相关的颅面发育异常。神经嵴细胞的异常也可以解释 Goldenhar 综合征相关的心脏发育异常,因为其在心间隔发育中起重要作用。也有部分学者认为,Goldenhar 综合征的颅面异常与胚胎发育早期异常的血管破裂以及血肿形成导致的机械性损伤有关。然而这两种学说均有待进一步研究[4-5]。

二、临床表现

Goldenhar 综合征临床表现复杂,个体间差异很大,症状轻重不一,以第一、第二鳃弓的衍生物异常为主,合并全身多器官系统的异常[6-9]。

1. 眼部异常　Goldenhar 综合征的眼部异常可累及整个眼球及附属器,以眼表迷芽瘤和眼睑缺损最为常见。

(1)眼表迷芽瘤:迷芽瘤是正常组织在非原发部位的先天性过度生长。在 Goldenhar 综合征患者中,迷芽瘤主要位于颞侧角膜缘和颞侧穹隆部结膜,其大小从几毫米到充满大部分眼球表面区域不等,可表现为单眼或者双眼受累。可根据累及位置的不同将眼表迷芽瘤的表现分为四型[5]。Ⅰ型:只有一个位于颞侧穹隆部的结膜迷芽瘤,未累及角膜;Ⅱ型:只有一个位于角膜缘处的迷芽瘤;Ⅲ型:两个孤立的迷芽瘤分别侵犯结膜和角膜;Ⅳ型:一个从颞侧穹隆部结膜延伸至角膜的较大的迷芽瘤(图 21-2)。根据病理学表现的不同,眼表迷芽瘤可被分为四类。①皮样瘤(dermoid):被鳞状上皮覆盖,有时可见角化上皮,间质为致密的胶原结缔组织,其间可见毛囊、汗腺、皮脂腺等皮肤附属器(图 21-3A);②皮脂瘤(dermolipoma):以成熟的脂肪组织为主(图 21-3B);③复合迷芽瘤(complex choristoma):含有不同胚层来源的组织,如泪腺、平滑肌、软骨等(图 21-3C)[7];④骨性迷芽瘤(osseous choristoma),含有成熟密质骨组织[9]。其中骨性迷芽瘤较为罕见,而皮样瘤、皮脂瘤和复合迷芽瘤较常见。眼表迷芽瘤的病理类型常与其累及的部位有关,一般来说,角膜缘处的以皮样瘤为主,而累及结膜的迷芽瘤则可表现为皮样瘤、皮脂瘤和复合迷芽瘤。

(2)眼睑缺损:Goldenhar 综合征患者的眼睑缺损一般位于上睑中内 1/3,表现为皮肤、肌肉、睑板及结膜的全层缺损。眼睑缺损大小不一,较大的缺损可能导致暴露性角膜炎、角膜溃疡、白斑、角化等。部分病例同时合并同侧眉毛的发育不良(图 21-4)。

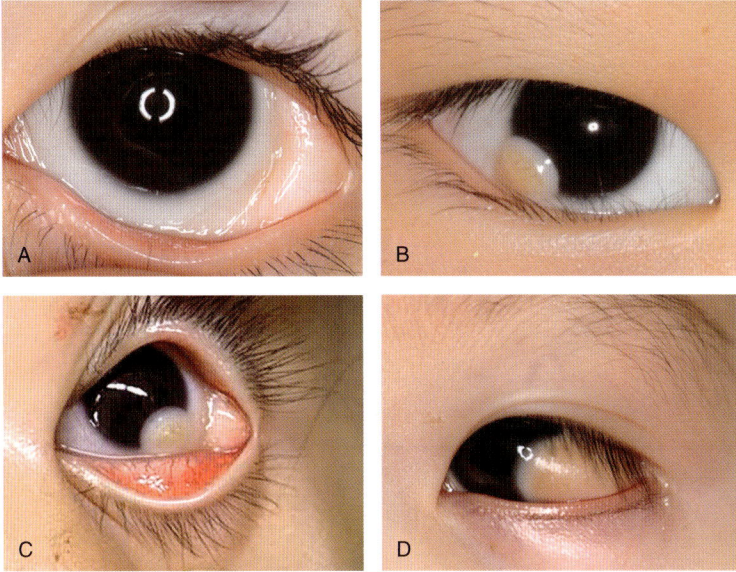

图 21-2　Goldenhar 综合征眼表迷芽瘤的分型

A. 颞侧结膜迷芽瘤（Ⅰ型）; B. 颞侧角膜缘迷芽瘤（Ⅱ型）; C. 结膜和角膜缘各见一迷芽瘤（Ⅲ型）; D. 从颞侧结膜延伸至角膜的大面积迷芽瘤（Ⅳ型）。

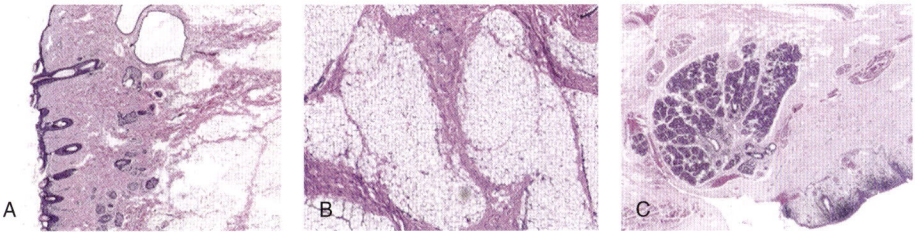

图 21-3　眼表迷芽瘤病理表现（HE）

A. 皮样瘤，瘤体被覆复层鳞状上皮，上皮下为胶原结缔组织和皮肤附属器; B. 皮脂瘤，瘤体由分化成熟的脂肪细胞以及少量纤维结缔组织组成; C. 复合迷芽瘤，瘤体内含脂肪、纤维结缔组织以及浆液腺和肌纤维。

（3）斜视：位于外眦处的迷芽瘤常造成睑球粘连，以至于眼球运动受限，表现为外斜。同时少数患者因眼外肌发育异常也会出现斜视。

（4）泪道发育异常：少数病例表现为泪点狭窄、闭塞或缺如，以及泪小管至鼻泪管的狭窄或阻塞。

（5）上睑下垂：先天性上睑下垂在 Goldenhar 综合征中并不常见，更多的是严重的上睑缺损所致。

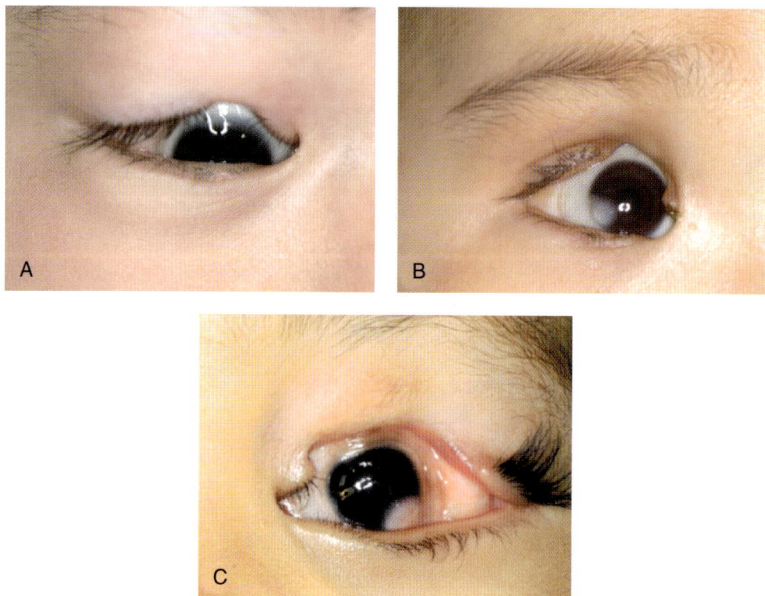

图 21-4 Goldenhar 综合征患者表现不同严重程度的上睑缺损

A. 右眼上睑鼻侧轻度缺损(<1/4 眼睑长度)合并结膜迷芽瘤；B. 右眼上睑鼻侧中度缺损(<1/2 眼睑长度)合并结膜角膜迷芽瘤；C. 左眼上睑中央重度缺损(>1/2 眼睑长度)合并结膜角膜迷芽瘤。

(6)其他眼部表现：偶有患者具有小眼畸形、白内障、虹膜缺损、脉络膜缺损、黄斑发育不良、视神经发育不良等异常。

2. 耳部异常 耳前瘘管、附耳、小耳畸形、外耳道闭锁、中耳发育不良、听力下降等。

3. 颌面部异常 上颌/下颌发育不良、唇裂、腭裂、大口畸形、错颌畸形、多生牙、牙齿发育迟缓或不全、牙列不齐等。

4. 骨骼异常 脊柱畸形(椎体融合或缺损、半椎体、脊柱裂、隐裂、腰椎骶化、脊柱侧弯、副肋、脊柱裂)、四肢异常(多指、缺指、指弯曲、四肢短小、马蹄内翻足、桡侧半肢畸形)、斜头畸形、小头畸形、长头畸形等。

5. 心脏缺陷 室间隔缺损、房间隔缺损、法洛四联症、动脉导管未闭、卵圆孔未闭、主动脉瓣狭窄、右位心等。

6. 泌尿生殖系统异常 异位肾、肾发育不全、融合肾、多囊肾、双输尿管、输尿管积水、肾盂积水等。

7. 中枢神经系统异常 脑积水、脑发育不全、侧脑室扩张、胼胝体脂肪瘤、面瘫、三叉神经麻痹、透明隔缺失、胼胝体发育不全、脑膨出、下丘脑错构瘤。

8. 呼吸系统　喉发育不良、肺发育不良。

三、辅助检查

Goldenhar 综合征可累及多个器官及系统,必须对疑似患者进行详细的全身检查。

1. 眼　通过验光、裂隙灯显微镜、眼前节照相、眼部 B 超、眼底照相、泪道冲洗以及眼眶 CT 等相关辅助检查评估。检查眉毛,眼睑,睑裂大小,睫毛,视力,眼表芽迷瘤的有无及其位置、大小、颜色,角膜,虹膜,晶状体,眼位,眼球运动情况,泪道,眼底及眼眶等。

2. 耳　通过耳部体格检查以及听力测试评估附耳的位置、数目、形态,耳前瘘管,耳位,耳郭,外耳道,鼓膜,听力等。

3. 颌面　通过颅面影像学检查评估上下颌、口腔、牙齿是否发育完全,左右是否对称,鼻中隔是否偏曲。

4. 脊柱和四肢　通过体格检查以及 X 射线评估脊柱和四肢结构及功能有无异常。

5. 其他　通过体格检查和相关量表评估运动、语言、智力是否发育迟缓,通过体格检查以及相关影像学检查评估心脏、肾、肺、神经、泌尿生殖系统等是否存在异常。

6. 产前诊断　产前胎儿超声检查可检测出部分较严重的腭裂、面裂、脊柱畸形、心脏畸形、下颌骨发育不全以及耳郭畸形,这对是否选择终止妊娠以及新生儿的护理是十分必要的。

7. 遗传咨询　对于 Goldenhar 综合征表型的患者,应仔细观察和询问其亲属是否有与 Goldenhar 综合征有关的异常表现。特别是对有明确家族史或染色体异常的患者,建议进行基因检测和遗传风险评估。

四、诊断

根据 Goldenhar 综合征特征性的临床表现、一般较易诊断。但目前诊断标准暂无普遍共识,一般认为临床表现要涉及以下四个方面中至少两个方面的器官的异常:①颌面部;②眼;③耳和④椎骨。也有部分研究将耳的异常作为最低诊断标准,同时伴有至少一个主要特征(眼、颌面部、椎骨)的异常。欧洲参考网络(European reference network)在 2020 年提出 Goldenhar 综合征的诊断须符合至少两个主要诊断标准,或是一个主要诊断标准和一个次要诊断标准,亦或三个次要诊断标准[4,10]。主要诊断标准有下颌发育不良、小耳畸形、眼眶 / 面部骨骼发育不良、面部运动不对称;次要诊断标准包括面部软组织缺陷、附耳、大口畸形、唇腭裂、眼表皮样瘤和半椎体畸形。

五、鉴别诊断

Goldenhar 综合征与其他累及第一、第二鳃弓的综合征临床表现有相重叠的地方,须与以下疾病鉴别[11-13]。

1. 单纯角膜皮样瘤 仅角膜缘可见一边界清晰的类圆形黄白色肿块,表面可见毛发。多单眼发病、多单发,瘤体相对较小,与 Goldenhar 综合征相比,无面部、耳或脊椎的畸形。

2. 线性皮脂腺痣综合征(linear sebaceous nevus syndrome,LNSS) 主要表现为面部或头皮的皮脂腺痣、癫痫、精神发育迟滞。近 50% 的患者具有眼部异常,其典型表现为眼表的迷芽瘤(多表现为皮脂瘤)、眼睑皮赘、眼睑缺损及黄色(脂质)隆起。可根据特征性的皮肤病变与 Goldenhar 综合征相鉴别。

3. Fraser 综合征 是一种表现为常染色体隐性遗传的先天性畸形综合征,与 *FRAS1*、*FREM2* 和 *GRIP1* 基因变异有关。主要特征为隐眼畸形、并指、泌尿生殖道异常、喉部和气管异常、颅面畸形、耳鼻畸形、面裂和肌肉骨骼缺陷。临床表现与 Goldenhar 综合征有所重叠,可通过其特征性的隐眼和家族史和基因检测加以鉴别。

4. Treacher Colins 综合征 又称下颌、面骨发育异常,是一种表现为常染色体显性遗传的先天性畸形综合征,由 *TCOF1*、*POLRIC* 或 *POLRID* 基因变异引起。具有与 Goldenhar 综合征相似的下颌发育畸形和外耳畸形等特征,但不同的是,其眼部的异常主要表现为下眼睑的畸形,如下睑缺损、下睫毛稀疏或缺如等。依据特征性的眼部表现和家族史可以鉴别,对临床表现难以鉴别的个体可以通过基因检测确诊。

5. Nager 综合征 多为散发,偶有家族病例报道。其颌面部和耳部表现与 Goldenhar 综合征相似,但眼部表现主要表现为眼睑下裂,常合并轴前性肢体畸形,常见桡骨畸形、拇指畸形、短肢畸形。根据特征性的面部表现合并肢体畸形一般可以鉴别。

六、治疗原则及方案

对 Goldenhar 综合征患者的治疗应根据患者的年龄以及异常的程度和严重程度分阶段治疗。此外由于其表型常涉及多器官和系统,具有很大异质性,因此治疗常需多学科协同参与,并进行个性化治疗。Goldenhar 综合征最常见的眼部异常主要为上睑缺损以及眼表迷芽瘤,其他异常如泪道狭窄、上睑下垂、眼后段发育异常、小眼畸形等相对较少。对其眼部异常的治疗原则主要为对症治疗,本书主要介绍眼表皮迷芽瘤与眼睑缺损的治疗。

1. 眼表迷芽瘤 根据眼表迷芽瘤的累及部位和分级选择干预方式。无症状的、不影响视力发育和外观的角膜缘皮样瘤可以采取保守治疗,定期随访;对于有症状的浅表角膜皮样瘤(浸润深度<50μm)可采取单纯切除术,结合羊膜移植或自体角膜缘干细胞移植;对于浸润角膜基质较深的皮样瘤,建议切除后联合板层角膜移植术(图21-5);如病灶累及角膜全层,眼表迷芽瘤切除后还应进行穿透(或板层)角膜移植术或眼前节重建术。单纯的结膜迷芽瘤一般不影响视力,如范围较小且无症状则无须治疗,当其引起眼表刺激症状或是范围较大影响外观时,出于美观考虑可以手术切除;结膜迷芽瘤范围较大或合并睑球粘连者在行次全切除后还须进行结膜重建。此外,对同时伴有眼睑缺损的个体来说,若缺少眼睑保护,角膜移植术或眼表重建术后失败率较高,发生睑球粘连的可能性大,应将眼表作为一个整体的概念来考虑,建议同期行眼睑重建术。

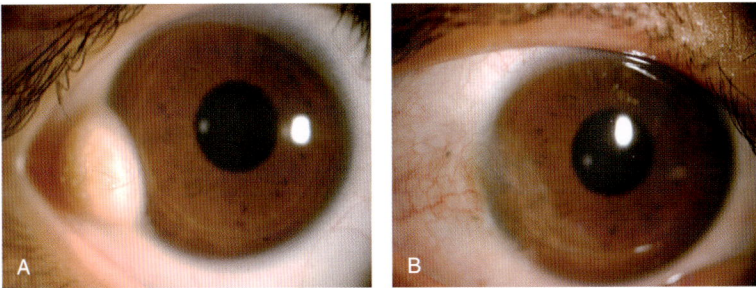

图 21-5　角膜皮样瘤的手术治疗

A. 右眼颞侧角膜皮样瘤,呈类圆形,黄白色,表面见毛发;B. 角膜皮样瘤切除合并板层角膜移植术后,角膜透明。

2. **眼睑缺损**　Goldenhar 综合征的眼睑缺损多为位于上睑鼻侧的全层缺损。对于不影响角膜的眼睑缺损,可延期到 2~4 岁再行手术治疗,此时眼睑大小更利于手术操作,同时也有更多的组织可用于重建修复缺损。部分患儿因眼睑缺损致眼睑闭合不全,角膜长期暴露于外界环境,易发生暴露性角膜炎,甚至导致角膜溃疡、角膜穿孔、角膜上皮角化、角膜白斑等严重后果。因此首要原则是保护角膜,可用滴眼液、眼用凝胶、眼膏或绷带镜以保护角膜,手术修补缺损眼睑是最佳方案,既可以修复缺损避免暴露,又可以改善外观(图 21-6)。眼睑重建的手术方式应依据缺损的范围而定,对于<1/4 眼睑长度的轻度上睑缺损直接对位缝合即可;介于 1/4~1/2 间的中度缺损可利用周围组织瓣滑行和转移修复;>1/2 眼睑长度的重度缺损可行 Tenzel 半圆形旋转皮瓣、Cutler-Beard 瓣或游离睑缘睑板移植等方式重建眼睑。当眼睑缺损合并附耳时可同期行附耳切除术,并利用切除下来的软骨替代睑板行眼睑重建术(附手术视频:二维码 21-1)。

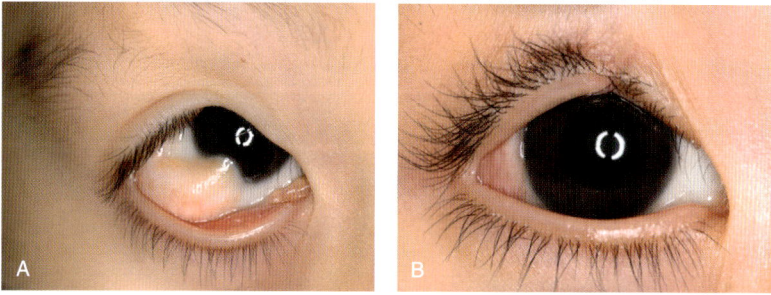

图 21-6 眼表迷芽瘤合并上睑缺损

A. 右眼眼表迷芽瘤自颞侧穹隆部结膜下延伸至角膜,同时合并轻度上睑缺损;
B. 眼表迷芽瘤切除术 + 板层角膜移植术 + 眼睑重建术后。

七、典型病例

二维码 21-1 视频 眼睑重建联合角膜移植治疗 Goldenhar 综合征

病例资料:患儿,男,2 岁,出生时即被发现左眼上睑缺损,左眼角膜见一黄白色肿物随年龄增长而增大,左耳缘见一附耳,双侧面部大小不对称,左侧面部短小。否认家族史。

专科检查:左眼上睑内侧轻度全层缺损,颞侧结膜见一黄白色肿物,累及颞下方角膜近 1/4,前房未发现异常,瞳孔圆,对光反射存在,晶状体透明,眼底检查未见明显异常;右眼无特殊。

诊断: Goldenhar 综合征。

治疗方案:全麻下行左眼角结膜肿物切除术 + 板层角膜移植术 + 眼睑缺损修补术。术后病理示左眼角结膜皮样瘤。

术后随访:左眼上睑形态良好,眼睑闭合完全,角膜植片透明,随访 1 年眼表维持稳定。

病例分析:本病例左眼角膜皮样瘤累及基质深层,手术切除后须联合板层角膜移植修补角膜缺损,不但改善外观,同时恢复角膜透明度促进视力发育。患儿上睑缺损可同期行眼睑缺损修复手术,以纠正眼睑闭合不全,避免角膜暴露因素,该病例上睑缺损程度为轻度,通过直接对位缝合获得较好的效果(图 21-7)。

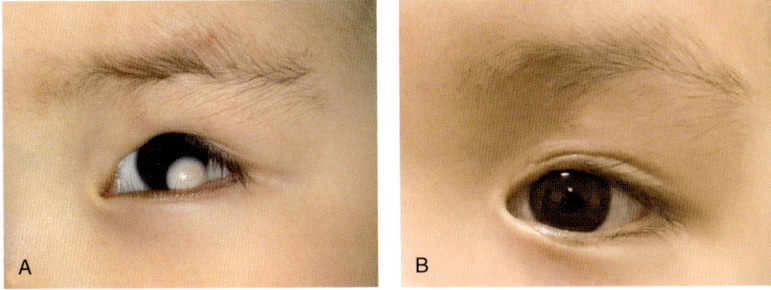

图 21-7　Goldenhar 综合征患者手术前后外观
A. 左眼术前外观；B. 左眼术后外观。

（阿婷曦　方　菲　傅　瑶）

●●● ━━━━━━━━━━ 参 考 文 献 ━━━━━━━━━━ ●●●

［1］ BARISIC I, ODAK L, LOANE M, et al. Prevalence, prenatal diagnosis and clinical features of oculo-auriculo-vertebral spectrum: A registry-based study in Europe. Eur J Hum Genet, 2014, 22 (8): 1026-1033.

［2］ BOGUSIAK K, PUCH A, ARKUSZEWSKI P. Goldenhar syndrome: Current perspectives. World J Pediatr, 2017, 13 (5): 405-415.

［3］ HENNEKAM RKI, ALLANSON JE. Syndromes of the head and neck. 5 edi. UK: Oxford University Press, 2010.

［4］ RENKEMA RW, THE ERN CRANIO WORKING GROUP ON CRANIOFACIAL MICROSOMIAMIA. European guideline craniofacial microsomia. J Craniofac Surg, 2020, 31 Suppl 8: 2385-2484.

［5］ PIROUZIAN A. Management of pediatric corneal limbal dermoids. Clin Ophthalmol, 2013, 7: 607-614.

［6］ CHEN Q, ZHAO Y, SHEN G, et al. Etiology and pathogenesis of hemifacial microsomia. J Dent Res, 2018, 97 (12): 1297-1305.

［7］ TASSE C, BOHRINGER S, FISCHER S, et al. Oculo-auriculo-vertebral spectrum (OAVS): Clinical evaluation and severity scoring of 53 patients and proposal for a new classification. Eur J Med Genet, 2005, 48 (4): 397-411.

［8］ BELEZA-MEIRELES A, CLAYTON-SMITH J, SARAIVA JM, et al. Oculo-auriculo-vertebral spectrum: A review of the literature and genetic update. J Med Genet, 2014, 51 (10): 635-645.

［9］ SHIELDS CL, QURESHI A, EAGLE RC JR, et al. Epibulbar osseous choristoma in 8 patients. Cornea, 2012, 31 (7): 756-760.

［10］ ALLAM K A. Hemifacial microsomia: Clinical features and associated anomalies. J Craniofac Surg, 2021, 32 (4): 1483-1486.

［11］ ROLLNICK BR, KAYE CI, NAGATOSHI K, et al. Oculoauriculovertebral dysplasia and variants: Phenotypic characteristics of 294 patients. Am J Med Genet, 1987, 26 (2): 361-375.

［12］ MARSZAŁEK-KRUK BA, WÓJCICKI P, DOWGIERD K, et al. Treacher Collins syndrome: Genetics, clinical features and management. Genes (Basel), 2021, 12 (9): 1392.

［13］ ROOIJERS W, RENKEMA RW, LOUDON SE, et al. Ocular and adnexal anomalies in craniofacial microsomia: Type and prevalence in a multicentre cohort study. Int J Oral Maxillofac Surg, 2021, 50 (10): 1303-1311.

第二十二章　眼表肿瘤

一、眼表肿瘤的范围及分类

眼表肿瘤是指发生在结膜、角膜和角膜缘的肿瘤。眼表肿瘤涉及的临床疾病广泛，主要分为先天性和后天性病变两大类，后者又可细分为多种形式的上皮、基质、泪阜和转移性肿瘤（表 22-1）[1]。本章节旨在阐述眼表几种常见肿瘤的特征性临床表现、组织病理学表现、治疗原则及典型病例。相关疾病包括眼表迷芽瘤、结膜乳头状瘤、眼表鳞状上皮肿瘤（ocular surface squamous neoplasia，OSSN）、原发性获得性结膜黑变病（primary acquired conjunctival melanopathy，PAM）及结膜恶性黑色素瘤。

表 22-1　眼表肿瘤分类[1]

类型	亚型
先天性	• 迷芽瘤
	• 错构瘤
后天性	• 上皮源性
	－ 非黑素细胞性
	－ 黑素细胞性
	• 基质源性
	－ 淋巴增生性
	－ 血管性
	－ 纤维性
	－ 神经性
	－ 组织细胞性
	－ 肌源性
	－ 脂肪瘤
	• 泪阜肿瘤
	• 转移性和继发性

二、眼表迷芽瘤

眼表迷芽瘤（choristoma）指异位的组织增生形成的眼表肿物。该病系胚胎早期的发育异常，因视神经边缘和表皮外胚层之间的中胚层出现化生转化，导致

233

本应发育为皮肤的胚胎组织残留,形成肿瘤样先天异常[2]。依据病理学表现眼表迷芽瘤可分为五类。①皮样瘤(dermoid):由纤维组织和脂肪组织组成,也可含有毛囊、毛发及皮脂腺、汗腺;②皮样脂肪瘤又称皮脂瘤(dermolipoma):以脂肪组织和纤维结缔组织为主;③单纯迷芽瘤(simple choristoma):含有源于中、外胚层的某一异位组织;④复合迷芽瘤(complex choristoma):含有不同胚层来源的组织,如泪腺、平滑肌、软骨等;⑤骨性迷芽瘤,含有成熟密质骨组织[3]。眼表迷芽瘤是儿童最常见的眼表肿瘤,其中又以角膜皮样瘤、结膜皮样脂肪瘤以及复合迷芽瘤最为多见。

(一)角膜皮样瘤

临床表现: 角膜皮样瘤是一种先天性病变,随年龄增长和眼球发育略有增大。多发生于眼球颞下方,常累及角巩膜缘,少数侵犯全角膜。表现为淡黄色、大小不等、界限清楚的质硬肿物,裂隙灯显微镜下可见表面纤细的毛发[4]。皮样瘤一般侵及角膜实质层,偶见累及前房和虹膜的广泛病变。角膜侵犯严重者会导致不同程度的散光或弱视。该病与Goldenhar综合征密切相关,有时伴有上睑缺损、附耳或骨骼异常等[5]。

组织病理: 来源于胚胎性皮肤,表面覆盖上皮,肿物内由纤维组织和脂肪组织组成(图22-1),也可含有毛囊、毛发及皮脂腺、汗腺等。

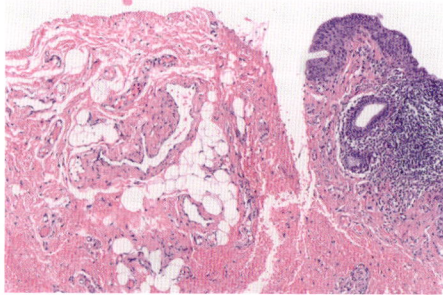

图 22-1　角膜皮样瘤组织病理学表现(HE 染色)
可见瘤体组织被覆鳞状上皮,间质见纤维组织及脂肪组织,局部伴淋巴细胞浸润。

治疗原则: 较小的皮样瘤可随诊观察,较大的肿瘤以手术切除为主。角膜基质缺损可通过板层角膜移植术进行修复,累及角膜全层则建议行穿透角膜移植术[6]。手术前后应及时矫正视力,并配合弱视治疗。

【典型病例】

病例: 患者,男,19岁,自幼发现左眼角膜类圆形新生物渐进性长大。

专科检查: 左眼视力0.9。左眼角膜颞下象限(3:00至6:00位)可见大小约6mm×5mm黄白色肿物,表面可见纤细毛发,肿物周围角膜变性,变性区达瞳孔边缘(图 22-2A)。

　　诊断:左眼角膜皮样瘤。

　　治疗方案:左眼角膜皮样瘤切除术 + 板层角膜移植术。

　　术后随访:术后 2 个月,左眼角膜植片在位,基本透明,上皮完整(图 22-2B)。

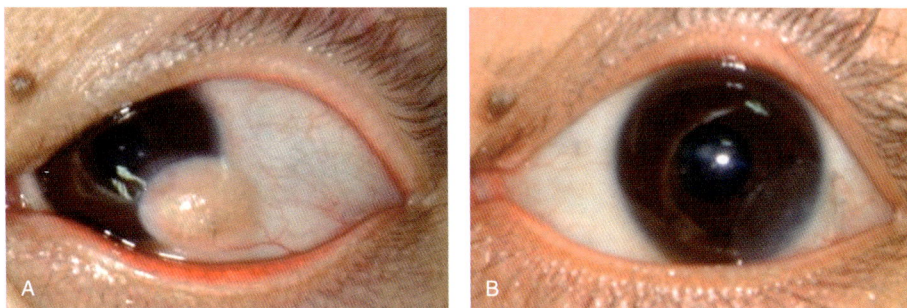

图 22-2　左眼角膜皮样瘤
A. 左眼术前外观; B. 左眼术后外观。

(二) 皮样脂肪瘤

　　临床表现:皮样脂肪瘤多见于颞上象限近外眦部的球结膜下,包块可向上、向外延伸,并介于直肌之间,偶见向后延伸进入眼眶或向前延伸至角膜缘。常表现为无症状的淡黄色、质软的光滑肿块,表面有时可见皮样组织及毛囊,但无包膜。该病应与眼眶脂肪脱出相鉴别,后者表现为结膜下黄色肿块,表面无毛囊样改变[7]。

　　组织病理:主要为脂肪组织和纤维结缔组织,表面覆盖结膜上皮,有时可见皮样组织及毛囊,但无包膜(图 22-3)。

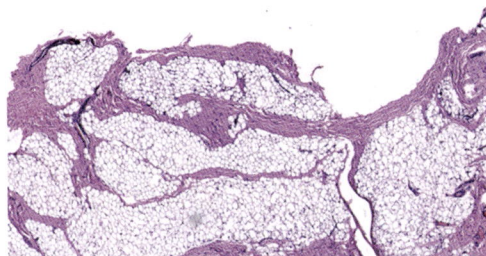

图 22-3　皮样脂肪瘤组织病理学表现(HE 染色)
瘤体由纤维及脂肪组织组成。

　　治疗原则:如皮样脂肪瘤不影响视力和外观可不用治疗,若影响外观或视力可考虑手术切除,切除时注意勿损伤外直肌[8]。皮样脂肪瘤如累及角膜基质则切除后须行板层角膜移植术。

【典型病例】

病例:患者,男,10月龄,自出生起伴右眼赘生物。

专科检查:视力检查不合作。右眼睑轻度闭合不全,上睑中内侧1/3处眼睑全层缺损,眼睑缺损相应位置及外眦角可见圆形隆起赘生物,大小约2mm×2mm,颞上方球结膜增厚,结膜下黄色肿物,表面血管增生,累及角膜周边9:00至12:00位,侵及角膜基质,另角膜缘5:00至7:00位亦可见半圆形相似黄色肿物(图22-4A),右侧眉弓部及面颊部分别可见一直径5mm及1cm大小圆形肿物,质软,头顶见大片秃发和脂肪瘤样组织。

诊断:右眼角结膜皮样脂肪瘤,颅脑皮肤脂肪增多症(encephalocranio-cutaneous lipomatosis,ECCL)。

治疗方案:右眼角结膜皮样脂肪瘤切除术+板层角膜移植术,同期行眼睑肿物切除术+眼睑缺损修复术。

术后随访:术后3个月右上睑形态良好,眼睑闭合可,颞侧球结膜充血,角膜植片轻度混浊(图22-4B)。

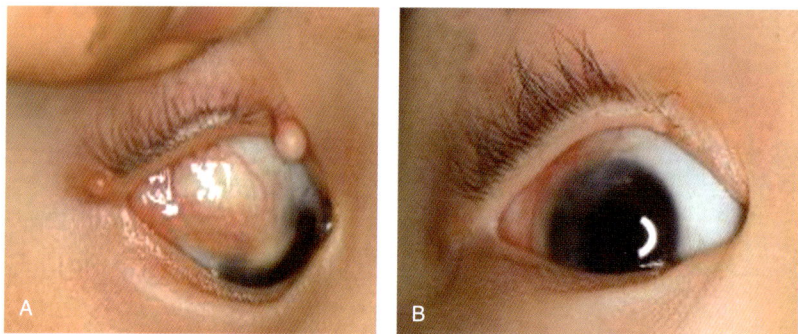

图 22-4 右眼皮样脂肪瘤手术治疗前后
A.右眼术前外观;B.右眼术后外观。

(三)复合迷芽瘤

临床表现:复合迷芽瘤相对罕见,其大小、形态、颜色因涉及的组织类型而异,通常同时累及结膜和角膜,当累及角膜范围较大时可导致弱视,体积较大的病变可从眼睑突出,影响眼睑闭合。复合迷芽瘤与某些全身综合征密切相关,如线性皮脂腺痣综合征(LNSS)、Goldenhar综合征等[4]。

组织病理:具有中、外胚层不同来源的异位组织可包含脂肪组织、胶原纤维、毛囊、皮脂腺、泪腺、平滑肌、骨与软骨等成分[9]。

治疗原则:无症状的小病灶可随诊观察;较大的病变建议切除并行眼表重

建修复术,累及角膜基质则切除后行板层角膜移植术。

【典型病例】

病例:患者,女,2岁,自出生右眼上睑缺损伴眼表肿物。

专科检查:右眼上睑中央全层缺损,眉毛稀疏,颞侧球结膜黄白色肿物,累及角膜及上下穹隆部(图22-5A)。左眼颞下方球结膜黄白色肿物,未累及角膜。双耳缘可见数枚赘生物及附耳;右侧面颊部凹陷,可见一枚小结节,双侧面部大小不对称,左侧大于右侧;胸骨皮肤可见赘生物。

诊断:右眼复合迷芽瘤,Goldenhar综合征。

治疗方案:右眼角结膜迷芽瘤切除术+板层角膜移植术+眼睑缺损修复术。

组织病理:复合迷芽瘤,瘤体内可见纤维、脂肪及肌肉组织(图22-6A),一侧见部分泪腺组织(图22-6B)。

术后随访:术后6个月,右眼结膜无明显充血,角膜植片基本透明,颞侧角膜缘轻度混浊,外眦处少许结膜瘢痕增生(图22-5B)。

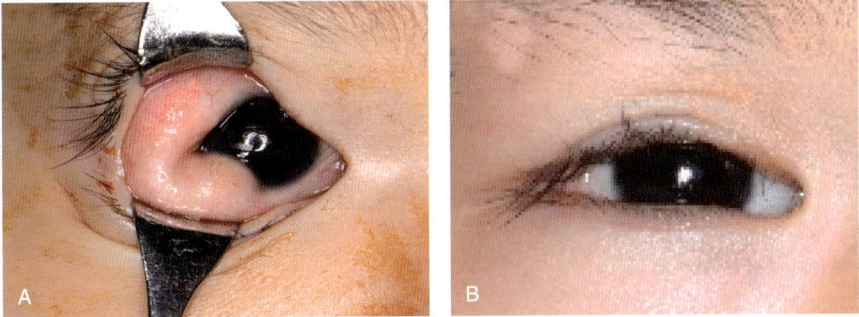

图22-5 右眼结膜复合迷芽瘤手术治疗前、后外观

A.右眼术前外观;B.右眼术后外观。

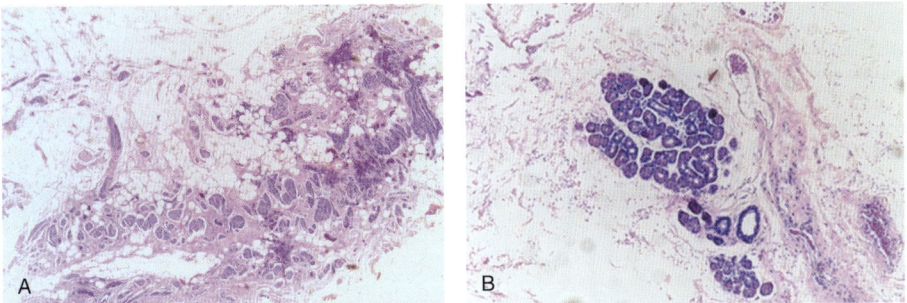

图22-6 该患者右眼结膜复合迷芽瘤组织病理学表现(HE染色)

A.可见纤维、脂肪及肌肉组织;B.泪腺组织。

三、结膜乳头状瘤

病因： 成人结膜乳头状瘤（papilloma）可能与人乳头状瘤病毒（human papilloma virus，HPV）6、11、16 及 18 型感染或免疫功能低下状态有关，相关作用机制尚未完全明确[10-11]。儿童乳头状瘤多由 HPV 母婴垂直传播引起[10]。

临床表现： 儿童与成人结膜乳头状瘤在临床表现上有一定差异[12-14]。结膜乳头状瘤可单侧或双侧发病，呈单发或多灶性。较之成人，儿童常见多灶性或融合性病灶，且病变范围更小。成人乳头状瘤常发生于球结膜、睑结膜及泪阜，儿童肿瘤则多见于结膜下穹隆部及泪阜。外观上，结膜乳头状瘤瘤体多呈淡红或肉红色，呈肉质指状或叶状突起，可分为外生（无蒂或有蒂）、混合或内翻型生长模式，肿瘤底部多见"发夹"样血管环[4]。患者的症状因肿瘤的大小和位置变化而有所不同。较小病变通常无明显症状，较大病变可引起眼部异物感、结膜出血、分泌物增多、视力改变和眼表异常外观，少数累及泪道的肿瘤甚至可导致溢泪、血泪和鼻出血等[15]。儿童与成人结膜乳头状瘤的区别总结见表 22-2。

表 22-2　儿童与成人结膜乳头状瘤的差异比较

项目	儿童结膜乳头状瘤	成人结膜乳头状瘤
病因	HPV 6、11 型	HPV 16、18 型
部位	多见于结膜下穹隆部及泪阜	多见于球结膜、睑结膜及泪阜，有角膜扩散可能
外形	多灶性，病变范围较小	单发病灶，范围较大
血管蒂	有	无
不典型增生	较少	常见
复发	常见	较少

组织病理： 光学显微镜下呈高度血管化的结缔组织核，周围以大量分叶状的非角化棘层复层鳞状上皮覆盖，内含杯状细胞和炎性细胞，基底膜完整（图 22-7）。此外，该病变有不同程度的多形性及恶化趋势[10,16]。

治疗原则： 较小病灶可随诊观察，部分可自愈，冷冻疗法也可用于治疗较小病灶。范围较大的乳头状瘤建议采取"无接触"（no touch）原则完全切除，以避免 HPV 在眼表扩散，并联合冷冻治疗[4,12]。术后创面可行结膜瓣、自体结膜移植、羊膜移植等方式修补。其他治疗方式包括局部应用干扰素 α-2b（interferon α-2b，IFNα-2b）、5- 氟尿嘧啶（5-fluorouracil，5-FU）、丝裂霉素 C（mitomycin C，MMC）、口服西咪替丁、对二硝基氯苯免疫疗法及激光治疗等[10,17]。

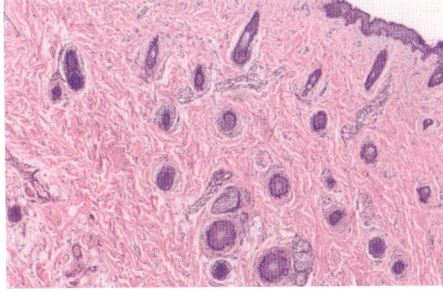

图 22-7 结膜乳头状瘤组织病理学表现（HE 染色）

可见瘤体内为血管化的结缔组织核，内有炎性细胞浸润，表面为多层鳞状上皮覆盖。

【典型病例】

病例：患者，男，69 岁，发现左眼新生物 2 年。

专科检查：左眼视力 0.8。左眼颞侧球结膜可见红色肿物，表面细绒毛乳头状，乳头中可见血管，表面欠光滑，累及颞上方角膜，余角膜透明（图 22-8A）。

诊断：左眼结膜乳头状瘤。

组织病理：术中冰冻报告肿物呈乳头状结构，表面为鳞状上皮细胞覆盖，中央有纤维血管组织，符合基底细胞乳头状瘤表现。

治疗方案：左眼角结膜肿物切除术 + 羊膜移植术，术后干扰素 α-2b 滴眼液局部应用 3 个月，预防复发。

术后随访：术后 3 个月左眼结膜切口愈合良好，颞上方角膜缘轻度混浊，角膜透明（图 22-8B），随访 3 年无复发。

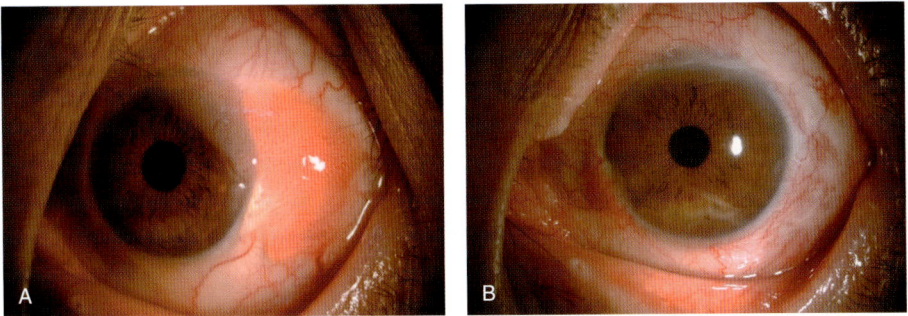

图 22-8 左眼结膜乳头状瘤手术前后

A. 术前眼表外观；B. 术后眼表外观。

四、眼表鳞状上皮肿瘤

眼表鳞状上皮肿瘤（OSSN）是角结膜上皮癌前病变和恶性肿瘤的统称，包括不典型增生(dysplasia)、原位癌(corneal-conjunctival intraepithelial neoplasia, CIN)和浸润性鳞状细胞癌(squamous cell carcinoma, SCC)[18]。OSSN 的发病率为 0.02/100 000~3.5/100 000[19],多见于中老年和白人男性。此外,非洲地区尤其是阳光直射的赤道附近发病率更高[20]。

病因: 相关致病机制尚不明确。有研究显示,角膜和结膜上皮干细胞所在的角膜缘的改变可能导致细胞异常成熟,从而导致 OSSN 的形成[21-22]。该病危险因素包括太阳紫外线辐射(过量紫外线 B 可能造成上皮细胞 DNA 损伤)、HPV(11、16 型)、获得性免疫缺陷综合征(human immunodeficiency virus, HIV)、色素性干皮病等[11,23]。

临床表现: 病变通常为单侧且生长缓慢,多见于睑裂区角膜缘,尤以颞侧多见,也可见于结膜和角膜的任何部位。根据肿瘤的大小和位置,患者的症状不尽相同。较小的病变通常无明显症状,较大的病变常表现为干涩、异物感、结膜出血、视力受损或外观异常。CIN 可呈乳头状、胶冻状或白斑状,并伴随轻度炎症和不同程度的血管化。SCC 常见形态为肉质或结节状隆起,基底宽,富有血管[24]。肿物常沿角膜缘分布,边界清,可表现为广泛白斑。SCC 患者建议检查睑结膜以观察连续或多灶性受累。少数肿瘤浸润角膜和巩膜的晚期病例中可见瘤体向眼眶内延伸。SCC 可发生局部淋巴结转移,极少发生远处转移[1,25]。OSSN 的诊断分期可参考美国癌症联合委员会(American Joint Committee on Cancer, AJCC)分期(第八版),该分级系统根据癌症的原发肿瘤(tumor, T)、淋巴结(lymph node, N)及转移(metastasis, M)三方面进行综合评估并分期,病理诊断则参考组织病理学分级(histologic grade, G)(表 22-3)[26]。

表 22-3　美国癌症联合委员会(AJCC)第八版对眼表鳞状细胞肿瘤(OSSN)的 TNM 分期和病理分级定义

分型	定义
原发肿瘤分期(T)	
T_X	原发肿瘤无法评估
T_0	未发现原发肿瘤证据
T_{is}	原位癌
T_1	肿瘤(最大径 ≤ 5mm),侵犯结膜基底层,未累及邻近结构*
T_2	肿瘤(最大径 > 5mm),侵犯结膜基底层,未累及邻近结构
T_3	肿瘤侵犯的邻近结构,未累及眶内
T_4	肿瘤侵犯眼眶,伴/不伴进一步扩散
T_{4a}	肿瘤侵犯眼眶软组织,未累及眶骨

续表

分型	定义
T_{4b}	肿瘤侵犯眶骨
T_{4c}	肿瘤侵犯邻近鼻窦
T_{4d}	肿瘤侵犯脑组织
局部淋巴结分期(N)	
N_X	局部淋巴结无法评估
N_0	无局部淋巴结转移
N_1	有局部淋巴结转移
远处转移分期(M)	
M_0	无远处转移
M_1	有远处转移
组织病理学分级(G)	
G_X	分级无法评估
G_1	分化良好
G_2	中分化
G_3	低分化
G_4	未分化

* 邻近结构包括：角膜、结膜穹隆部、睑结膜、睑板结膜、泪点和泪小管、结膜皱襞、泪阜、睑板前/后表面、睑缘和/或眼球内腔。

组织病理：组织学检查可评估 OSSN 从癌前病变到恶性肿瘤的一系列过程。不典型增生：呈轻度、中度或重度的细胞异型性，上皮细胞失去细胞极性，异型细胞不累及全层上皮。原位癌：基底膜完整，可见有丝分裂，常见角蛋白珠。浸润性鳞状细胞癌：肿瘤细胞突破基底膜，向上皮下组织内侵袭，形成癌细胞巢[24]。

治疗原则：OSSN 的治疗原则为尽早行手术切除，并联合辅助治疗降低复发率。手术切除应采取"无接触"原则，并联合结膜切缘冷冻治疗[27]。CIN 的切除范围应为肿物边界周围 3~4mm 未受累组织，SCC 切除范围则包括肿物边界 4mm 范围内未受累组织及肿物深层紧密相连的薄层巩膜组织瓣。也可采取 Mohs 法切除(病理控制性手术切除)，术中冰冻切片检查切除标本的边缘，直至切缘阴性。术后较大面积缺损建议行羊膜移植或自体结膜移植。此外，角膜缘移植可防止角膜缘干细胞缺乏等并发症发生。其他辅助治疗方法包括 IFNα-

2b、5-FU、MMC 等药物化疗（表 22-4），放疗，靶向药物治疗（西妥昔单抗）等[1,24,27]。

表 22-4 治疗眼表鳞状上皮肿瘤（OSSN）的常用化疗药物比较

	MMC	5-FU	IFNα-2b 滴眼液	IFNα-2b 注射液
给药方式	局部滴眼	局部滴眼	局部滴眼	病灶内注射
剂量	0.02% 或 0.04%	1%	1MIU/mL	3MIU/0.5mL
频次	每天 4 次，连用 1 周后停 2~3 周，共 3~4 个循环	每天 4 次，连用 2 天~4 周	每天 4 次，连用 6~12 个月	每周 1 次，持续 1~3 个月
副作用	明显充血、疼痛、泪管狭窄、角膜毒性、角膜缘干细胞缺乏症	疼痛、眼睑水肿	轻度充血	发热、寒战、头痛、肌痛

预后：OSSN 恶性程度较低，眼内浸润和转移较为罕见，预后良好。该病局部复发较为常见，因此建议长期规范随访[28]。

【典型病例】

病例 1：患者，男，55 岁，右眼无明显诱因下发红 8 个月余，局部应用抗生素和糖皮质激素滴眼液治疗无效。

专科检查：右眼视力 0.4。右眼结膜角膜交界处见一红色肿物，累及鼻侧及上方角膜缘和球结膜，大小约 7mm×5mm，略凸出于眼球表面（图 22-9A、B）。结膜充血，角膜透明，前房清，瞳孔圆，眼底未见明显异常；左眼无明显异常。

诊断：右眼角结膜鳞状上皮肿瘤 - 原位癌。

组织病理：鳞状细胞重度不典型增生，未突破基底膜，符合上皮内上皮癌（图 22-10）。

治疗方案：行右眼角结膜肿物切除术（no touch 技术），术中完整切除肿物，行羊膜移植术修复创面。

术后随访：术后随访 29 个月无复发，角膜透明，角结膜切口愈合良好，原肿瘤附着角膜缘处可见部分结膜长入，眼球活动正常（图 22-9C、D）。

病例 2：患者，男，59 岁，发现右眼角结膜白色赘生物逐渐长大 5 年，伴随视力下降、眼红、异物感。

专科检查：右眼视力 0.12，左眼 0.8。右眼眼压 9mmHg，左眼 11mmHg。右眼鼻侧结膜见白色肿物，累及上方 12：00 位到下方 6：00 位的角膜缘和球结膜，肿物表面不光滑，边界欠清（图 22-11A、B）。

诊断：右眼角结膜鳞状上皮肿瘤 - 鳞癌。

术前

术后

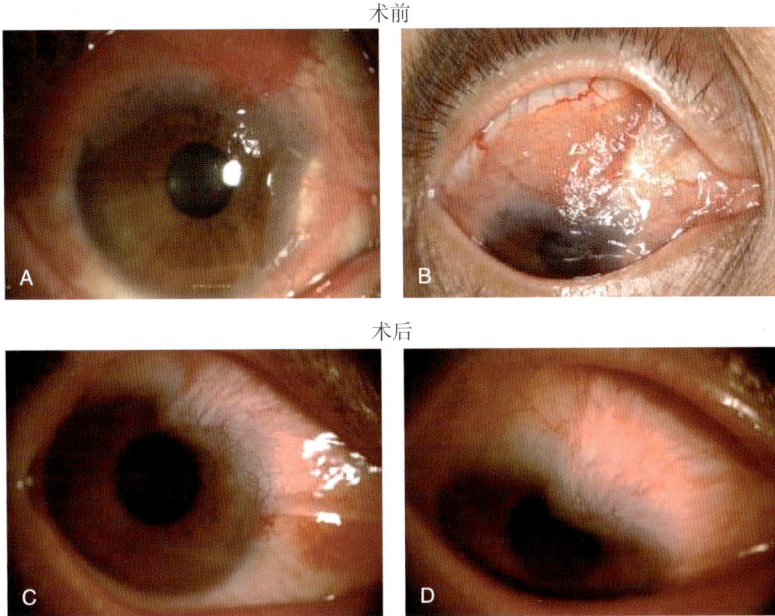

图 22-9　右眼角结膜鳞状上皮肿瘤 - 原位癌治疗前后
A、B. 右眼术前外观；C、D. 右眼术后外观。

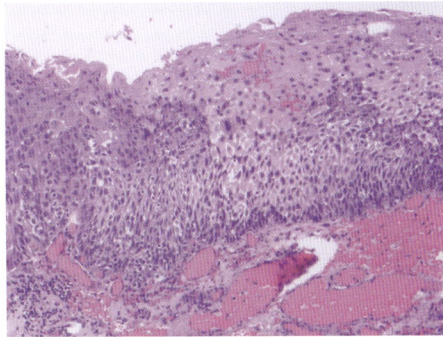

图 22-10　该患者眼表鳞状上皮肿瘤 - 原位癌组织病理表现（HE 染色）
可见鳞状上皮细胞异型性增生，细胞层次增多，形态不规则，失去正常上皮细胞的
排列极向，异型增生的细胞累及上皮全层，上皮基底膜完整。

组织病理：癌细胞巢向结膜上皮下浸润性生长，伴淋巴细胞浸润及周围血管出血，符合鳞状细胞癌特征（图 22-12）。

治疗方案：行右眼角结膜肿物切除术（no touch 技术），术中完整切除肿物，行羊膜移植术修复创面，术后辅以 0.02% MMC 滴眼液局部应用以预防复发。

术后随访：术后随访 24 个月，右眼视力 0.4，角膜透明，原肿瘤附着处角膜缘少许瘢痕，结膜切口愈合可，眼球活动正常（图 22-11C、D）。

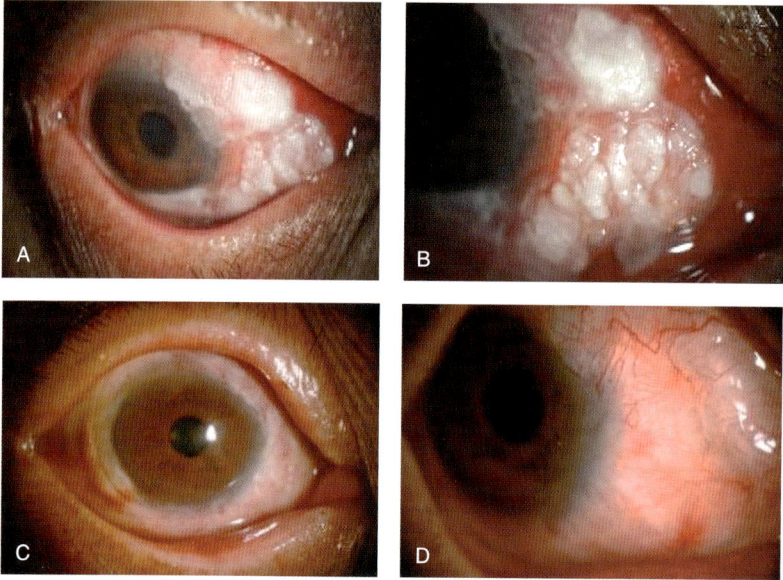

图 22-11　右眼角结膜鳞状上皮肿瘤 - 鳞癌手术治疗前后
A、B. 右眼术前外观；C、D. 右眼术后外观。

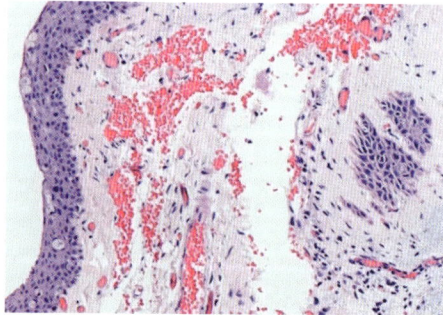

图 22-12　该患者眼表鳞状上皮肿瘤 - 鳞癌组织病理学表现（HE 染色）
可见癌细胞突破基底膜，形成结膜下癌细胞巢。

五、原发性获得性结膜黑变病

原发性获得性结膜黑变病（PAM）是一种良性的上皮内结膜黑素细胞增生性病变，有结膜黑色素瘤转化可能。

病因：PAM 在白种人中更为普遍，可能与阳光照射有关。其他危险因素包括吸烟、高血压等[29]。

临床表现：该病多见于中年人，少见于青少年，其中位发病年龄为 56 岁[30]。

通常为单侧发病,病变呈浅表的斑片状或弥漫性黑色素沉着,可随结膜移动,多发生于球结膜,也见于睑结膜或穹隆部结膜。PAM临床过程多变,可长期静止或保持缓慢进展,若持续进展可导致结膜恶性黑色素瘤[31]。

鉴别诊断:鉴别诊断包括结膜黑色素痣和结膜恶性黑色素瘤(表22-5)[4,12,32]。

表 22-5　结膜黑素细胞性病变的鉴别诊断

项目	黑色素痣	原发性获得性黑变病	恶性黑色素瘤
部位	常见于角膜缘附近及睑裂部球结膜	常见于球结膜	常见于球结膜和角巩膜缘
深度	基质	上皮	基质
色泽	棕/黄色	棕色	棕/粉红色
边界	边界清	边界不清	边界不清
病变特性	囊肿样	浅表、扁平	血管化的肉质结节性或分叶状
进展	<1%病例进展为结膜黑色素瘤	有细胞异型性的46%病例进展为结膜黑色素瘤	32%病例15年内发生癌转移

组织病理:组织学上PAM分为两大类。无细胞异型性的PAM:上皮黑素细胞的良性增殖,无细胞异型性,细胞主要位于结膜上皮基底层,无恶变趋势。有细胞异型性的PAM:黑素细胞显著不典型增生,有明显细胞异型性,可侵犯至结膜下基质或上皮表面,易恶变[12]。

治疗原则:较小的PAM须定期随访,观察病变大小、形态、位置,以及有无细胞异型性改变。无细胞异型性PAM可考虑冷冻治疗。PAM活检指征包括病变≥5mm、进展较快、颜色变化明显、角膜受累、结膜增厚等[14,33]。手术切除时建议行切缘活检并联合冷冻治疗。其他局部用药包括MMC、IFNα-2b等[34]。图22-13总结了包括结膜黑色素痣、PAM、黑色素瘤在内的结膜黑色素性病变的治疗流程[35]。

预后:细胞异型性的PAM复发率较高,即使行切除治疗,复发率仍可高达60%[33]。

【典型病例】

病例:患者,女,32岁。发现左眼结膜发黑20年,反复2次切除后复发2个月。

专科检查:左眼视力1.0。左眼鼻侧和上方球结膜见弥漫性色素斑块,累及范围广泛,上睑鼻侧睑结膜可见一约1.2cm×1.2cm凸出睑结膜面黑色肿物,质脆,边界清(图22-14A~C)。

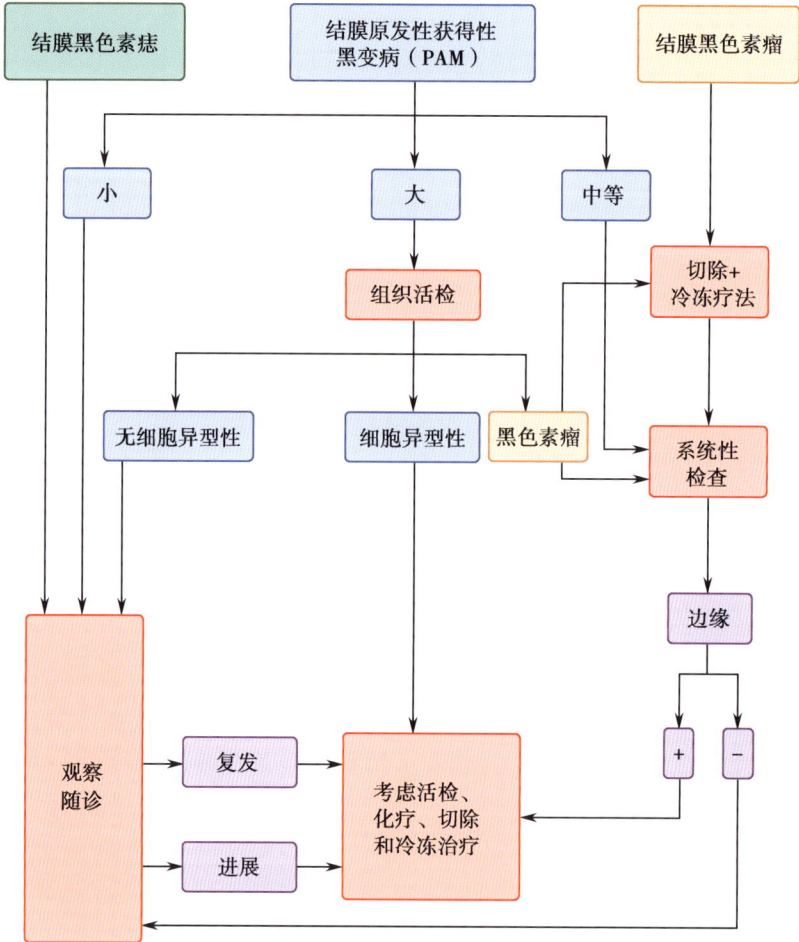

图 22-13 结膜黑素细胞性病变的治疗流程（引自 Oellers, et al [35]）

诊断：PAM（左眼角结膜），恶性黑色素瘤（左眼睑结膜）。

组织病理：左眼 PAM（角结膜）伴重度不典型增生（图 22-15A），左眼睑结膜恶性黑色素瘤（图 22-15B）。

治疗方案：左眼角结膜肿物切除术（no touch 技术），上睑睑板结膜肿物切除后行硬腭黏膜移植术进行修补，球结膜肿物切除后行羊膜移植术，术中辅以 0.02% MMC 局部应用以预防复发。

术后随访：术后 2 年，左眼视力 1.0，角膜透明，鼻侧和上方球结膜可见少许瘢痕，硬腭黏膜和睑结膜愈合良好，眼球活动正常（图 22-14D~F）。

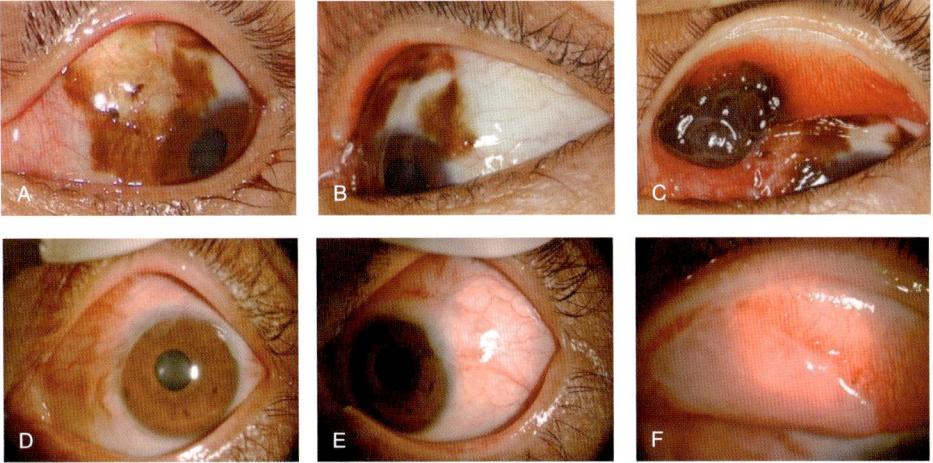

图 22-14 左眼 PAM 治疗前后
A~C. 左眼术前外观；D~F. 左眼术后外观。

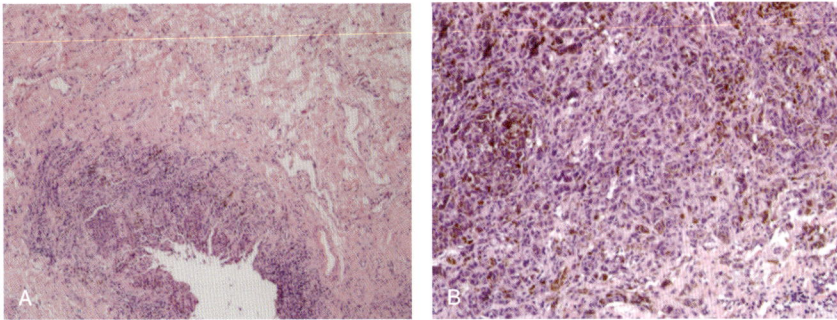

图 22-15 该患者组织病理学表现（HE 染色）
A. PAM（角结膜），可见黑素细胞有明显细胞异型性，为重度不典型增生，伴黑色素沉着，局限于上皮的基底膜区；B. 睑结膜恶性黑色素瘤，可见瘤细胞呈弥漫片状浸润性生长，核深染，核仁明显，富含色素颗粒。

六、结膜恶性黑色素瘤

结膜恶性黑色素瘤（melanoma）是一种相对罕见的致命性恶性肿瘤[36]，占眼部恶性黑色素瘤的 2%~5%，多见于中老年以及白人群体中[37]。据统计，该病在白种人的发病率为 0.24/1 000 000~0.8/1 000 000，且呈逐步上升趋势[33,38]。

病因：危险因素包括阳光紫外线照射、神经纤维瘤病和色素性干皮病等。多数病例起自 PAM（75%），少数由结膜黑色素痣引起（20%），极少源于正常结膜（5%）[39]。

　　临床表现：该病临床表现多变,可出现于任何部位,最常见于球结膜和角巩膜缘。患者症状随肿瘤的性质和位置而变化,表面平坦的病变通常无明显症状,突出且较大的病变常表现为异物感、结膜出血及外观异常。根据肿瘤色素化的程度,结膜黑色素瘤可表现为黑色、棕色甚至无色素沉着。瘤体呈血管化的肉质结节性或分叶状病变,周围滋养血管丰富,可伴有结膜增厚。肿瘤可侵犯眼球或眼眶,并发生局部淋巴结或其他部位转移。由于病变常由 PAM 引起,在裂隙灯显微镜检查中常观察到周围扁平的 PAM。此外,眼前节 OCT 可用于评估瘤体浸润范围、深度以及血管情况。结膜黑色素瘤的诊断分期可参考第八版 AJCC 的 TNM 分型系统,分为临床(clinical,c)及病理(pathological,p)分期两方面(表 22-6)[26]。

表 22-6　美国癌症联合委员会(AJCC)第八版对结膜黑色素瘤的临床及病理分期定义

临床分期(c)	定义	病理分期(p)	定义
原发肿瘤(cT)		原发肿瘤(pT)	
T_X	原发肿瘤无法评估	T_X	原发肿瘤无法评估
T_0	未发现原发肿瘤证据	T_0	未发现原发肿瘤证据
		Tis	肿瘤局限于结膜上皮
T_1	球结膜肿瘤	T_1	球结膜肿瘤
T_{1a}	<1 个象限	T_{1a}	肿瘤侵犯固有层且厚度 ≤2mm
T_{1b}	≥1 个但<2 个象限	T_{1b}	肿瘤侵犯固有层且厚度 >2mm
T_{1c}	≥2 个但<3 个象限		
T_{1d}	≥3 个象限		
T_2	非球结膜区肿瘤(包括穹隆部、睑、睑板结膜及泪阜)	T_2	非球结膜区肿瘤(包括穹隆部、睑、睑板结膜及泪阜)
T_{2a}	≤1 个象限且不累及泪阜	T_{2a}	肿瘤侵犯固有层且厚度 ≤2mm
T_{2b}	>1 个象限且不累及泪阜	T_{2b}	肿瘤侵犯固有层且厚度 >2mm
T_{2c}	≤1 个象限并累及泪阜		
T_{2d}	>1 个象限并累及泪阜		
T_3	伴局部侵犯的任意大小肿瘤	T_3	伴局部侵犯的任意大小肿瘤
T_{3a}	眼球	T_{3a}	眼球
T_{3b}	眼睑	T_{3b}	眼睑

续表

临床分期(c)	定义	病理分期(p)	定义
T_{3c}	眼眶	T_{3c}	眼眶
T_{3d}	鼻泪管,和/或泪囊,和/或鼻窦	T_{3d}	鼻泪管,和/或泪囊,和/或鼻窦
T_4	伴中枢神经系统侵犯的任意大小肿瘤	T_4	伴中枢神经系统侵犯的任意大小肿瘤
局部淋巴结(N)			
N_X	局部淋巴结无法评估		
N_0	无局部淋巴结转移		
N_1	有局部淋巴结转移		
远处转移(M)			
M_0	无远处转移		
M_1	有远处转移		

鉴别诊断: 鉴别诊断包括 PAM 和结膜黑色素痣(见表 22-5)。无色素性黑色素瘤须与结膜乳头状瘤和 OSSN 等上皮性肿瘤相鉴别。

组织病理: 光学显微镜下可见黑色素瘤细胞呈四种类型的细胞异型性(图 22-16),即小多面体细胞、球囊细胞、梭形细胞和具有嗜酸性细胞质的圆形上皮样细胞[40]。异型细胞源于结膜上皮基底部,可侵犯基质并进入结膜淋巴管。S100、Melan A、HMB-45 等免疫组化标志物有助于黑色素瘤诊断[41]。

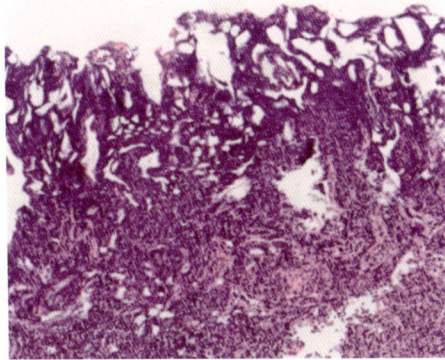

图 22-16　结膜恶性黑色素瘤组织病理学表现(HE 染色)
可见肿瘤组织内细胞呈小细胞型,呈弥漫片状分布,核深染,胞质少,伴黑色素沉着,局部可见出血、渗出。

治疗原则：主要治疗方法为手术切除。建议采取"无接触"（no touch）原则切除病灶，并联合术中切缘"二次冷冻"治疗[42]。待术中冰冻病理确诊后，建议切除范围包括肿瘤边缘外至少 4mm 处结膜以及肿瘤下方薄层巩膜组织瓣。病灶切除后创面较大时须考虑行结膜移植术、羊膜移植术或板层角膜移植术。对于晚期黑色素瘤无法行局部肿瘤切除的情况下，建议行眼球摘除或眶内容剜除术。其他辅助治疗包括化疗（MMC、5-FU）、放疗、靶向治疗（伊匹单抗、维莫非尼、达拉非尼）等[1,37,42]。结膜黑色素瘤治疗流程可参考图 22-13。

预后：治疗后复发率高达 36%~56%[42]。该病预后一定程度上取决于病变部位，球结膜处的肿瘤预后好于睑结膜、泪阜、穹隆部结膜等处。

【典型病例】

病例：患者，女，57 岁，发现左眼角结膜新生物迅速增大 2 个月。

专科检查：左眼视力 0.7。左眼颞侧球结膜肿物生长，色黑，直径约 1.0cm，葡萄状向角膜侵袭，累及颞侧近 1/2 角膜，表面欠光滑，边界尚清，周边见新生血管，同时左上睑缘和睑结膜可及黑色斑块，约 1.5cm×1.0cm。新生物表面无溃破，无出血。鼻侧角膜透明，晶状体密度增加，眼球活动可（图 22-17A、B）。

诊断：恶性黑色素瘤（左眼睑、角结膜）。

组织病理：（角膜、结膜）恶性黑色素瘤，结节型，Breslow 厚度约 1mm，未形成溃疡，肿瘤内淋巴细胞灶性浸润，病理分期为 $pT_{2a}M_0N_0$（图 22-18）。瘤体主要位于角膜下，部分位于结膜，结膜处瘤细胞位于表皮内。（上眼睑）恶性黑色素瘤，瘤细胞位于表皮内。免疫组化：Vim（+），S100（+），SOX-10（+），Melanoma（+），Melan A（+），Cyclin D1（-），CK（-/+），Ki67（约 15%+），P16（-），Bcl-2（弱 +）。

治疗方案：左眼角结膜肿物切除术 + 羊膜移植术，以及睑缘结膜肿物切除术 + 硬腭黏膜移植术，术中和术后辅助 MMC 局部应用。

术后随访：术后 10 个月，左眼视力 0.7，角膜透明，原肿瘤附着处结膜少许瘢痕，角膜缘轻度混浊，睑结膜处硬腭黏膜愈合良好，眼球活动正常（图 22-17C、D）。随访 2 年，未见肿瘤复发。

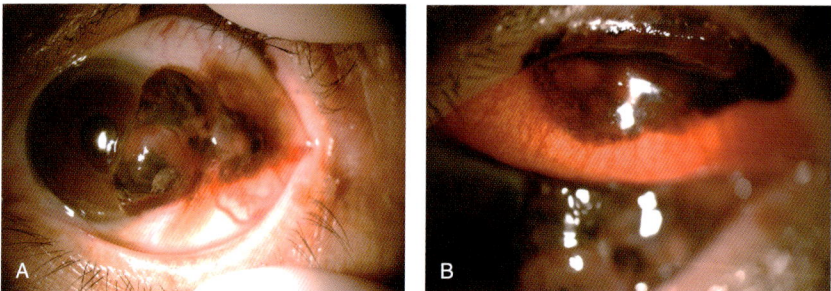

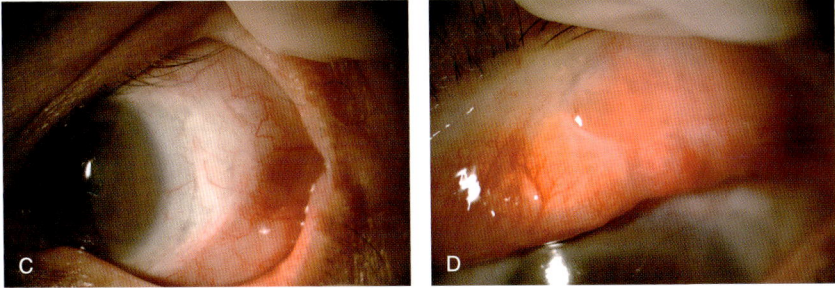

图 22-17　左眼睑、角结膜恶性黑色素瘤
A、B. 术前外观；C、D. 术后外观。

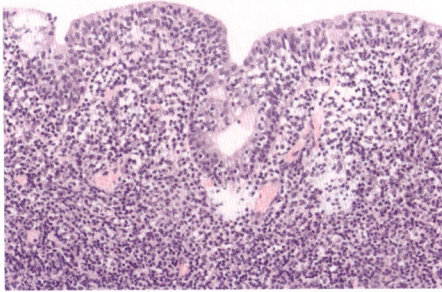

图 22-18　该患者组织病理学表现（HE 染色）
瘤细胞核深染，核仁明显，伴黑素沉着，局部见出血、渗出。

（蔡雨宸　丁　侠　傅　瑶）

参 考 文 献

［1］HOLLAND EJ, MANNIS MJ, LEE WB, et al. Ocular surface disease: Cornea, conjunctiva and tear film. Amsterdam: Elsevier/Saunders, 2013.

［2］SINGH AD. Clinical ophthalmic oncology. Amsterdam: Elsevier, 2007.

［3］SHIELDS CL, QURESHI A, EAGLE RC JR, et al. Epibulbar osseous choristoma in 8 patients. Cornea, 2012, 31 (7): 756-760.

［4］SHIELDS C, SHIELDS J. Tumors of the conjunctiva and cornea. Indian J Ophthalmol, 2019, 67 (12): 1930.

［5］MRINI B, ELKAISSOUMI L, BOUDGUIGUE F, et al. Limbal dermoid as part of the

Goldenhar syndrome: Report of two cases. J Fr Ophtalmol, 2021, 44 (7): e403-e405.

［6］ PIROUZIAN A. Management of pediatric corneal limbal dermoids. Clin Ophthalmol Auckl NZ, 2013, 7: 607-614.

［7］ KIM YD, GOLDBERG RA. Orbital fat prolapse and dermolipoma: two distinct entities. Korean J Ophthalmol KJO, 1994, 8 (1): 42-43.

［8］ SA HS, KIM HK, SHIN JH, et al. Dermolipoma surgery with rotational conjunctival flaps. Acta Ophthalmol (Copenh), 2012, 90 (1): 86-90.

［9］ TRUBNIK V, CONLEY R, RITTERBAND DC, et al. Progressive growth in epibulbar complex choristomas: Report of 2 cases and review of literature. Cornea, 2011, 30 (11): 1267-1269.

［10］ THEOTOKA D, MORKIN MI, GALOR A, et al. Update on diagnosis and management of conjunctival papilloma. Eye Vis Lond Engl, 2019, 6: 18.

［11］ HANBAZAZH M, GYURE KA. Ocular human papillomavirus infections. Arch Pathol Lab Med, 2018, 142 (6): 706-710.

［12］ OTHMAN I. Ocular surface tumors. Oman J Ophthalmol, 2009, 2 (1): 3.

［13］ KALIKI S, AREPALLI S, SHIELDS CL, et al. Conjunctival papilloma: Features and outcomes based on age at initial examination. JAMA Ophthalmol, 2013, 131 (5): 585.

［14］ SHIELDS JA, SHIELDS CL. Eyelid, conjunctival, and orbital tumors: An atlas and textbook. 3 ed. Amsterdam: Wolters Kluwer, 2016.

［15］ VICKERS JL, MATHERNE RJ, ALLISON AW, et al. Transitional cell neoplasm of the nasolacrimal duct associated with human papillomavirus type 11. J Cutan Pathol, 2009, 37 (7): 793-796.

［16］ SJÖ N, HEEGAARD S, PRAUSE JU. Conjunctival papilloma. A histopathologically based retrospective study. Acta Ophthalmol Scand, 2000, 78 (6): 663-666.

［17］ HUANG YM, HUANG YY, YANG HY, et al. Conjunctival papilloma: Clinical features, outcome, and factors related to recurrence. Taiwan J Ophthalmol, 2018, 8 (1): 15-18.

［18］ GICHUHI S, SAGOO MS, WEISS HA, et al. Epidemiology of ocular surface squamous neoplasia in Africa. Trop Med Int Health, 2013, 18 (12): 1424-1443.

［19］ LEE GA, HIRST LW. Retrospective study of ocular surface squamous neoplasia. Aust N Z J Ophthalmol, 1997, 25 (4): 269-276.

［20］ NEWTON R, FERLAY J, REEVES G, et al. Effect of ambient solar ultraviolet radiation on incidence of squamous-cell carcinoma of the eye. Lancet Lond Engl, 1996, 347 (9013): 1450-1451.

［21］ MITTAL V, NARANG P, MENON V, et al. Primary simple limbal epithelial transplantation along with excisional biopsy in the management of extensive ocular surface squamous neoplasia. Cornea, 2016, 35 (12): 1650-1652.

［22］ GICHUHI S, OHNUMA S ICHI, SAGOO MS, et al. Pathophysiology of ocular surface squamous neoplasia. Exp Eye Res, 2014, 129: 172-182.

［23］ CARREIRA H, COUTINHO F, CARRILHO C, et al. HIV and HPV infections and ocular surface squamous neoplasia: systematic review and meta-analysis. Br J Cancer, 2013, 109 (7): 1981-1988.

［24］ BASTI S, MACSAI MS. Ocular surface squamous neoplasia. Cornea, 2003, 22 (7): 18.

［25］ SINGH S, MOHAMED A, KALIKI S. Ocular surface squamous neoplasia: analysis based on the 8th American Joint Committee on cancer classification. Int Ophthalmol, 2019, 39 (6): 1283-1291.

［26］ MB AMIN, SB EDGE, FL GREENE, et al. AJCC cancer staging manual. 8 ed. New York: Springer, 2017.

［27］ HÖLLHUMER R, WILLIAMS S, MICHELOW P. Ocular surface squamous neoplasia: Management and outcomes. Eye, 2021, 35 (6): 1562-1573.

［28］ CRUZADO-SANCHEZ D, TELLEZ WA, VILLARREAL-AGUILAR B, et al. Conjunctival squamous cell carcinoma: Prognostic factors for the recurrence and metastasis and clinicopathological characteristics at an oncological hospital in Peru. Br J Ophthalmol, 2020, 104 (7): 1010-1015.

［29］ COHEN VML, O'DAY RF. Management issues in conjunctival tumours: Conjunctival melanoma and primary acquired melanosis. Ophthalmol Ther, 2019, 8 (4): 501-510.

［30］ KENAWY N. Conjunctival melanoma and melanocytic intra-epithelial neoplasia. Eye (Lond), 2013, 27 (2): 142-152.

［31］ KAO A, AFSHAR A, BLOOMER M, et al. Management of primary acquired melanosis, nevus, and conjunctival melanoma. Cancer Control, 2016, 23 (2): 117-125.

［32］ HONAVAR S, MANJANDAVIDA F. Tumors of the ocular surface: A review. Indian J Ophthalmol, 2015, 63 (3): 187.

［33］ NEMA HV, NEMA N. Ocular Tumors. New York: Springer Singapore, 2021.

［34］ IP MH, TAT L, CORONEO MT. Primary acquired melanosis treated with combination interferon and retinoic acid. Ophthalmology, 2018, 125 (12): 1994-1996.

［35］ OELLERS P, KARP C. Diagnosis and management of pigmented lesions of the conjunctiva. Techniques in Ophthalmology, 2011, 9: 57-62.

［36］ KAŠTELAN S, GVEROVIĆ ANTUNICA A, BEKETIĆ OREŠKOVIĆ L, et al. Conjunctival melanoma-epidemiological trends and features. Pathol Oncol Res POR, 2018, 24 (4): 787-796.

［37］ GRIMES JM, SHAH NV, SAMIE FH, et al. Conjunctival melanoma: Current treatments and future options. Am J Clin Dermatol, 2020, 21 (3): 371-381.

［38］ YU GP, HU DN, MCCORMICK S, et al. Conjunctival melanoma: Is it increasing in the United States？ Am J Ophthalmol, 2003, 135 (6): 800-806.

［39］ FOLBERG R, MCLEAN IW, ZIMMERMAN LE. Conjunctival melanosis and melanoma. Ophthalmology, 1984, 91 (6): 673-678.

［40］ JAKOBIEC FA, FOLBERG R, IWAMOTO T. Clinicopathologic characteristics of premalignant and malignant melanocytic lesions of the conjunctiva. Ophthalmology, 1989, 96 (2): 147-166.

［41］LIM LA, MADIGAN MC, CONWAY RM. Conjunctival melanoma: A review of conceptual and treatment advances. Clin Ophthalmol Auckl NZ, 2013, 7: 521-531.

［42］VORA GK, DEMIRCI H, MARR B, et al. Advances in the management of conjunctival melanoma. Surv Ophthalmol, 2017, 62 (1): 26-42.

索　引